Franz Kehl

Hubert Böhrer

Intensivmedizin: Fragen und Antworten

850 Fakten für die Prüfung »Intensivmedizin«

2., vollständig überarbeitete und aktualisierte Auflage

Franz Kehl
Hubert Böhrer

Intensivmedizin Fragen und Antworten

850 Fakten für die Prüfung »Intensivmedizin«

2., vollständig überarbeitete
und aktualisierte Auflage

Springer

Prof. Dr. med. Franz Kehl
Klinik und Poliklinik für Anästhesiologie
Zentrum Operative Medizin, Universitätsklinikum Würzburg
Klinikum der Bayerischen Julius-Maximilians-Universität
Oberdürrbacher Straße 6, 87080 Würzburg

Prof. Dr. med. Hubert Böhrer
Klinik für Anästhesiologie, Caritas-Krankenhaus
Uhlandstraße 7, 97980 Bad Mergentheim

ISBN-10 3-540-33741-5 2. Auflage 2006 Springer Medizin Verlag Heidelberg
ISBN-13 978-3-540-33741-6 2. Auflage 2006 Springer Medizin Verlag Heidelberg
ISBN 3-540-20016-9 1. Auflage 2004 Springer-Verlag Berlin Heidelberg New York

Bibliografische Information der Deutschen Bibliothek
Die Deutsche Bibliothek verzeichnet diese Publikation in der Deutschen Nationalbibliografie; detaillierte bibliografische Daten sind im Internet über http://dnb.ddb.de abrufbar.

Springer Medizin Verlag.

springer.de

Printed in Germany

Planung: Ulrike Hartmann und Dr. Anna Krätz, Heidelberg
Projektmanagement: Gisela Schmitt
Design: deblik Berlin
SPIN 1130 6184
Satz: medionet AG Berlin
Druck: Stürtz GmbH, Würzburg
Gedruckt auf säurefreiem Papier 22/2122 – 5 4 3 2 1 0

Geleitwort zur ersten Auflage

Die gewohnte Form von schriftlicher Wissensvermittlung besteht in der fortlaufenden Darstellung von Sach- und Wissensinhalten. Intensivmedizinische Lehrbücher folgen dabei meist einer Gliederung, die sich an Ablauf-, Organ- oder Krankheitsentitäten orientiert, eine Möglichkeit zur Überprüfung eines erfolgreichen Wissenstransfers oder – einfacher – des Lernerfolgs besteht in der Regel nicht.

Die Autoren Kehl und Böhrer haben eine kommentierte Fragen- und Antwortsammlung zum Thema Intensivmedizin vorgelegt, die Wissensvermittlung und -überprüfung miteinander verknüpft. In gut verständlicher Fragen-Antwort-Form werden die wichtigsten intensivmedizinischen Themen dargestellt, darüber hinaus überzeugt das Buch durch die Berücksichtigung auch seltenerer Krankheitsbilder und Fakten, die außerhalb des intensivmedizinischen »main stream« liegen. Die Darstellung wird ergänzt durch einen Anhang, der die Abstracts wichtiger Studien mit einer kommentierenden Kernaussage enthält. Dies eröffnet dem Interessierten gleichzeitig den Weg zum Studium der Originalarbeiten.

Das Buch ist als Vorbereitung für die Facharztprüfung ebenso geeignet wie für die fakultative Weiterbildung »Spezielle Intensivmedizin«, daneben bietet es den intensivmedizinisch tätigen Kollegen im Sinne einer »continuous medical education« die Möglichkeit zum Prüfen und Auffrischen ihres Wissens. Intensivmedizinisches Wissen ist Wissen im permanenten Fluss; diese Binsenweisheit ist für ein Arbeitsbuch wie das vorliegende eine besondere Verpflichtung. Es bedarf der kontinuierlichen Anpassung und – vor allem – der Rückkopplung mit dem Leser und Nutzer. Auch in diesem Sinne wünsche ich den Autoren und dem Buch viel Erfolg.

Göttingen, im Februar 2004
Prof. Dr. med. **Michael Quintel**

Inhaltverzeichnis

Intensivmedizin in Fragen und Antworten

Intensivmedizin

1 Welche Aussagen zur Entwicklung der Intensivmedizin sind richtig?

a) Im Jahre 1928, als Alexander Fleming das Penicillin entdeckte, waren die meisten Stämme von Staphylococcus aureus bereits resistent gegen die Substanz.
b) Das Auftreten von Poliomyelitisepidemien in den 50er Jahren des letzten Jahrhunderts führte zur raschen Entwicklung von Beatmungsgeräten.
c) Die Erstbeschreibung des ARDS erfolgte 1967.
d) Die kontinuierliche Hämofiltration war eine australische Erfindung.
e) In der Schweiz gibt es den »Facharzt Intensivmedizin«.

Antworten

a) **Falsch.** Damals waren Staphylokokken generell sensibel auf Penicillin. Die Entdeckung des Penicillins erfolgte, weil im Laborversuch die Staphylokokken um eine Penicillin produzierende Schimmelpilzkolonie herum nicht wachsen konnten. Durch den späteren allgemeinen Einsatz von Penicillin wurden die Staphylokokken resistent gegen Penicillin.
b) **Richtig.** Für die Poliomyelitisepidemie in Kopenhagen im Jahre 1952 standen anfangs nur eine einzige Eiserne Lunge und 6 Cuirass-Respiratoren zur Verfügung. Die gleichzeitige Beatmung von 40–70 Patienten mit Beatmungsbeutel übernahmen in dieser Zeit Medizinstudenten, die man im November 1952 durch Zahnmedizinstudenten ergänzte. Im Spätherbst 1952 kam ein volumenreguliertes maschinelles Beatmungsgerät zum Einsatz, das in Schweden von Carl-Gunnar Engström gebaut worden war. Da sich dieses Gerät in Kopenhagen bewährte, wurde die Herstellung solcher Engström-Respiratoren in Schweden vorangetrieben, sodass bei der Polioepidemie in Stockholm im Herbst 1953 alle ateminsuffizienten Patienten bereits mit mechanischen Ventilatoren beatmet wurden. In Deutschland entwickelte das Dräger-Werk für solche Zwecke im Jahre 1953 den Poliomat.
c) **Richtig.** Obwohl das akute Lungenversagen bereits schon lange vorher bekannt war, wurde das Krankheitsbild des »acute respiratory distress syndrome« (ARDS) erst 1967 im Lancet beschrieben. Die Gruppe um

Ashbaugh und Petty aus Denver/Colorado berichtete damals über 12 ARDS-Patienten, von denen 5 überlebten. Der *Lancet* nahm den Artikel sofort zur Publikation an, nachdem andere Journale (*N Engl J Med, JAMA, Am J Surg*) ihn zuvor abgelehnt hatten.

d) **Falsch.** Die kontinuierliche arteriovenöse Hämofiltration wurde von Peter Kramer aus Göttingen eingeführt. Die Erstbeschreibung erschien im Jahre 1977 in der »Klinischen Wochenschrift«.

e) **Richtig.** Im Mai 2001 wurde durch die Ärztekammer der Foederatio Medicorum Helveticorum (FMH) der Facharzt Intensivmedizin eingeführt. Die Ausbildung dauert 6 Jahre. Drei Jahre davon sind nicht fachspezifisch, die anderen 3 Jahre müssen fachspezifisch auf anerkannten Intensivstationen absolviert werden. Die Facharztprüfung besteht aus einem schriftlichen und einem mündlichen Examen.

Bronchoskopie

2 Welche Aussagen zur Bronchoskopie sind richtig?

a) Will man bei einer fiberoptischen Bronchoskopie die Ostien der Lingula inspizieren, muss man den linken Unterlappen aufsuchen.
b) Will man bei einer Bronchoskopie auf der linken Lungenseite das Ostium des Segments 7 inspizieren, muss man den linken Unterlappen aufsuchen.
c) Der rechte Hauptbronchus ist länger als der linke.
d) Die Verbreitung von Keimen durch flexible Bronchoskope ist nicht möglich, da die vorherige Aufbereitung der Geräte eine Desinfektion beinhaltet.
e) Sie führen bei einem wachen, spontan atmenden Intensivpatienten eine fiberoptische Bronchoskopie durch, um gezielt Sekret für die infektiologische Untersuchung zu gewinnen. Der Einsatz von Lidocain oder Procain zur Lokalanästhesie ist hierbei problemlos.

Antworten

a) **Falsch.** Die Lingula mit ihren Segmenten 4 und 5 gehört nicht zum Unterlappen, sondern zum Oberlappen.
b) **Falsch.** Es gibt bei der linken Lunge zwar die Segmente 1–10, das Segment 7 existiert links im Normalfall jedoch nicht.
c) **Falsch.** Der rechte Hauptbronchus ist beim Erwachsenen nur 1–2,5 cm lang, da der rechte Oberlappenbronchus relativ kurz nach der Carina abgeht. Der linke Hauptbronchus ist 4–5 cm lang.
d) **Falsch.** Es gibt eine ganze Reihe von Fallberichten, bei denen mit inadäquat aufbereiteten Bronchoskopen Keime wie z. B. Pseudomonas aeruginosa verbreitet wurden. Mit heutigen molekularbiologischen Methoden lassen sich dabei relativ genau die Übertragungswege nachvollziehen.
e) **Falsch.** Lokalanästhetika wie Lidocain oder Procain haben bakterizide Eigenschaften, die zu falsch-negativen Ergebnissen führen können.

3 Welche Aussagen zur Bronchoskopie sind richtig?

a) Die fiberoptische Bronchoskopie zählt zu den Routinemaßnahmen nach Aspiration von Magen-Darm-Inhalt.

b) Bei einem beatmeten Intensivpatienten mit einer neu aufgetretenen Atelektase werden zuerst mehrere pulmonale Blähmanöver durchgeführt. Erst wenn diese erfolglos sind, kommt die flexible Bronchoskopie zum Einsatz.
c) Nach einem Thoraxtrauma mit Mediastinalemphysem muss innerhalb weniger Stunden eine Bronchoskopie stattfinden.
d) Bei einem Beatmungspatienten, der unter einer inspiratorischen Sauerstoffkonzentration von 100% ($F_IO_2 = 1{,}0$) einen p_aO_2-Wert von 60 mmHg aufweist, ist die Indikation zur fiberoptischen Bronchoskopie sehr streng zu stellen.
e) Unmittelbar nach einer bronchoalveolären Lavage kann es beim Intensivpatienten zur Fieberentwicklung und zu einem septischen Zustandsbild kommen.

Antworten

a) **Richtig.** Nach Aspiration gehören die bronchoskopische Inspektion und das bronchoskopische Absaugen zu den Standardmaßnahmen. Insbesondere das Entfernen von festen Partikeln ist hierbei essenziell.
b) **Falsch.** Da Atelektasen häufig durch lokalen Sekretverhalt entstehen, kommt dem gezielten bronchoskopischen Absaugen des Sekretes besondere Bedeutung zu. Eventuell ist auch ein Anspülen mit physiologischer Kochsalzlösung erforderlich. Erst dann folgen pulmonale Blähmanöver, im Einzelfall ergänzt durch Lagerungs- und Physiotherapie.
c) **Richtig.** Durch die gezielte Inspektion der zentralen Atemwege können operationspflichtige tracheobronchiale Verletzungen rechtzeitig erkannt werden. Nur die schnelle operative Versorgung ermöglicht ein optimales operatives Ergebnis.
d) **Richtig.** Im Rahmen einer flexiblen Bronchoskopie beim beatmeten Patienten kommt es häufig zum Abfall des arteriellen Sauerstoffpartialdrucks. Somit muss bei grenzwertiger Oxygenierung die Indikation zur Bronchoskopie streng gestellt werden.
e) **Richtig.** Dieses Bild tritt bei 10–25% der beatmeten Intensivpatienten nach Bronchoskopie auf. Man führt es auf eine Freisetzung proinflammatorischer Zytokine und eine alveolokapilläre Translokation von Endotoxin zurück.

Ateminsuffizienz

4 Welche Aussagen zur Lunge sind richtig?

a) Die Compliance von Lunge und Thorax ist definiert als Atemwegsdruckänderung pro Volumenänderung.
b) In der statischen Druck-Volumen-Beziehung von Lunge und Thorax ergeben sich 2 Umschlagspunkte.
c) Surfactant besteht zu 90% aus Phospholipiden und wird in den Pneumozyten Typ II produziert.
d) Bei einer Rippenserienfraktur empfiehlt sich generell die maschinelle Beatmung zur »inneren Schienung«.
e) In der postoperativen Phase nach Pneumektomie kann in seltenen Fällen eine Herniation des Herzens auftreten.

Antworten

a) **Falsch.** Die Compliance ist definiert als Volumenänderung (ΔV) pro Atemwegsdruckänderung (ΔP).
b) **Richtig.** Die Compliancekurve verläuft zunächst flach, steigt am unteren Umschlagspunkt (»lower inflection point«) steil an, um am oberen Umschlagspunkt (»upper inflection point«) wieder flacher zu werden.
c) **Richtig.** Surfactant besteht zu 90% aus Phospholipiden und zu 10% aus Apoproteinen. Er wird in den Pneumozyten Typ II produziert und reduziert die Oberflächenspannung der Alveolen.
d) **Falsch.** Dieses frühere Konzept gilt heute als überholt. Bei gleichzeitiger adäquater Schmerztherapie z. B. mittels thorakaler Periduralanalgesie erhält der Patient eine partielle Atemunterstützung in Form von CPAP, oder er betreibt aktive Atemtherapie. Im Einzelfall kommt bei instabilen Thoraxverhältnissen die invasive Beatmung zur Anwendung.
e) **Richtig.** Nach Pneumektomie mit Eröffnung bzw. Resektion des Perikards kann es zur Herniation des Herzens in den leeren Hemithorax kommen. Diese lebensbedrohliche Komplikation erfordert die sofortige operative Intervention.

5 Welche Aussagen zur Ateminsuffizienz bzw. Beatmung sind richtig?

a) Bei einer Ateminsuffizienz kann ein Versagen der ventilatorischen Pumpleistung oder eine pulmonale Oxygenierungsstörung vorliegen.
b) Zu den klinischen Zeichen der Ateminsuffizienz gehören Tachypnoe, Tachykardie, Unruhe und schweißige Haut.
c) Bei Patienten mit Langzeitbeatmung reicht ein patientennaher Beatmungsfilter zur Atemgasbefeuchtung aus.
d) Im Gegensatz zur Beatmung über einen oralen Tubus kommen Tubusobstruktionen nach Tracheotomie so gut wie nicht vor.
e) Ein Endotrachealtubus mit einem Innendurchmesser von 7 mm hat einen geringfügig höheren Strömungswiderstand als ein Tubus mit 8 mm Innendurchmesser.

Antworten

a) **Richtig.** Insbesondere aus didaktischen Gründen ist diese Unterscheidung sinnvoll. Ein ventilatorisches Versagen geht mit einer Hyperkapnie einher, während das Kennzeichen einer Oxygenierungsstörung die Hypoxämie ist. In praxi tritt oft eine Kombination beider Störungen auf.
b) **Richtig.** Die klinischen Zeichen bestehen aus einer schnellen, flachen Atmung, einer motorischen Unruhe mit schweißiger Haut und einer Tachykardie. Bei einer postoperativen Ateminsuffizienz können solche Zeichen fehlen, da z. B. bei Opioidüberhang eine Bradypnoe vorliegt.
c) **Falsch.** Bei Patienten mit kurzer postoperativer Nachbeatmung oder einer Beatmung von wenigen Tagen ist ein entsprechender Filter ausreichend. Bei Langzeitbeatmung ist der Einsatz eines aktiven Befeuchtungssystems essenziell.
d) **Falsch.** Tracheotomietuben können ebenfalls durch festen Schleim oder Sekret verlegt werden, obwohl die Strecke zur Trachea kürzer ist. Auch hier spielt die aktive Befeuchtung zur Prophylaxe eine wichtige Rolle.
e) **Falsch.** Der Strömungswiderstand des 7-mm-Tubus ist wesentlich höher als derjenige des 8-mm-Tubus, da er nach dem Gesetz von Hagen-Poiseuille von der 4. Potenz des Radius des durchströmten Tubus abhängt.

Intubation und Tracheotomie

6 Welche Aussagen zur nasotrachealen Intubation sind richtig?

a) Wird ein Säugling über mehrere Tage beatmet, ist die nasotracheale der orotrachealen Intubation vorzuziehen.
b) Das Vorschieben des Endotrachealtubus im Bereich der Glottis ist bei der nasalen Intubation einfacher als bei der oralen Intubation.
c) Im Rahmen des Einführens eines nasotrachealen Tubus kann es zur retropharyngealen Dissektion kommen.
d) Die nasale Intubation beim Intensivpatienten ist mit einer hohen Rate an Sinusitis vergesellschaftet.
e) Wird ein Erwachsener mehrere Tage beatmet, wird der orotracheale Tubus am 2. oder 3. Beatmungstag gegen einen nasotrachealen Tubus gewechselt.

Antworten

a) **Richtig.** Aufgrund der wesentlich besseren Fixierungsmöglichkeiten hat sich die nasotracheale Intubation bei der längerfristigen Beatmung von Säuglingen als vorteilhaft erwiesen.
b) **Falsch.** Bei der nasalen Intubation ist das Vorschieben erschwert, da die Tubusspitze aufgrund des ungünstigeren Winkels subglottisch an der Vorderwand der Trachea ansteht. Mit Hilfe der Magill-Zange wird die Tubusspitze dann nach dorsal gedrückt, während eine Hilfsperson den Tubus vorschiebt.
c) **Richtig.** Beim Vorschieben des nasotrachealen Tubus treten häufig Blutungen im Bereich der Nase und des Epipharynx auf. Wird die Schleimhaut perforiert, kommt es zur retropharyngealen Dissektion, was im Einzelfall zur retropharyngealen Hämatom- und später auch Abszessbildung führen kann.
d) **Richtig.** Im Vergleich zur oralen Intubation und zur Tracheotomie weist die nasale Intubation beim Intensivpatienten eine deutlich höhere Sinusitisrate auf.
e) **Falsch.** Während man in früheren Jahren bei erwachsenen Beatmungspatienten relativ frühzeitig den nasotrachealen Zugang wählte, wird man heute aufgrund der vielfältigen akuten und subakuten Komplikationsmöglichkeiten eher auf diesen Zugangsweg verzichten.

7 Welche Aussagen zur Tracheotomie sind richtig?

a) Der Bedarf an Analgosedierung ist beim tracheotomierten Beatmungspatienten geringer als bei oraler oder nasaler Intubation.
b) Eine typische Akutkomplikation der Dilatationstracheotomie ist neben der Blutung eine Verletzung der Tracheahinterwand.
c) Bei der Anlage einer perkutanen Dilatationstracheotomie ist der Einsatz einer Fiberoptik essenziell.
d) Im Gegensatz zum plastischen, epithelialisierten Tracheostoma treten nach perkutaner Dilatationstracheotomie keine Trachealstenosen als Spätkomplikation auf.
e) Wundheilungsstörungen sind nach perkutaner Dilatationstracheotomie seltener als nach Anlage eines chirurgischen epithelialisierten Tracheostomas.

Antworten

a) **Richtig.** Tracheotomierte Patienten weisen den niedrigsten Analgosedierungsbedarf auf.
b) **Richtig.** Neben der akuten Blutung ist die Verletzung der Tracheahinterwand eine typische Komplikation, wobei letztere allerdings sehr selten ist.
c) **Richtig.** Mit Hilfe des Bronchoskopes muss der Einstich in die Trachea und die intratracheale Lage des Drahtes kontrolliert werden. Hierdurch werden Probleme wie Fehllagen mit konsekutiven katastrophalen Ereignissen verhindert. Ein »blindes« Vorgehen ohne Fiberoptik ist somit nicht akzeptabel. Bei der Punktion der Trachea sollte eine Punktion des Bronchoskopes vermieden werden, da hohe Folgekosten für die Reparatur entstehen.
d) **Falsch.** Auch nach perkutaner Dilatationstracheotomie sind tracheale Schäden wie Strikturen oder Stenosen als Langzeitkomplikationen möglich.
e) **Richtig.** Während nach Anlage eines epithelialisierten Tracheostomas häufig infizierte seitliche Taschen auftreten, sind solche Probleme nach Dilatationstracheotomie eher selten.

8 Welche Aussagen zur Tracheotomie sind richtig?

a) Eine perkutane Dilatationstracheotomie sollte ähnlich wie eine chirurgische Tracheotomie im Operationssaal durchgeführt werden.
b) Eine Tracheotomie beim langzeitbeatmeten Intensivpatienten wird heute in der Regel zwischen dem 10. und 14. Beatmungstag durchgeführt.
c) Die Indikation zur Tracheotomie bei Kindern sollte zurückhaltender gestellt werden als bei Erwachsenen.
d) Eine perkutane Dilatationstracheotomie wird in Höhe des 2.–4. Trachealrings angelegt.
e) Eine Minitracheotomie wird in derselben Trachealhöhe wie eine reguläre Tracheotomie durchgeführt.

Antworten

a) **Falsch.** Ein Vorteil der perkutanen Dilatationstracheotomie ist, dass dieses Verfahren routinemäßig bettseitig durchgeführt wird. Somit entfällt auch der Transport des beatmeten Patienten in den OP.
b) **Falsch.** Mit Etablierung der Dilatationstracheotomietechniken hat sich der Zeitpunkt der Tracheotomie nach vorne verschoben, sodass an vielen Kliniken die Dilatationstracheotomie bereits am 4.–7. Beatmungstag durchgeführt wird.
c) **Richtig.** Da Kinder eine deutlich höhere Komplikationsrate (z. B. Trachealstenosen) als Erwachsene haben, sollte die Indikation zur Tracheotomie in dieser Patientengruppe sehr streng gestellt werden.
d) **Richtig.** Die Tracheotomie wird üblicherweise im Bereich der genannten Trachealringe angelegt.
e) **Falsch.** Eine Minitracheotomie wird in Koniotomiehöhe, also zwischen Schild- und Ringknorpel, angelegt. Hier wird ein dünner Tubus (z. B. mit 4,0 mm ID) eingeführt, der nicht der Beatmung, sondern nur der Entfernung von Sekret dient.

9 Welche Aussagen zur Tracheotomie sind richtig?

a) Bei der perkutanen Dilatationstracheotomie nach Ciaglia wird die Trachea mit einer Pinzette aufgedehnt.
b) Die »Blue-Rhino-Technik« entspricht einer Weiterentwicklung der Dilatationstechnik nach Ciaglia.

c) Bei der perkutanen Dilatationstracheotomie nach Fantoni wird die Trachea von innen nach außen dilatiert und die Trachealkanüle von innen nach außen durchgezogen.
d) Ein weiteres Verfahren der Tracheotomie setzt eine Dilatationsschraube ein.
e) Das Wechseln des Trachealtubus am Tag nach perkutaner Dilatationstracheotomie ist in der Regel problemlos.

Antworten

a) **Falsch.** Bei der Methode nach Ciaglia wird die Punktionsstelle mit Dilatationsstäben mit zunehmendem Durchmesser aufgedehnt. Bei der Methode nach Griggs wird die Trachea mit einer Pinzette aufgespreizt.
b) **Richtig.** Die Dilatation wird vereinfacht, indem nur noch eine einzige Aufdehnung mit einem konisch zulaufenden, gebogenen Dilatator erfolgt.
c) **Richtig.** Bei der translaryngealen Tracheotomie nach Fantoni, auch Durchzugstracheotomie genannt, wird die Trachealkanüle durch den Hypopharynx, die Stimmbänder und die Trachealwand nach außen gezogen.
d) **Richtig.** Bei der perkutanen Dilatationstracheotomie nach Frova wird der Punktionskanal mit einer konisch zulaufenden Dilatationsschraube geweitet.
e) **Falsch.** Das Wechseln des Tubus in den ersten Tagen nach Dilatationstracheotomie ist nur dann problemlos, wenn man ein steifes Führungssystem wählt (z. B. Tubuswechselkatheter, »airway exchange catheter«, »Cook-Führungsstab«). Ein unbedachtes Entfernen des Tubus kann in einem nicht möglichen Rekanülierungsversuch enden. Die Vorgehensweise in diesem Fall ist die rasche perorale Intubation der Trachea.

ARDS

10 Welche Aussagen zum ARDS sind richtig?

a) Das ARDS wird heute nach den Vorschlägen einer europäisch-amerikanischen Konsensuskonferenz definiert.
b) Ein ARDS wird anhand von 6 Kriterien charakterisiert.
c) Ein ARDS kann nur mit Hilfe eines Swan-Ganz-Katheters diagnostiziert werden.
d) Liegt der p_aO_2/F_IO_2-Quotient bei 250 mmHg und sind die anderen Kriterien des ARDS erfüllt, handelt es sich um ein sog. ALI.
e) Der Murray-Score zur Einteilung des Schweregrades des ARDS reicht von 3 bis 15 Punkten.

Antworten

a) **Richtig.** Die Definition des »acute respiratory distress syndrome« (ARDS) wurde in 2 amerikanisch-europäischen Konferenzen festgelegt und 1994 publiziert.
b) **Falsch.** Laut Konsensuskonferenz zählen 4 Kriterien zur Definition des ARDS: 1. der Beginn der Erkrankung muss akut sein, 2. das Verhältnis p_aO_2/F_IO_2 muss <200 mmHg sein, 3. im Thoraxröntgenbild müssen bilaterale Infiltrate vorliegen und 4. der pulmonalarterielle Verschlussdruck (Wedgedruck) muss <18 mmHg sein.
c) **Falsch.** Das 4. Definitionskriterium des ARDS, d. h. ein pulmonalkapillärer Wedgedruck <18 mmHg, dient dem Ausschluss eines kardialen Lungenödems. Dieser Ausschluss kann auch mittels transösophagealer Echokardiographie erfolgen.
d) **Richtig.** Das »acute lung injury« (ALI) ist per definitionem an einen p_aO_2/F_IO_2-Quotienten <300 mmHg gebunden. Somit wird je nach Schweregrad der Oxygenierungsstörung zwischen ALI und ARDS unterschieden.
e) **Falsch.** Der Lung-Injury-Score nach Murray aus dem Jahre 1988 dient der Schweregradeinteilung des ARDS, wobei die Skala von 0 bis 4 reicht. Ein schweres ARDS liegt bei einem Scorewert >2,5 vor.

? 11 Welche Aussagen zum ARDS sind richtig?

a) Ein ARDS kann sowohl durch eine direkte Lungenschädigung als auch durch indirekte Einwirkungen verursacht werden.
b) Die Letalität des ARDS liegt zwischen 60 und 65%.
c) Die Computertomographie des Thorax beim schweren ARDS bietet aufgrund des Transportes des Patienten mehr Risiken als Vorteile.
d) Die Lunge des ARDS-Patienten lässt sich morphologisch in die Zonen D, R und H einteilen.
e) Der Ausdruck »baby lung« bezieht sich auf das Spontanatmungsmuster beim ARDS-Patienten.

Antworten

a) **Richtig.** Zu den direkten Lungenschädigungen, die ein ARDS hervorrufen können, zählt die Lungenkontusion, zu den indirekten Ursachen beispielsweise die Sepsis.
b) **Falsch.** Während die Letalität des ARDS Anfang der 1980er Jahre noch bei 60–65% lag, nahm sie in den Folgejahren sukzessive ab. Einige Autoren geben inzwischen eine Letalität von 25% an. Hierbei ist zu berücksichtigen, dass ein junger Patient mit einem ARDS nach Trauma eine bessere Prognose aufweist als ein geriatrischer Patient mit ARDS im Rahmen einer Sepsis. Allerdings gibt es auch einzelne Autoren, die eine Reduktion der ARDS-Letalität bezweifeln.
c) **Falsch.** Das Thorax-CT ist in der Diagnostik des ARDS sehr hilfreich. Neben der Erkennung von Atelektasen, Pneumothorax oder Ergüssen erlaubt das CT auch eine Quantifizierung der vorliegenden Störungen.
d) **Richtig.** Computertomographisch lassen sich in der Lunge dorsal gelegene atelektatische Bezirke erkennen, in denen kein pulmonaler Gasaustausch stattfindet (Zone D: Diseased). Im mittleren Bereich erkennt man potenziell für den Gasaustausch rekrutierbare Bezirke (Zone R: Recruitable). Ventral befindet sich gesundes Lungengewebe (Zone H: Healthy).
e) **Falsch.** Der Terminus »baby lung« wurde von Gattinoni geprägt und gibt das gesunde, am Gasaustausch teilnehmende Lungengewebe beim ARDS an, das auf 20–30% seines Ausgangsvolumens reduziert ist.

12 Welche Aussagen zum ARDS bzw. PEEP sind richtig?

a) Bereits wenige Stunden nach ARDS-Beginn kommt es zur pulmonalen Fibroblasteninfiltration und zur Kollagenproliferation.
b) Führt man bei einem ARDS-Patienten eine bronchoalveoläre Lavage durch, können in der Lavageflüssigkeit erhöhte Konzentrationen von Zytokinen nachgewiesen werden.
c) Vorrangiges Behandlungsziel beim ARDS Patienten ist die Aufrechterhaltung einer adäquaten Oxygenierung.
d) Der sog. »Best-PEEP« legt dasjenige PEEP-Niveau fest, unter dem die besten kardiopulmonalen Funktionen vorhanden sind.
e) Neben dem Einsatz von PEEP kann zur Verbesserung der Oxygenierung auch die Inspirationszeit verlängert werden.

Antworten

a) **Falsch.** Die Fibroblasteninfiltration und Kollagenproliferation, die zur Entstehung einer fibrosierenden Alveolitis führen, sind Zeichen des späten ARDS.
b) **Richtig.** Im Rahmen des ARDS kommt es zu einer Aktivierung verschiedener Kaskadensysteme, die eine Erhöhung der pulmonalen Kapillarpermeabilität bewirken. Es lassen sich erhöhte Konzentrationen von z. B. Interleukinen und Tumor-Nekrose-Faktor in der Lavageflüssigkeit nachweisen.
c) **Richtig.** Hierzu ist in der Regel eine Beatmung mit positiv endexspiratorischem Druck (PEEP) erforderlich.
d) **Richtig.** Verschiedene Autorengruppen haben versucht, den Best-PEEP zu definieren. Am bekanntesten ist der Best-PEEP nach Suter, der das PEEP-Niveau festlegt, bei dem die kardiopulmonale Funktion optimiert ist und gleichzeitig ein maximaler Sauerstofftransport, ein geringstmöglicher Totraum und eine größtmögliche totale statische Compliance vorhanden sind.
e) **Richtig.** Auch die Verlängerung der Inspirationszeit im Verhältnis zur Exspirationszeit verbessert die Oxygenierung. Bei einer Umkehr des normalen Verhältnisses zugunsten der Inspirationszeit spricht man von »inverse ratio ventilation«.

13 Welche Aussagen zum ARDS sind richtig?

a) Alveoläre Rekrutierungsmanöver sind bei manifestem ARDS kontraindiziert.
b) Das Open-Lung-Konzept von Lachmann beruht auf 2 Maßnahmen.
c) Beim Vollbild des ARDS sollte die inspiratorische Sauerstoffkonzentration (F_IO_2) bei 0,9–1,0 belassen werden.
d) Beim ARDS-Patienten nimmt das extravaskuläre Lungenwasser deutlich zu.
e) Zur Reduktion des extravaskulären Lungenwassers müssen ARDS-Patienten aggressiv dehydriert werden.

Antworten

a) **Falsch.** Durch hohe Beatmungsdrücke über wenige Atemzyklen (z. B. 40 cm H_2O für 20–40 s) werden atelektatische Lungenbezirke rekrutiert. Hierdurch lässt sich im Einzelfall die Oxygenierung verbessern. Verschiedene Autoren glauben, dass solche Rekrutierungsmanöver nur in der Frühphase des ARDS sinnvoll sind. Mit dem Einsatz solcher Manöver nimmt die Inzidenz von unerwünschten Ereignissen wie z. B. Pneumothorax zu, sodass sie nicht unkritisch eingesetzt werden sollten.
b) **Richtig.** Nachdem insbesondere durch die Arbeiten von Gattinoni bekannt wurde, dass Atelektasenbildung ein Hauptproblem beim ARDS-Patienten ist, schuf Lachmann 1992 sein Open-Lung-Konzept (»open up the lung and keep the lung open«). Die Eröffnung geschieht mit Rekrutierungsmanövern mit hohen inspiratorischen Drücken, gefolgt von einem ausreichend hohen PEEP, um die Lunge weiterhin »offen« zu halten.
c) **Falsch.** Die inspiratorische Sauerstoffkonzentration sollte so niedrig wie möglich gewählt werden, da hohe Konzentrationen mit Resorptionsatelektasen assoziiert sind. Weiterhin ist die Sauerstofftoxizität bei hohen Konzentrationen zu berücksichtigen.
d) **Richtig.** Das extravaskuläre Lungenwasser, das beim Gesunden im Bereich von 5 ml/kg liegt, nimmt beim ARDS-Patienten auf Werte >15 ml/kg zu.
e) **Falsch.** Die Dehydrierung des ARDS-Patienten muss moderat durchgeführt werden. Es gibt Hinweise, dass eine aggressive Minusbilanzie-

rung die Prognose verschlechtert, da sie das Herzzeitvolumen bzw. das Sauerstoffangebot reduziert.

14 Welche Aussagen zum ARDS sind richtig?

a) Die kinetische Therapie ist eine sinnvolle Maßnahme beim ARDS.
b) Der primäre Haupteffekt der Bauchlagerung beim ARDS ist die verbesserte Mobilisation von tracheobronchialem Sekret.
c) Die Nachteile einer Bauchlagerung beim Beatmungspatienten sind vernachlässigbar.
d) Zur Vermeidung eines VALI bzw. VILI (»ventilator associated/induced lung injury«) beatmet man ARDS-Patienten heute mit Atemzugvolumina von 6 ml/kg.
e) Der Terminus »permissive Hyperkapnie« bezieht sich auf eine möglichst späte Intubation des ARDS-Patienten.

Antworten

a) **Richtig.** Die kinetische Therapie in Form einer dorsoventralen Wechsellagerung oder einer kontinuierlichen axialen Rotation ist bei schwerem ARDS eine sinnvolle Maßnahme. Der systematische Einsatz der Bauchlagerung beim ARDS verbessert generell die Oxygenierung, hat jedoch keinen Einfluss auf die Letalität. Der routinemäßige prophylaktische Einsatz der Bauchlagerung wird bei leichter Lungenschädigung (z. B. ALI) eher kritisch bewertet.
b) **Falsch.** Der Haupteffekt der Bauchlagerung ist die Rekrutierung von Kompressionsatelektasen. Die Sekretmobilisation ist ein positiver Zweiteffekt.
c) **Falsch.** Die Bauchlagerung ist beim beatmeten Intensivpatienten kein komplikationsloses Verfahren. Neben Lagerungsschäden und Gesichtsödemen kommen akzidentelle Extubationen und Katheterdislokationen vor.
d) **Richtig.** Um beatmungsinduzierte Lungenschäden im Sinne eines Volu- oder Barotraumas zu vermeiden, beatmet man ARDS-Patienten mit niedrigen Atemzugvolumina. Von Vorteil ist hierbei eine drucklimitierte oder druckkontrollierte Beatmung.
e) **Falsch.** Die lungenprotektive Beatmung führt zu einem Anstieg des p_aCO_2 auf Werte im Bereich von 60 mmHg. Der Ausdruck »permissive Hyperkapnie« wurde hierfür von Hickling 1990 geprägt. Die

permissive Hyperkapnie ist nach Hickling das Resultat der niedrigen Atemzugvolumina und eines Beatmungsspitzendrucks von maximal 30 cm H_2O.

15 Welche Aussagen zum ARDS sind richtig?

a) Für die permissive Hyperkapnie beim ARDS-Patienten gibt es zurzeit keine Kontraindikation.
b) Bei der partiellen Flüssigkeitsbeatmung wird die Lunge teilweise mit physiologischer Kochsalzlösung gefüllt und so lange mit hohem PEEP beatmet, bis die Lösung resorbiert ist.
c) Bei einer Flüssigkeitsbeatmung ist das Thoraxröntgenbild nur eingeschränkt verwertbar.
d) Die extrakorporale Membranoxygenierung (ECMO) hat sich in den letzten Jahren als gängiger Therapiemodus für das ARDS beim Erwachsenen etablieren können.
e) Während die Gabe von Surfactant beim Atemnotsyndrom des Frühgeborenen ein Standardverfahren ist, hat die Surfactantapplikation beim ARDS keine Bedeutung erlangt.

Antworten

a) **Falsch.** Für Patienten mit erhöhtem intrakraniellem Druck kann der Einsatz einer Strategie mit permissiver Hyperkapnie negative zerebrale Folgen nach sich ziehen, sodass in diesem Fall auf diese Vorgehensweise verzichtet werden sollte.
b) **Falsch.** Bei der partiellen Flüssigkeitsbeatmung wird die Lunge mit einer der funktionellen Residualkapazität entsprechenden Menge an Perfluorocarbonen gefüllt und anschließend eine konventionelle Beatmung durchgeführt. Perfluorocarbone haben zum einen eine hohe physikalische Löslichkeit von Sauerstoff und verbessern zum anderen die Compliance durch eine Erniedrigung der Oberflächenspannung. Die partielle Flüssigkeitsbeatmung ist derzeit als experimentelle Therapieform einzuordnen.
c) **Richtig.** Da Perfluorocarbone röntgendicht sind, ist nach Instillation dieser Substanzen in die Lunge eine Röntgendiagnostik nicht mehr sinnvoll.
d) **Falsch.** Die ECMO oder ECLA (»extracorporeal lung assist«) bleibt weiterhin ausgewählten Zentren vorbehalten. Die lungenprotektive

Beatmung beim ARDS hat den Einsatz extrakorporaler Verfahren beim Erwachsenen zurückgedrängt.

e) **Richtig.** Weder die intrabronchiale Instillation noch die Verneblung von Surfactant erbrachten beim ARDS bisher positive Effekte. Beim IRDS (»infant respiratory distress syndrome«) hingegen ist die Surfactantapplikation ein anerkanntes Therapieprinzip.

Beatmung

16 Welche Aussagen zum ARDS und zur Hochfrequenzbeatmung sind richtig?

a) Kortikoide haben in der Therapie des ARDS keine Bedeutung.
b) Die Hochfrequenzoszillation kann beim ARDS-Patienten die Oxygenierung verbessern.
c) Bei der Hochfrequenzoszillation erfolgt die Exspiration aktiv.
d) Das Prinzip des pulmonalen Gasaustausches bei der Hochfrequenzbeatmung ist eindeutig geklärt.
e) Die Hochfrequenzbeatmung ist ein ideales Verfahren zur Langzeitbeatmung.

Antworten

a) **Richtig.** Die hoch dosierte Methylprednisolontherapie führt in der Frühphase des ARDS zu keiner Verbesserung. In der Spätphase des ARDS wurde dagegen insbesondere von der Gruppe um Meduri die Gabe von Methylprednisolon propagiert. Eine randomisierte, plazebokontrollierte Studie der ARDS-Network-Gruppe aus dem Jahre 2006 konnte dies nicht bestätigen, sodass von der Gabe von Methylprednisolon in der Spätphase des ARDS abzuraten ist.
b) **Richtig.** Die meisten Erfahrungen mit der Hochfrequenzoszillation liegen bei Säuglingen und Kleinkindern vor. Es gibt Hinweise, dass die Oszillation auch beim Erwachsenen mit schwerem Oxygenierungsversagen die Oxygenierung verbessern kann.
c) **Richtig.** Im Gegensatz zu den anderen Formen der Hochfrequenzbeatmung erfolgt die Ausatmung bei der Hochfrequenzoszillation aktiv.
d) **Falsch.** Bei einem Atemzugvolumen, das kleiner als das Totraumvolumen ist, lassen sich die konventionellen Konzepte des konvektiven Gastransportes nicht anwenden. Man nimmt an, dass der Gasaustausch unter Hochfrequenzbeatmung mittels forcierter Diffusion erfolgt. Möglicherweise spielen auch andere Mechanismen wie die axiale Dispersion oder die molekulare Diffusion eine Rolle.
e) **Falsch.** Die Jetdauerbeatmung bietet eine Reihe von Problemen. Neben der ungewohnten technischen Handhabung ist das Monitoring eingeschränkt; es fehlt z. B. die Messung des Atemminutenvolumens. Bei Obstruktion des Gasabflussweges kann es zu einem akuten Barotrau-

ma kommen. Weiterhin ist die Atemgasklimatisierung komplexer als bei konventionellen Beatmungsformen.

17 Welche Aussagen zu PEEP sind richtig?

a) Der Einsatz von PEEP verändert die funktionelle Residualkapazität (FRC).
b) Eine Beatmung mit PEEP senkt das Herzzeitvolumen.
c) Wird ein Patient mit PEEP beatmet, tritt eine negative Beeinflussung der Nierenfunktion auf.
d) Eine Beatmung mit PEEP verbessert die Leberfunktion aufgrund der besseren Oxygenierung.
e) Bei der lungenprotektiven Beatmung eines Patienten mit ARDS ist bei einer inspiratorischen Sauerstoffkonzentration (F_IO_2) von 0,5 die Einstellung eines PEEP-Wertes von 16–18 cm H_2O sinnvoller als ein Wert von 8–10 cm H_2O.

Antworten

a) **Richtig.** Eine Beatmung mit PEEP vergrößert die FRC. Damit erhöht sich die Gasaustauschfläche, und das Ventilations-Perfusions-Verhältnis verbessert sich.
b) **Richtig.** Durch die PEEP-Beatmung wird der intrathorakale Druck erhöht, wodurch sich der venöse Rückstrom zum rechten Herzen reduziert und somit die rechtsventrikuläre Füllung abnimmt. Bei gleichzeitigem Anstieg der rechtsventrikulären Nachlast vermindert sich der Auswurf des rechten Ventrikels weiter. Linksventrikulär kommt es zur Reduktion der Vorlast und der Nachlast. Das komplexe Zusammenspiel verschiedener Faktoren resultiert in der Regel in einem Abfall des Herzzeitvolumens. Bei manifestem Linksherzversagen sollen sich hohe inspiratorische Beatmungsdrücke positiv auf die linksventrikuläre Pumpfunktion auswirken, was jedoch von einzelnen Autoren angezweifelt wird.
c) **Richtig.** Es kommt zu einem Anstieg des renalen Venendrucks bei evtl. gleichzeitigem Abfall des arteriellen Druckes. Durch Senkung des transmuralen Vorhofdrucks wird die Sekretion von atrialem natriuretischem Peptid vermindert. Weiterhin wird vermehrt antidiuretisches Hormon freigesetzt und das Renin-Angiotensin-Aldosteron-System aktiviert. Hieraus resultiert schließlich eine Verschlechterung der renalen Funktion.

d) **Falsch.** Eine Beatmung mit PEEP verschlechtert die Splanchnikusperfusion und bewirkt dadurch auch eine Verschlechterung der Leberfunktion.
e) **Falsch.** Inzwischen ist bekannt, dass »niedrige« PEEP-Werte bei der lungenprotektiven Beatmung von ARDS-Patienten dieselben Erfolge bewirken wie der Einsatz von hohen PEEP-Werten. Diese von der ARDS-Network-Gruppe an 549 Patienten gewonnene Aussage (*N Engl J Med* 351: 327–36, 2004) wird allerdings eingeschränkt durch zwei kleinere Studien aus Brasilien (Amato et al in *N Engl J Med* 338: 347–54, 1998) und aus Spanien (Villar et al in *Crit Care Med* 34: 1311–18, 2006), die über eine Verbesserung der Überlebensquote unter höheren PEEP-Werten berichteten.

18 Welche Aussagen zu PEEP und CPAP sind richtig?

a) Eine Beatmung mit hohem PEEP erhöht den intrakraniellen Druck.
b) Der intrinsische PEEP ist bereits beim lungengesunden Patienten relativ hoch.
c) Der intrinsische PEEP ist auch mit modernen Beatmungsgeräten nicht messbar.
d) CPAP (»continuous positive airway pressure«) ist nur sinnvoll, wenn das Applikationssystem dicht sitzt.
e) Helm-CPAP wird vom Patienten besser als Masken-CPAP toleriert.

Antworten

a) **Richtig.** Durch die Behinderung des venösen Abflusses erhöht sich der intrakranielle Druck.
b) **Falsch.** Ein intrinsischer PEEP (Auto-PEEP, endogener PEEP) tritt bei Lungenerkrankungen mit vorwiegend obstruktiver Komponente und bei Beatmung mit verlängerter Inspirationszeit auf.
c) **Falsch.** Mit modernen Beatmungsgeräten lässt sich der mittlere intrinsische PEEP durch eine Okklusion am Ende der Exspiration erfassen. Durch diese Okklusion stellt sich der Druck in den Atemwegen auf den intrinsischen PEEP ein.
d) **Richtig.** CPAP ist beim Erwachsenen nur dann sinnvoll, wenn keine Leckage vorhanden ist. Es muss also ein dicht sitzendes Maskensystem vorhanden sein. Dieser dichte Abschluss kann beim Patienten psychische Probleme erzeugen.

e) **Richtig.** Die Applikation von CPAP über ein Helmsystem wird vom Patienten besser toleriert als über dicht sitzende Nasen- oder Gesichtsmasken. Druckstellen im Gesicht treten unter Helm-CPAP so gut wie nicht auf.

19 Welche Aussagen zu CPAP sind richtig?

a) Durch eine CPAP-Therapie nimmt die Atemarbeit des Patienten zu.
b) Bei Anwendung von CPAP sollte initial mit einer Einstellung des Niveaus bei 15 cm H_2O begonnen werden.
c) Meteorismus ist eine häufige Nebenwirkung der CPAP-Therapie.
d) Ein Demand-Flow-CPAP erfordert eine geringere Atemarbeit als ein Continuous-Flow-CPAP.
e) Rachen-CPAP ist ein veraltetes Verfahren der Atmungsunterstützung.

Antworten

a) **Falsch.** Unter CPAP nimmt die inspiratorische Atemarbeit ab. Durch die Anhebung der Atemmittellage wird ein vorzeitiger Alveolenkollaps bei der Exspiration verhindert.
b) **Falsch.** Der Bereich des einzustellenden CPAP-Niveaus liegt in der Regel bei 7,5–10 cm H_2O. Werte von 15 cm H_2O werden vom Patienten meist schlecht toleriert.
c) **Richtig.** Durch eine Aerophagie tritt häufig ein Meteorismus auf.
d) **Falsch.** Beim Demandsystem muss der Patient die Ventile des Respirators antriggern, um den Flow zu aktivieren. Beim Continuous-Flow-CPAP wird der Flow kontinuierlich generiert, sodass ein Triggern von Ventilen entfällt und eine geringere Atemarbeit erforderlich ist.
e) **Falsch.** Rachen-CPAP ist auch heute ein gängiges Verfahren, um bei Säuglingen und Kleinkindern einen kontinuierlichen positiven Druck in den Atemwegen aufrechtzuerhalten.

20 Welche Aussagen zu den verschiedenen Beatmungsformen sind richtig?

a) Unter SIMV kann der Patient zwischen den maschinellen Beatmungshüben nicht spontan atmen.
b) Bei MMV wird in der Regel eine Hechelatmung mit hoher Totraumventilation nicht registriert.

c) ASB (»assisted spontaneous breathing«) ist ein Synonym für PSV (»pressure support ventilation«).
d) CMV ist ein Überbegriff für alle Spontanatmungsvarianten.
e) IPPV kann sowohl volumenkontrolliert als auch druckkontrolliert appliziert werden.

Antworten

a) **Falsch.** Unter SIMV (»synchronized intermittent mandatory ventilation«) wird eine SIMV-Frequenz von z. B. 6 oder 8 pro Minute vorgegeben, der Patient kann jedoch zwischen diesen getriggerten maschinellen Hüben spontan atmen.
b) **Richtig.** MMV (»mandatory minute ventilation«) garantiert zwar ein eingestelltes Atemminutenvolumen, eine Hechelatmung mit hoher Atemfrequenz und kleinen Atemzugvolumina wird allerdings nicht registriert.
c) **Richtig.** ASB ist eine Alternativbezeichnung für PSV. Sie wird zur inspiratorischen Druckunterstützung einer insuffizienten Spontanatmung durchgeführt, wobei nach Antriggerung des Gerätes bis zum Erreichen des eingestellten Druckniveaus eine inspiratorische Gasströmung erfolgt.
d) **Falsch.** CMV entspricht der »controlled mechanical ventilation« und ist somit ein Überbegriff für die kontrollierte maschinelle Beatmung.
e) **Richtig.** IPPV entspricht der »intermittent positive pressure ventilation«, die sowohl volumenkontrolliert als auch druckkontrolliert zur Anwendung kommen kann. Wird IPPV mit PEEP kombiniert, handelt es sich um CPPV (»continuous positive pressure ventilation«).

21 Welche Aussagen zu den verschiedenen Beatmungsformen sind richtig?

a) Bei der druckkontrollierten Beatmung ist die Gefahr des Barotraumas geringer als bei der volumenkontrollierten Beatmung.
b) Bei BIPAP-Beatmung (»biphasic positive airway pressure«) wechselt das Beatmungsgerät zwischen 3 Druckniveaus.
c) Unter BIPAP ist eine Spontanatmung nur sehr eingeschränkt möglich.
d) Die »airway pressure release ventilation« (APRV) ist eine Sonderform von BIPAP.

e) Bei der »proportional assist ventilation« (PAV) erfolgt die Unterstützung der Spontanatmung durch eine festgelegte Druck- oder Volumenunterstützung.

Antworten

a) **Richtig.** Bei der druckkontrollierten Beatmung (PCV, »pressure-controlled ventilation«) mit dezelerierendem Flow ist das Risiko des Barotraumas reduziert.
b) **Falsch.** Unter BIPAP wechselt der Respirator zwischen 2 Druckniveaus, wodurch eine druckkontrollierte Beatmung entsteht.
c) **Falsch.** BIPAP ist zwar in der Variante CMV-BIPAP eine reine druckkontrollierte Beatmung, der genuine BIPAP erlaubt jedoch eine Spontanatmung auf beiden Druckniveaus.
d) **Richtig.** APRV entspricht BIPAP mit sehr kurzen Exspirationszeiten, sodass man APRV einem Inverse-Ratio-BIPAP gleichsetzen kann.
e) **Falsch.** Bei der PAV wird von der Maschine keine festgelegte Unterstützung geliefert. Eine fluss- und volumenproportionale Druckunterstützung erfolgt ausschließlich entsprechend der aktuellen Inspirationsbemühung.

22 Welche Aussagen zur Beatmung sind richtig?

a) Bei Einsatz von IRV (»inverse ratio ventilation«) nimmt die rechtsventrikuläre Nachlast ab.
b) Air Trapping ist ein Risiko der IRV-Beatmung.
c) Automatische Tubuskompensation (ATC) bedeutet, dass bei Exspiration eine positive Druckunterstützung und bei Inspiration eine negative Druckunterstützung erfolgt.
d) Bei Einsatz der automatischen Tubuskompensation muss die Tubusgröße am Beatmungsgerät eingegeben werden.
e) Bei einer akuten Verschlechterung einer chronisch obstruktiven Lungenerkrankung ist die invasive Beatmung mit endotrachealer Intubation der nichtinvasiven Beatmung vorzuziehen.

Antworten

a) **Falsch.** Eine »inverse ratio ventilation«, bei der das normale Inspirations-Exspirations-Verhältnis zugunsten der Inspiration umgekehrt ist, erhöht den Beatmungsmitteldruck und damit die rechtsventrikuläre Nachlast.

b) **Richtig.** Die kurze Exspirationszeit bei IRV führt zu Air Trapping (»Luftfalle«), was regionale Überblähungsphänomene in der Lunge bewirkt. Es entsteht ein intrinsischer PEEP.

c) **Falsch.** Tubuskompensation bedeutet, dass bei der Inspiration der Widerstand des Tubus durch eine entsprechende Druckerhöhung kompensiert wird. Während der Exspiration wird der Druck entsprechend reduziert.

d) **Richtig.** Vor dem Einsatz der automatischen Tubuskompensation muss am Gerät für weitere Berechnungen die Tubusgröße eingegeben werden.

e) **Falsch.** Die nichtinvasive Beatmung bei einer akuten Verschlechterung einer chronisch obstruktiven Lungenerkrankung führt zu einer geringeren Rate von sekundären Pneumonien, zu einer kürzeren Beatmungs- und Liegedauer auf der Intensivstation und einer höheren Überlebensrate.

Entwöhnung vom Respirator

23 Welche Aussagen zur Beatmung und zum Weaning sind richtig?

a) Voraussetzung einer nichtinvasiven Beatmung ist die Kooperation des Patienten.
b) Voraussetzung für eine erfolgreiche Entwöhnung (Weaning) vom Respirator ist die hämodynamische Stabilität des Patienten und eine relativ normale Körpertemperatur.
c) Bei der Entwöhnung vom Respirator wird zuerst die inspiratorische Sauerstoffkonzentration reduziert, das Inspirations-Exspirations-Verhältnis normalisiert und der PEEP schrittweise verringert.
d) Gleichzeitig mit den genannten Schritten wird die Spontanatmung gefördert.
e) Das Weaning vom Ventilator nach Langzeitbeatmung wird durch eine Tracheotomie deutlich erleichtert.

Antworten

a) **Richtig.** Ein kooperativer Patient ermöglicht den dichten Sitz des Maskensystems und adaptiert sich rasch an den Modus des Beatmungsgerätes. Eine leichte Sedierung des Patienten ist manchmal hilfreich, eine zu tiefe Sedierung begünstigt eine Aspiration.
b) **Richtig.** Prämisse der Entwöhnung vom Respirator ist die kardiovaskuläre Stabilität des Patienten. Weiterhin sollte eine Infektion soweit behandelt sein, dass kein hochgradiges Fieber besteht. Außerdem sollte ein ausgeglichener Säure-Basen-Haushalt vorliegen.
c) **Richtig.** Die Entwöhnung des Langzeitbeatmeten vom Respirator beginnt nach einem definierten Schema, wobei die Reduktion einer hohen F_IO_2 im Vordergrund steht.
d) **Richtig.** Die frühzeitige Förderung der Spontanatmung gehört heute zu den Standardmaßnahmen beim Weaning. Hierbei muss eine Anpassung der Analgosedierung erfolgen.
e) **Richtig.** Eine Tracheotomie vereinfacht das Weaning. Der anatomische Totraum ist reduziert, die Atemarbeit ist vermindert, und die Sekretabsaugung ist einfacher.

24 Welche Aussagen zum Weaning sind richtig?

a) Der Yang-Index ist ein prognostischer Parameter für ein erfolgreiches Weaning.
b) Der Okklusionsdruck 100 ms nach Inspirationsbeginn ist ein Maß für den inspiratorischen neuromuskulären Atemantrieb.
c) Die Entwöhnung über eine inspiratorische Druckunterstützung ist dem Verfahren mittels Spontanatmung am T-Stück vorzuziehen.
d) Wird die Entwöhnung nach einem standardisierten Protokoll durchgeführt, lässt sich die Dauer der Beatmung bzw. der Atmungsunterstützung reduzieren.
e) Liegt bei einem invasiv beatmeten bzw. atmungsunterstützten Patienten mit chronisch obstruktiver Lungenerkrankung eine Erschöpfung der Atemmuskulatur vor, sollte er unter Sedierung mindestens 24 h lang kontrolliert beatmet werden.

Antworten

a) **Richtig.** Da die Tachypnoe ein negativer Prädiktor des Weaningerfolgs ist, entwickelte Yang 1991 sein Konzept des »rapid shallow breathing«. Liegt der Quotient aus Atemfrequenz (pro min) und Atemzugvolumen (l) unter 80, so ist ein Weaningerfolg wahrscheinlich. Bei Werten >100 ist eine erfolgreiche Entwöhnung unwahrscheinlich.
b) **Richtig.** Bei Beginn eines Atemzuges wird der Atemweg durch ein schnelles Ventil okkludiert und der negative Druck nach 100 ms gemessen. Dieser Okklusionsdruck $p_{0,1}$ ist ein Maß für den Atemantrieb.
c) **Falsch.** Die Entwicklung moderner Beatmungsgeräte fördert zwar den Einsatz der inspiratorischen Druckunterstützung (PSV, ASB), die Daten für den Erfolg der Entwöhnung sind jedoch widersprüchlich, sodass nicht von einem eindeutigen Vorteil der inspiratorischen Druckunterstützung auszugehen ist.
d) **Richtig.** Das konsequente Befolgen von definierten Entwöhnungsprotokollen reduziert die Zeitdauer der Beatmung bzw. der Atmungsunterstützung erheblich.
e) **Richtig.** COPD-Patienten mit Erschöpfung der Atemmuskulatur brauchen eine Ruhepause, sodass sich die Glykogenspeicher der Atemmuskulatur wieder auffüllen können. Nach einer solchen Ruhephase mit kontrollierter Beatmung von 24–36 h wird der wache COPD-Pati-

ent rasch extubiert, ohne ihn durch längere Spontanatmungsversuche vorher erneut zu erschöpfen. Die Extubation erfolgt dann idealerweise am frühen Morgen.

25 Welche Aussagen zu Weaning- bzw. Beatmungsproblemen sind richtig?

a) Vorliegende Multizenterstudien zeigen, dass auch COPD-Patienten nach Langzeitbeatmung mit einem Hämoglobinwert von 7–9 g/dl problemlos entwöhnt werden können.
b) Eine erfolgreiche Entwöhnung vom Respirator ist nach Langzeitbeatmung von COPD-Patienten mit kardialer Einschränkung nur nach adäquater Dehydrierung möglich.
c) Sowohl der Ausgleich einer Hypophosphatämie als auch der Einsatz von Theophyllin verbessert die Zwerchfellkontraktilität.
d) Adipöse Intensivpatienten neigen vermehrt zur Atelektasenbildung.
e) Patienten nach abdominothorakaler Ösophagusresektion werden postoperativ 3 Tage lang beatmet.

Antworten

a) **Falsch.** Die kanadische Multizenterstudie von Hébert, die keinen Vorteil bei Transfusion anämischer Intensivpatienten fand, bezog sich auf ein Gesamtkollektiv von Intensivpatienten. Einzelne COPD-Patienten werden sicherlich auch mit einem niedrigen Hb-Wert entwöhnbar sein. Da COPD-Patienten in der Regel als Adaptation eine Polyglobulie aufweisen, sollte für eine erfolgreiche Entwöhnung ein Hb-Wert von 10 oder auch 12 g/dl angestrebt werden.
b) **Richtig.** Diese Patienten tolerieren ohne konsequente Dehydrierung die linksventrikuläre Vor- und Nachlasterhöhung beim Übergang zur Spontanatmung nur schlecht. Es muss daher eine konsequente, jedoch schonende Dehydrierung durchgeführt werden, die durch eine Katecholamintherapie z. B. mit Dobutamin ergänzt wird.
c) **Richtig.** Insbesondere bei schweren Hypophosphatämien kann es durch Einschränkung der Kontraktilität des Zwerchfells zum Scheitern der Entwöhnung kommen. Die Phosphatspiegel sollten daher im oberen Normbereich gehalten werden. Die Gabe von Theophyllinpräparaten führt ebenfalls zur Steigerung der diaphragmalen Kontraktilität.

d) **Richtig.** Adipöse Patienten zeigen eine Reduktion aller statischen Lungenvolumina, wobei insbesondere die funktionelle Residualkapazität betroffen ist. Im Computertomogramm des Thorax lässt sich eine rasche Atelektasenbildung nachweisen.

e) **Falsch.** Dieses früher übliche Konzept gilt heute als überholt. Wenn der Patient postoperativ kardiovaskulär und respiratorisch stabil ist und eine Normothermie aufweist, wird er extubiert. Bei adäquater Schmerztherapie erfolgt über mehrere Tage eine konsequente Atemtherapie z. B. mittels CPAP, wobei die enteralen Sonden offen sein müssen. Weiterhin wichtig ist eine konsequent ausgeglichene bis negative Bilanzierung und die frühestmögliche enterale Ernährung z. B. über eine jejunale Sonde.

Sauerstofftherapie

26 Welche Aussagen zur Sauerstofftherapie sind richtig?

a) Eine Hyperoxie hat keine negativen pulmonalen Auswirkungen.
b) Hyperbare Oxygenierung ist ein Synonym für PEEP.
c) Ziel der hyperbaren Oxygenierung ist, den chemisch an das Hämoglobin gebundenen Sauerstoffanteil zu erhöhen.
d) Bei der Kohlenmonoxidintoxikation ist die hyperbare Oxygenierung auch dann noch sinnvoll, wenn sie erst 24 h nach der CO-Exposition begonnen wird.
e) Beim Gasbrand zählt die hyperbare Oxygenierung zu den Grundpfeilern der Behandlung.

Antworten

a) **Falsch.** Abhängig von der Dauer und dem Ausmaß der Hyperoxie entstehen in der Lunge Resorptionsatelektasen. Weiterhin wirkt eine Hyperoxie direkt lungentoxisch.
b) **Falsch.** Im Rahmen der hyperbaren Oxygenierung atmet der Patient in einer Überdruckkammer Sauerstoff bei Umgebungsdrücken über 100 kPa (1 bar).
c) **Falsch.** Mit der hyperbaren Oxygenierung soll die physikalisch im Blut gelöste Sauerstoffmenge erhöht werden. Hierbei korreliert der Anstieg des alveolären pO_2 linear mit der Zunahme der im Blut gelösten Sauerstoffmenge. Der chemisch gebundene Anteil wird durch einen weiteren Anstieg des alveolären pO_2 nicht wesentlich erhöht.
d) **Richtig.** Es ist inzwischen bekannt, dass der zeitlich verzögerte Einsatz dieses Verfahrens die neurologisch-psychiatrischen Spätfolgen der CO-Intoxikation reduziert, auch wenn primär eine hyperbare Oxygenierung nicht durchgeführt wurde.
e) **Richtig.** Neben der chirurgischen und der antibiotischen Therapie gehört die hyperbare Sauerstoffbehandlung zu den Therapiegrundsätzen. Hohe Sauerstoffpartialdrücke im Gewebe hemmen die Produktion von α-Toxin und wirken möglicherweise bakterizid auf die anaeroben Clostridien.

Akute Atemnot

27 Welche Aussagen zum schweren Asthmaanfall sind richtig?

a) Zur Steuerung der Therapie mit Theophyllin sollten Serumspiegel der Substanz bestimmt werden.
b) Beim Status asthmaticus sind Methylxanthine wie Theophyllin Mittel der ersten Wahl.
c) Nebenwirkungen wie Tachykardie und Arrhythmien treten bei inhalativer Gabe von β_2-Sympathomimetika nur sehr selten auf.
d) Die Gabe von Kortikosteroiden ist in der Akuttherapie des Status asthmaticus nicht sinnvoll.
e) Muss ein Patient mit Status asthmaticus endotracheal intubiert und beatmet werden, sind hohe inspiratorische Drücke zu erwarten.

Antworten

a) **Richtig.** Die Bestimmung von Theophyllinserumspiegeln ist üblich, da die Substanz eine geringe therapeutische Breite aufweist. Der therapeutische Spiegel beträgt 10–20 mg/l.
b) **Falsch.** Beim Status asthmaticus sind Methylxanthine Mittel der zweiten Wahl. Mittel der ersten Wahl sind inhalative β_2-Sympathomimetika.
c) **Falsch.** Solche Nebenwirkungen sind keine seltenen Phänomene, sondern treten regelhaft bei der Gabe von hohen Dosen von β_2-Sympathomimetika im akuten Asthmaanfall auf.
d) **Falsch.** Auch wenn Kortikosteroide ihren Haupteffekt erst nach Stunden entfalten, reduziert die frühzeitige Gabe dieser Substanzen die Letalität bei schwerwiegenden Asthmaanfällen.
e) **Richtig.** Wenn ein Patient im Status asthmaticus endotracheal intubiert wird, sind unter Beatmung trotz adäquater Sedierung (z. B. mit Ketamin) hohe inspiratorische Drücke zu erwarten. Eine pulmonale Hyperinflation sollte dabei vermieden werden, da bereits ein ausgeprägtes Air Trapping mit evtl. hohem intrinsischem PEEP vorliegt.

28 Welche Aussagen zum Lungenödem sind richtig?

a) Die Starling-Gleichung beschreibt den transkapillären Flüssigkeitstransport.
b) Das Thoraxröntgenbild bleibt beim Lungenödem normal, da es sich lediglich um die Ansammlung einer wässrigen Flüssigkeit handelt.
c) Die Gabe von Morphin ist beim Lungenödem obsolet.
d) Muss ein Patient mit schwerwiegendem Lungenödem beatmet werden, sollte auf PEEP verzichtet werden, um eine linksventrikuläre Insuffizienz nicht zu verstärken.
e) Ein postobstruktives Lungenödem (»negative pressure pulmonary edema«, NPPE) hat eine schlechte Prognose.

Antworten

a) **Richtig.** Der transkapilläre Flüssigkeitsfluss wird durch die Starling-Gleichung charakterisiert, wobei der kapilläre und interstitielle hydrostatische und kolloidosmotische Druck in die Gleichung eingehen.
b) **Falsch.** Das Röntgenbild wird durch die typische beidseitige schmetterlingsförmige Verschattung charakterisiert.
c) **Falsch.** Morphin dämpft den Atemantrieb und verbessert somit die oft vorliegende respiratorische Alkalose, es trägt zum venösen Pooling bei, und es reduziert die Angst des Patienten.
d) **Falsch.** Neben einer hohen inspiratorischen Sauerstoffkonzentration gehört die Anwendung von PEEP zu den Grundmaßnahmen beim Lungenödem. Beim nichtintubierten Patienten ist der Einsatz von CPAP sinnvoll. Eine linksventrikuläre Insuffizienz wird pharmakologisch therapiert.
e) **Falsch.** Ein postobstruktives Lungenödem entsteht, wenn ein Patient einen tiefen Inspirationsversuch bei verschlossener Glottis oder anderweitig verlegten Atemwegen durchführt. Betroffen sind in der Regel junge athletische Patienten, die in der Lage sind, einen hohen Druckgradienten aufzubauen. Bei adäquater Therapie kommt es nach wenigen Stunden zur Restitutio ad integrum.

Inhalative Vasodilatatoren

29 Welche Aussagen zu inhalativen Vasodilatatoren sind richtig?

a) Die inhalative Gabe von NO reduziert den intrapulmonalen Shunt beim Intensivpatienten.
b) Die inhalative Gabe von NO ist ein Routineverfahren zur Verbesserung der Oxygenierung beim ARDS.
c) Ein sinnvoller Einsatzbereich für die inhalative Gabe von NO ist das schwere Rechtsherzversagen.
d) Zur Senkung des pulmonalarteriellen Druckes mittels inhalativem NO sind höhere Konzentrationen erforderlich als zur Oxygenierungsverbesserung beim ARDS.
e) Bei Säuglingen darf inhaliertes NO nicht eingesetzt werden.

Antworten

a) **Richtig.** Bei der Inhalation von NO kommt es nur in den belüfteten Arealen zu einer Vasodilatation, sodass nichtventilierte Bereiche weniger perfundiert werden. Somit reduziert sich der intrapulmonale Shunt.
b) **Falsch.** Die inhalative Gabe von NO beim ARDS ist kein Routineverfahren, sondern bleibt bisher eine experimentelle Therapie. Bei Therapierespondern kommt es unter NO-Gabe beim ARDS zur Shuntabnahme bzw. zur Umverteilung des Blutflusses zu ventilierten Alveolen und damit zur Verbesserung der Oxygenierung. Der Nachweis der Verbesserung der Letalität von ARDS-Patienten durch die Gabe von inhalativem NO steht bisher aus.
c) **Richtig.** Der Einsatz von NO beim schweren Rechtsherzversagen erscheint sinnvoll. Besondere Bedeutung hat die inhalative Gabe von NO zur Therapie des Rechtsherzversagens im Rahmen von Herztransplantationen.
d) **Richtig.** Zur Senkung des pulmonalarteriellen Druckes sind NO-Konzentrationen von 20–40 ppm (parts per million) erforderlich, während zur Oxygenierungsverbesserung geringere Konzentrationen von 5 ppm ausreichen.
e) **Falsch.** Eine Hauptindikation zum Einsatz von NO ist die persistierende pulmonale Hypertension des Neugeborenen (PPHN).

30 Welche Aussagen zu inhalativen Vasodilatatoren sind richtig?

a) Außer NO gibt es keine beim Patienten einsetzbaren inhalativen Substanzen, die den pulmonalarteriellen Druck senken.
b) NO kann nicht nur exogen zugeführt werden, sondern ist auch ein endogenes Produkt.
c) Die Halbwertszeit von NO beträgt in vivo 3–4 min.
d) Im Rahmen der inhalativen NO-Gabe sollte der Methämoglobinspiegel gemessen werden.
e) Im Rahmen der inhalativen NO-Gabe sollte in der Atemluft NO_2 gemessen werden.

Antworten

a) **Falsch.** Prostazyklin (PGI_2) kann mit Spezialverneblern dem Patienten inhalativ zugeführt werden. Die Senkung des pulmonalarteriellen Druckes ist unter inhalativem Prostazyklin ausgeprägter als unter NO-Gabe.
b) **Richtig.** NO wird mit Hilfe der NO-Synthase aus Arginin gebildet, wobei Citrullin entsteht. Bei der NO-Synthase unterscheidet man konstitutionelle und induzierbare Formen. Das entstehende NO aktiviert die intrazelluläre Guanylylzyklase, was schließlich zur Relaxation der Gefäßmuskulatur führt.
c) **Falsch.** Die In-vivo-Halbwertszeit von NO beträgt wenige Sekunden.
d) **Richtig.** Durch die Inaktivierung von NO durch Hämoglobin kommt es zur Methämoglobinbildung, dessen Anteil im Blut gemessen werden sollte.
e) **Richtig.** Die Entstehung von Nitriten und Nitraten kann zur Bronchokonstriktion und zu proinflammatorischen pulmonalen Effekten führen. Daher sollte neben der Methämoglobinmessung auch ein NO_2-Monitoring erfolgen.

31 Welche Aussagen zu inhalativen Vasodilatatoren sind richtig?

a) Das abrupte Absetzen höherer Dosen von inhalativem NO ist problemlos.
b) Bei inhalativer Gabe von NO ist die Hemmung der Thrombozytenaggregation ausgeprägter als unter inhalativem Prostazyklin.

c) Unter inhalativer Gabe von Prostazyklin sollte der Methämoglobinspiegel gemessen werden.
d) Die gefäßrelaxierende Wirkung von Prostazyklin wird durch die intrazelluläre Guanylylzyklase vermittelt.
e) Auch die intravenöse Infusion von Prostazyklin senkt den pulmonalarteriellen Druck.

Antworten

a) **Falsch.** Nach dem abrupten Absetzen höherer Dosen können Reboundphänomene auftreten. Somit ist die schrittweise Reduktion der NO-Konzentration sinnvoll.
b) **Falsch.** Die Thrombozytenaggregationshemmung unter NO-Gabe ist klinisch nicht relevant, während die inhalative Gabe von Prostazyklin zu klinisch relevanten Effekten führt.
c) **Falsch.** Prostazyklin bewirkt – im Gegensatz zu NO – keine Methämoglobinbildung, sodass die Messung des Methämoglobinspiegels nicht erforderlich ist.
d) **Falsch.** Prostaglandine wirken durch die Aktivierung der membrangebundenen Adenylylzyklase mit Bildung von zyklischem AMP (cAMP), während NO die intrazelluläre Guanylylzyklase aktiviert, wodurch vermehrt cGMP gebildet wird.
e) **Richtig.** Intravenös verabreichte Vasodilatatoren wie Prostazyklin bewirken nicht nur eine Dilatation im pulmonalen, sondern auch im systemischen Gefäßgebiet. Hierdurch kommt es zu einer systemischen Kreislaufreaktion. Weiterhin wird bei intravenöser Gabe die hypoxische pulmonale Vasokonstriktion vermindert bzw. aufgehoben, sodass sich der intrapulmonale Shunt erhöht und sich die Oxygenierung verschlechtern kann.

Antibiotika

32 Welche Aussagen zu den folgenden Antibiotika sind richtig?

a) Linezolid gehört zur Gruppe der Streptogramine.
b) Meropenem ist gegenüber der Einwirkung der renalen Dehydropeptidase wesentlich stabiler als Imipenem.
c) Die Gabe von Imipenem bei nekrotisierender Pankreatitis ist nicht sinnvoll, da Imipenem nicht pankreasgängig ist.
d) Aminoglykoside werden heute meistens 3-mal täglich dosiert.
e) Bei der Gabe von Aminoglykosiden ist das sog. »Therapeutic Drug Monitoring« essenziell.

Antworten

a) **Falsch.** Linezolid gehört zur Gruppe der Oxazolidinone und dient als Reserveantibiotikum bei multiresistenten grampositiven Keimen wie Staphylokokken und Enterokokken. Linezolid hemmt die Monoaminoxidase, sodass entsprechende Auswirkungen wie z. B. Blutdruckspitzen möglich sind. Zu den Streptograminen zählen Quinupristin und Dalfopristin, die als Kombination im Verhältnis 30:70 kommerziell erhältlich sind. Das Wirkspektrum der Streptogramine umfasst ebenfalls die grampositiven Keime (mit Ausnahme von Enterococcus faecalis).
b) **Richtig.** Imipenem wird sehr schnell durch die renale Dehydropeptidase abgebaut, sodass im Handelspräparat ein Hemmer dieser Dehydropeptidase, das Cilastatin, im Verhältnis 1:1 zugefügt ist. Meropenem weist gegenüber diesem Enzym eine größere Resistenz auf, sodass es nicht mit einem Inhibitor kombiniert werden muss.
c) **Falsch.** Imipenem weist eine gute Pankreasgängigkeit auf, sodass die Substanz zu den Antibiotika der Wahl bei nekrotisierender Pankreatitis zählt.
d) **Falsch.** Aminoglykoside wie Gentamicin, Tobramycin und Netilmicin werden heute 1-mal täglich (in der Tagesdosierung) verabreicht. Unter diesem Regime ist im Vergleich zur häufigeren Gabe die Nephro- und Ototoxizität geringer, wobei aufgrund des postantibiotischen Effektes der Aminoglykoside dieselbe Wirkung erzielt wird.
e) **Richtig.** Beim »Therapeutic Drug Monitoring« wird die Konzentration von Substanzen mit enger therapeutischer Breite im Serum oder

Plasma gemessen, um ausreichend hohe Wirkspiegel zu erreichen und gleichzeitig toxische Nebenwirkungen zu minimieren. Bei der Aminoglykosidtherapie in der Einmaldosierung pro Tag muss vor einer Wiederholungsgabe der Talspiegel vorliegen. Er sollte für Gentamicin, Tobramycin oder Netilmicin <1 μg/ml sein.

33 Welche Aussagen zu den folgenden Antibiotika sind richtig?

a) Ceftriaxon wird 1-mal pro Tag dosiert, da es eine entsprechend lange Halbwertszeit aufweist.
b) Clavulansäure, Sulbactam und Tazobactam sind Cholinesterasehemmer.
c) Ceftazidim weist eine Wirklücke bei Pseudomonas aeruginosa auf.
d) Clindamycin weist eine sehr gute Gewebegängigkeit auf.
e) Tigecyclin ist ein Antibiotikum aus der Gruppe der Glycylcycline.

Antworten

a) **Richtig.** Ceftriaxon hat eine Halbwertszeit von 7–8 h (Cefotaxim: 60 min) und kann deshalb in einer einzigen Tagesdosis verabreicht werden.
b) **Falsch.** Die genannten Substanzen sind β-Lactamase-Hemmer, die durch Zugabe zu β-Lactam-Antibiotika wie z. B. Piperacillin deren Wirkspektrum deutlich erweitern.
c) **Falsch.** Ceftazidim besitzt eine relativ gute Wirksamkeit gegen Pseudomonas und kann somit therapeutisch bei Pseudomonasinfektionen eingesetzt werden.
d) **Richtig.** Clindamycin weist eine sehr gute Gewebegängigkeit auf, auch die Penetration in Knochengewebe ist relativ gut. Es kann somit bei Abszessen, Empyemen oder auch bei Osteomyelitis zum Einsatz kommen, wobei ein Großteil des Anaerobierspektrums miterfasst wird. Häufiger als unter anderen Antibiotika kommt es im Rahmen einer Clindamycintherapie zu einer pseudomembranösen Enterokolitis.
e) **Richtig.** Tigecyclin ist ein neues Antibiotikum mit breitem antibakteriellem Wirkspektrum. Es ist auch wirksam gegen methicillinresistente Staphylokokken und vancomycinresistente Enterokokken.

34 Welche Aussagen zu den folgenden Antibiotika sind richtig?

a) Penicilline und Imipenem können Konvulsionen auslösen.
b) Das Makrolidantibiotikum Erythromycin kann bei Intensivpatienten sowohl oral als auch intravenös zur Verbesserung der anterograden Magenentleerung eingesetzt werden.
c) Mupirocin ist ein lokal applizierbares Antibiotikum, das bei nasaler Kolonisation mit Staphylococcus aureus zur Dekolonisation eingesetzt werden kann.
d) Fluorochinolone weisen keine Hepatotoxizität auf.
e) Mit zunehmendem Einsatz der Fluorochinolone nimmt die Resistenz von gramnegativen Bakterien gegen Ciprofloxacin auf Intensivstationen zu.

Antworten

a) **Richtig.** Besonders in hohen Dosen wirken Penicilline und Imipenem prokonvulsiv.
b) **Richtig.** Erythromycin erhöht die Magenmotilität durch Wirkung auf die Motilinrezeptoren in der glatten Magenmuskulatur. Hierdurch beschleunigt Erythromycin die Magenentleerung.
c) **Richtig.** Mupirocin wird als Nasensalbe zur Elimination von Staphylococcus aureus eingesetzt.
d) **Falsch.** Es gibt einige Berichte über die Hepatotoxizität von Fluorochinolonen, darunter auch Einzelfälle mit letalem Ausgang durch Leberversagen. Das Fluorochinolon Trovafloxacin wurde 1999 wegen seiner Hepatotoxizität vom Markt genommen.
e) **Richtig.** Es ist inzwischen bekannt, dass die Resistenz von gramnegativen Bakterien gegen Ciprofloxacin parallel zum Fluorochinoloneinsatz zunimmt. Insbesondere eine Studie von Neuhauser et al. (*JAMA* 289: 885–888, 2003) konnte dies anhand von 35790 Isolaten aus den Jahren 1994–2000 nachweisen.

35 Welche Aussagen zu Vancomycin sind richtig?

a) Vancomycin gehört zur Gruppe der Makrolidantibiotika.
b) Das Wirkspektrum von Vancomycin umfasst insbesondere gramnegative Keime.
c) Vancomycin kumuliert stark bei Niereninsuffizienz.

d) Eine typische Nebenwirkung der Vancomycingabe ist das sog. »Red-Man-Syndrom«.
e) Vancomycin wird bei pseudomembranöser Enterokolitis oral verabreicht.

Antworten

a) **Falsch.** Vancomycin gehört zur Gruppe der Glykopeptide. Zur Gruppe der Makrolide gehören Erythromycin, Clarithromycin, Roxithromycin und andere.
b) **Falsch.** Vancomycin wirkt ausschließlich auf grampositive Keime. Hierzu gehören Staphylokokken, Streptokokken, Enterokokken und auch Clostridium difficile. Durch die Zunahme resistenter Keime wie z. B. methicillinresistenter Staphylokokken (MRSA) hat die Substanz an Bedeutung gewonnen.
c) **Richtig.** Die Ausscheidung erfolgt zu 90% über die Niere, sodass Vancomycin bei Niereninsuffizienz kumuliert. Hilfreich ist die Messung der Blutspiegel, wobei dem Talspiegel die größere Bedeutung zukommt. Als großes Molekül mit 1500 Dalton ist Vancomycin kaum dialysierbar, wird aber durch Hämofiltration eliminiert. Somit kann beim Dialysepatienten die Gabe von Vancomycin nur ein einziges Mal pro Woche erforderlich sein, während unter kontinuierlicher Hämofiltration häufigere Gaben nötig sind.
d) **Richtig.** Das »Red-Man-Syndrom« (auch »Red-Neck-Syndrom« genannt) ist eine Hautrötung, die nach Gabe von Vancomycin auftreten kann. Sie wird der Freisetzung von Mediatoren zugeschrieben. Bei schneller intravenöser Gabe sind ausgeprägte Blutdruckabfälle bis hin zum Herz-Kreislauf-Stillstand beschrieben. In hohen Dosen und bei Kumulation wirkt Vancomycin ototoxisch.
e) **Richtig.** Vancomycin wird bei enteraler Gabe kaum resorbiert und kann somit auf Clostridium difficile im Darmlumen wirken. Therapiealternative bei pseudomembranöser Enterokolitis ist Metronidazol.

Infektiologie

36 Welche Aussagen zur Infektiologie sind richtig?

a) Grampositive Bakterien färben sich in der Gramfärbung rot. Klebsiellen und Escherichia coli sind typische grampositive Bakterien.
b) Die Fournier-Gangrän ist keine Mischinfektion, sondern wird durch einen einzigen Keim verursacht.
c) Mit der selektiven Darmdekontamination (SDD) werden Infektionen mit grampositiven Kokken verhindert.
d) Eine mögliche Vorgehensweise, Resistenzentwicklungen von Bakterien auf der Intensivstation zu verhindern, ist der halbjährliche Wechsel der primär eingesetzten Antibiotika.
e) Die Händedesinfektion auf der Intensivstation wird von Ärzten konsequenter als vom Pflegepersonal durchgeführt.

Antworten

a) **Falsch.** Grampositive Bakterien färben sich in der Gramfärbung blauschwarz. Klebsiellen und Escherichia coli sind gramnegative Bakterien, die sich rot färben.
b) **Falsch.** Die Fournier-Gangrän ist eine Sonderform der nekrotisierenden Fasziitis im Bereich der Skrotal- und Perinealfaszien. Sie wird in der Regel durch eine Mischinfektion aus Streptokokken, Staphylokokken, Escherichia coli und anaeroben Keimen verursacht. Prädisponierend wirken Diabetes mellitus und chronischer Alkoholismus.
c) **Falsch.** Durch die selektive Darmdekontamination, die mittels nasooraler und gastraler Gabe einer Kombination aus Polymyxin B, einem Aminoglykosid und Amphotericin B durchgeführt wird, werden gramnegative Bakterien und Pilze eliminiert. Es kommt allerdings zu einer Selektion von grampositiven Keimen wie z. B. Staphylokokken.
d) **Richtig.** Durch den systematischen Wechsel des primären Antibiotikums für schwere Infektionen im 3- bis 6-monatigen Intervall (Antibiotic Cycling oder Antibiotic Rotation) besteht die Möglichkeit, Resistenzentwicklungen zu vermeiden.
e) **Falsch.** Mehrere Studien belegen, dass die Händedesinfektion im ärztlichen Bereich wesentlich weniger Beachtung findet als beim Pflegepersonal. Auch nach Unterweisung verbessert sich – im Vergleich zum Pflegepersonal – die Händedesinfektionsrate unter Ärzten nicht.

37 Welche Aussagen zur Infektiologie sind richtig?

a) Die Substanz Propofol ist in einer Fettlösung gelöst, die bakterizide Eigenschaften aufweist.
b) Neurologische Störungen sind keine typische Nebenwirkung der Gabe von Metronidazol.
c) Infektionen in Zusammenhang mit intravasalen Kathetern (katheterassoziierte Infektionen) werden am häufigsten durch Pseudomonas aeruginosa verursacht.
d) Arterielle Katheter weisen eine höhere bakterielle Kolonisationsrate als zentralvenöse Katheter auf.
e) Bei Verdacht auf Infektion eines liegenden intravasalen Katheters kommt die Antibiotic-Lock-Technik zum Einsatz.

Antworten

a) **Falsch.** Die Propofolemulsion ist ein idealer Nährboden für Keimwachstum. Somit sind nach Öffnen der Ampulle bzw. der Flasche die Richtlinien für den Umgang mit Propofol strikt einzuhalten. Der Originalhersteller des Propofolpräparates hat seine Substanz inzwischen mit EDTA (Dinatriumethylendiamintetraacetat) als antimikrobiellem Additiv versetzt.
b) **Falsch.** Besonders bei längerer Therapie mit Metronidazol treten periphere Neuropathien (mit Parästhesien) auf. Zusätzlich kann es zu zentralnervösen Störungen kommen.
c) **Falsch.** Bei katheterassoziierten Infektionen sind koagulasenegative Staphylokokken die wichtigsten Erreger, gefolgt von Staphylococcus aureus.
d) **Falsch.** Die bakterielle Kolonisationsrate bei arteriellen Kathetern ist wesentlich geringer. Dieses geringe Infektionsrisiko liegt möglicherweise nicht am Kathetermaterial, sondern an anderen Faktoren wie z. B. am arteriellen Strom, der das deszendierende Eindringen von Bakterien verhindert.
e) **Falsch.** Das grundsätzliche Vorgehen bei Verdacht auf eine Katheterinfektion ist das Entfernen des Katheters mit Asservierung und mikrobiologischer Untersuchung des distalen Kathetersegments. In seltenen Einzelfällen mit schwierigem Gefäßzugang kann die Antibiotic-Lock-Technik zum Einsatz kommen. Hierunter versteht man die Instillation von Antibiotika wie Vancomycin oder Gentamicin in das Katheter-

lumen (bzw. in alle Lumina bei mehrlumigen Kathetern) über einen Zeitraum von 8–12 h, wobei der Katheter in situ belassen wird.

38 Welche Aussagen zur Infektiologie sind richtig?

a) Gasbrand wird durch Stenotrophomonas maltophilia verursacht.
b) Die Meningokokkensepsis wird durch gramnegative Diplokokken verursacht.
c) Die mikrobielle Endokarditis wird v. a. durch gramnegative Stäbchen verursacht.
d) Eine mikrobielle Endokarditis ist per definitionem an einen positiven Erregernachweis in der Blutkultur gebunden.
e) Die antimikrobielle Therapie der Endokarditis wird in der Regel 10 Tage lang durchgeführt.

Antworten

a) **Falsch.** Gasbrand wird durch die Toxine von Clostridium perfringens Typ A verursacht. In der Regel sind Gasbrandclostridien penicillinsensibel.
b) **Richtig.** Neisseria meningitidis ist ein gramnegativer Diplococcus. Aufgrund der Gramnegativität von Neisseria meningitidis kann bei der Antibiotikatherapie (z. B. mit Ceftriaxon) Endotoxin freigesetzt werden, das dann eine Jarisch-Herxheimer-Reaktion bewirken kann.
c) **Falsch.** Bei der mikrobiellen Endokarditis spielen grampositive Kokken wie Enterokokken, Staphylokokken und Streptokokken die dominierende Rolle, da sie eine sehr gute Adhäsionsfähigkeit aufweisen.
d) **Falsch.** Der Prozentanteil nicht erfolgreicher Erregernachweise liegt zwischen 5% und 40%. Dies kann an Mängeln beim Entnehmen der Blutproben oder an Problemen bei der mikrobiologischen Aufarbeitung liegen; weiterhin kann eine bereits begonnene Antibiotikatherapie für das Fehlen eines positiven Erregernachweises verantwortlich sein.
e) **Falsch.** In aller Regel wird die antimikrobielle Therapie der Endokarditis 4 Wochen lang durchgeführt, bei komplizierten Verläufen eher 6 Wochen lang.

39 Welche Aussagen zur Infektiologie sind richtig?

a) Kommt es bei einem neutropenischen Patienten zu Fieber ohne eindeutigen Hinweis auf eine nichtinfektiöse Ursache, sollte innerhalb von 2 h eine adäquate Antibiotikatherapie begonnen werden.
b) Aminoglykoside spielen in der empirischen Antibiotikatherapie des neutropenischen Patienten mit Fieber keine Rolle.
c) Ein Kollege auf der Intensivstation sticht sich mit einer Injektionsnadel, mit der zuvor bei einem HIV-positiven Patienten Blut abgenommen worden war. Man empfiehlt ihm eine Postexpositionsprophylaxe.
d) Tritt bei einem HIV-Patienten eine Pneumocystis-carinii-Pneumonie auf, sollte Meropenem oder Imipenem verabreicht werden.
e) Bei zerebraler Malaria tropica ist Chinin das Mittel der Wahl.

Antworten

a) **Richtig.** Beim neutropenischen Patienten ist die Symptomatik bei infektiösen Komplikationen evtl. nur mäßig ausgeprägt. Diagnostische Maßnahmen wie das Abnehmen von Blutkulturen oder eine bronchoalveoläre Lavage dürfen den Beginn der empirischen Antibiotikatherapie nur unwesentlich verzögern.
b) **Falsch.** Aminoglykoside spielen zwar als Monosubstanzen keine Rolle, sie sind jedoch wichtiger Bestandteil der initialen empirischen Antibiotikatherapie beim neutropenischen Hochrisikopatienten. Eine mögliche Standardkombination besteht aus Piperacillin/Tazobactam kombiniert mit einem Aminoglykosid.
c) **Richtig.** Obwohl das Risiko einer HIV-Infektion relativ gering ist (<1%), empfiehlt man eine medikamentöse Postexpositionsprophylaxe, die möglichst zeitnah beginnen sollte. Sie besteht aus der Einnahme von Zidovudin und Lamivudin kombiniert mit einer 3. Substanz wie z. B. Indinavir.
d) **Falsch.** Mittel der Wahl bei der Pneumocystis-carinii-Pneumonie des HIV-Patienten ist Cotrimoxazol (Sulfamethoxazol/Trimethoprim).
e) **Richtig.** Zur Therapie der komplizierten Malaria tropica gibt man initial Chinin 20 mg/kg i. v. als »Loading Dose«, dann 8-stündlich 10 mg/kg in Kombination mit Doxicyclin oder Clindamycin in üblicher Dosierung für 10 Tage.

40 Welche Aussagen zur Infektiologie sind richtig?

a) Acinetobacter baumannii ist sensibel auf die meisten Antibiotika.
b) Prevotella melaninogenica und Veillonella parvula sind anaerobe Bakterien.
c) Nosokomiale Pneumonien werden in »Early-Onset-« und »Late-onset-Pneumonien« unterteilt.
d) KISS ist die Abkürzung für ein multiresistentes grampositives Bakterium.
e) Beatmungspneumonien müssen aufgrund einer Gesetzesverordnung fortlaufend in einer gesonderten Niederschrift dokumentiert und bewertet werden.

Antworten

a) **Falsch.** Acinetobacter baumannii weist eine zunehmende Antibiotikaresistenz auf. Diese Resistenz umfasst inzwischen auch Aminoglykoside und Chinolone. Auch carbapenemresistente Stämme wurden beschrieben. Unklar ist bisher die Pathogenität von Acinetobacter baumannii beim Intensivpatienten. Man geht davon aus, dass der Nachweis von Acinetobacter baumannii eher eine Kolonisation als eine signifikante Infektion widerspiegelt.
b) **Richtig.** Es ist allgemein bekannt, dass Anaerobier bei intraabdominellen Infektionen und bei Abszessen eine wesentliche Komponente darstellen können. Es gibt Hinweise, dass anaerobe Bakterien wie Prevotella melaninogenica und Veillonella parvula auch bei der nosokomialen Pneumonie eine Rolle spielen.
c) **Richtig.** Nach dem Vorschlag der American Thoracic Society treten »Early-Onset-Pneumonien« in den ersten 5 Tagen nach Krankenhausaufnahme auf und sind in der Regel durch gut empfindliche Erreger bedingt. Eine »Late-Onset-Pneumonie« entsteht ab dem 6. Krankenhaustag, wobei dann Enterobakterien, Pseudomonas aeruginosa und Staphylococcus aureus die dominierende Rolle spielen.
d) **Falsch.** KISS ist die Abkürzung für ein Krankenhaus-Infektions-Surveillance-System, das relevante Daten zu nosokomialen Infektionen systematisch erfasst, analysiert und interpretiert. Die Konzentration auf bestimmte Risikobereiche innerhalb des Krankenhauses ergab z. B. die Module ITS-KISS (Patienten auf Intensivstationen) und NEO-KISS (Frühgeborene auf neonatologischen Intensivstationen).

e) **Richtig.** Nach § 23 Abs. 1 des Infektionsschutzgesetzes besteht für Krankenhäuser und Einrichtungen für ambulantes Operieren die Verpflichtung zur gezielten Erfassung und Bewertung bestimmter nosokomialer Infektionen sowie zur Erfassung von Erregern mit besonderen Resistenzen und Multiresistenzen. Das Robert-Koch-Institut zählt zu den zu erhebenden nosokomialen Infektionen postoperative Wundinfektionen, katheterbedingte Septikämien, beatmungsassoziierte Pneumonien und katheterassoziierte Harnwegsinfektionen.

Antimykotika

41 Welche Aussagen zur Infektiologie bzw. Therapie mit Antimykotika sind richtig?

a) Es gibt nicht nur vancomycinresistente Enterokokken (VRE), sondern auch vancomycinresistente Staphylokokken (VRSA).
b) Muss ein Patient im Rahmen der Exazerbation einer chronisch obstruktiven Lungenerkrankung beatmet werden, beginnt man auch ohne Zeichen der Pneumonie eine Antibiotikatherapie.
c) Invasive Aspergillosen treten beim operativen, nicht neutropenischen Intensivpatienten so gut wie nie auf.
d) Fluconazol besitzt hepatotoxisches Potenzial.
e) Bei Frühgeborenen mit einem Gewicht unter 1000 g ist die prophylaktische Gabe von Fluconazol sinnvoll.

Antworten

a) **Richtig.** Die Glykopeptidresistenz von Enterokokken ist seit 1988 bekannt. Diese Resistenz wird durch die sog. »Van-Gene« (VanA, VanB und VanC-1, VanC-2 oder VanC-3) kodiert. Mittlerweile gibt es auch erste Fälle der kompletten Vancomycinresistenz von Staphylococcus aureus (VRSA). Hierbei konnte bisher nur das VanA-Resistenzgen nachgewiesen werden. GISA bedeutet glykopeptidintermediärempfindlicher Staphylococcus aureus, wobei eine verminderte Empfindlichkeit gegenüber Glykopeptiden vorliegt.
b) **Richtig.** Obwohl man eine prophylaktische Antibiotikatherapie bei Patienten mit Pneumonierisiko üblicherweise nicht durchführt, ist inzwischen bekannt, dass Patienten mit den genannten Vorbedingungen ein besseres Outcome haben, wenn sie rechtzeitig antibiotisch therapiert werden.
c) **Falsch.** Beim immunkompetenten Patienten ist die Inzidenz invasiver Aspergillosen sehr gering. Im operativen Patientengut treten sie aufgrund der Immunsuppression bei Transplantationspatienten auf, sodass für Transplantationseinheiten eine Luftfilterung empfohlen wird.
d) **Richtig.** Unter Fluconazol kann es zu einem Anstieg der Transaminasen kommen.
e) **Richtig.** Durch die prophylaktische Gabe von Fluconazol in den ersten 6 Lebenswochen bei Frühgeborenen unter 1000 g wird die Inzidenz

der ansonsten häufigen Candidabesiedlung und -infektion deutlich reduziert.

42 Welche Aussagen zur Therapie mit Antimykotika sind richtig?

a) Candida glabrata und Candida krusei sind oft resistent gegen Fluconazol und Itraconazol.
b) Unter der Gabe von Flucytosin kommt es zu einer raschen Resistenzentwicklung, sodass die Substanz nur zusammen mit anderen Antimykotika wie z. B. Amphotericin B gegeben werden sollte.
c) Bei einer Behandlung mit Amphotericin B steht die Neurotoxizität im Vordergrund.
d) Caspofungin hat weniger Nebenwirkungen als Amphotericin B.
e) Das neue Antimykotikum Voriconazol verursacht bei 30% der Patienten passagere Sehstörungen.

Antworten

a) **Richtig.** Candida albicans ist in der Regel empfindlich auf Fluconazol und Itraconazol, Candida glabrata und Candida krusei sind dagegen resistent. Itraconazol hat ein größeres Wirkspektrum als Fluconazol: Es erfasst im Gegensatz zu Fluconazol auch Aspergillen.
b) **Richtig.** Insbesondere bei Infektionen durch Candida und Cryptococcus neoformans kommt es zu einer raschen Resistenzentwicklung unter Flucytosin.
c) **Falsch.** Unter der Gabe von Amphotericin B, das zur Gruppe der Polyene gehört, kommt es häufig zu Fieber und Schüttelfrost. Bei der Organtoxizität steht die Niere im Vordergrund. Die Nephrotoxizität kann durch Anhebung des Serumnatriumspiegels und durch Lösung der Substanz in Lipiden verringert werden.
d) **Richtig.** Caspofungin, ein Antimykotikum aus der Gruppe der Echinocandine, ist deutlich besser verträglich als Amphotericin B. Caspofungin ist zugelassen für die Therapie der invasiven Aspergillose; es ist nach neueren Untersuchungen bei invasiver Candidiasis mindestens genauso effektiv wie Amphotericin B.
e) **Richtig.** Unter Voriconazol, das effektiver als Amphotericin B bei invasiver Aspergillose ist, wurde eine Häufung von Sehstörungen berichtet.

Sepsis

43 Welche Aussagen zur Sepsis sind richtig?

a) Ein SIRS liegt vor, wenn mindestens 2 der folgenden 4 Kriterien erfüllt sind: Hyperthermie/Hypothermie, Tachykardie, respiratorische Insuffizienz, Leukozytose/Leukopenie.
b) Nach der letzten internationalen Sepsiskonferenz aus dem Jahre 2001 wird Sepsis nur noch anhand biochemischer Marker definiert.
c) Neben der »Sepsis« gibt es die »schwere Sepsis« und den »septischen Schock«.
d) Das PIRO-System ist ein Klassifikationsschema für Sepsis.
e) Das OPSI-Syndrom ist eine fulminante Variante der Sepsis.

Antworten

a) **Richtig.** Nach der Konsensuskonferenz des American College of Chest Physicians (ACCP) und der Society of Critical Care Medicine (SCCM), die 1991 stattfand und deren Ergebnisse 1992 publiziert wurden, ist SIRS (»systemic inflammatory response syndrome«) eine systemische Entzündungsreaktion des Körpers.
b) **Falsch.** Auch die letzte internationale Sepsiskonferenz (2001 SCCM/ESICM/ACCP/ATS/SIS International Sepsis Definitions Conference, publiziert 2003) definiert Sepsis anhand des Vorhandenseins zweier Komponenten: einer Infektion und einer systemischen Entzündungsreaktion des Körpers. Man hält das SIRS-Konzept zwar weiterhin für nützlich, jedoch legte man eine erweiterte Liste von Zeichen und Symptomen der Sepsis vor, welche die klinische Antwort auf eine Infektion besser charakterisieren.
c) **Richtig.** Die »schwere Sepsis« erfüllt die Kriterien der Sepsis und zeigt zusätzliche Zeichen der Organdysfunktion wie Oligurie, Enzephalopathie, metabolische Azidose mit Laktatanstieg oder Thrombozytenabfall. Beim »septischen Schock« tritt zusätzlich eine arterielle Hypotension auf, d. h. trotz ausreichender Volumensubstitution liegt der systolische Blutdruck unter 90 mmHg oder mehr als 40 mmHg unter dem Ausgangswert.
d) **Richtig.** Die internationale Sepsiskonferenz von 2001 hat – in Anlehnung an das TNM-System der Tumorstadieneinteilung – das PIRO-System für das Staging der Sepsis vorgeschlagen. »P« steht dabei für

prädisponierende Faktoren, »I« für den Insult bzw. die Infektion, wobei beispielsweise der Ort der Infektion und die Art des Keimes eine Rolle spielen, »R« für die Reaktion bzw. Antwort des Körpers und »O« für den Grad der Organdysfunktion.

e) **Richtig.** Nach Splenektomie kann es zu einer fulminanten Infektion insbesondere durch Pneumokokken kommen, die als OPSI-Syndrom (»overwhelming postsplenectomy infection«) bezeichnet wird. Innerhalb von Stunden kann sich aus einer einfachen Infektion ein septischer Schock entwickeln. Deshalb ist die Pneumokokkenimpfung nach Splenektomie sinnvoll. Außerdem sollte bei Fieber eine rasche Selbstbehandlung des Patienten mit entsprechenden Antibiotika durchgeführt werden.

44 Welche Aussagen zur Sepsis sind richtig?

a) Die Inzidenz der Sepsis nahm in den letzten Jahrzehnten zu, während die Letalität der Sepsis abnahm.
b) Eine Sepsis wird heute häufiger durch gramnegative als durch grampositive Bakterien ausgelöst.
c) Bei einer durch grampositive Keime bedingten Sepsis kommt es in der Regel zu einer Endotoxinämie.
d) TNF ist ein zentraler Mediator der grampositiven und der gramnegativen Sepsis.
e) Die Inzidenz der pilzbedingten Sepsisfälle hat in den letzten Jahrzehnten nur geringfügig zugenommen.

Antworten

a) **Richtig.** Nach einer epidemiologischen Untersuchung aus den USA, die in den Jahren 1979–2000 über 10 Mio. Sepsisfälle einschloss, ergab sich in diesem Zeitraum eine jährliche Zunahme der Fälle um 13,7%, wobei der größte Anstieg zwischen 1979 und 1989 zu verzeichnen war. Die Sterblichkeit lag in den ersten 6 Jahren des Untersuchungszeitraumes bei 27,8%, in den letzten sechs Jahren bei 17,9%.

b) **Falsch.** In der genannten Untersuchung an über 10 Mio. Sepsisfällen in den USA sind seit dem Jahre 1987 grampositive Keime häufiger an der Entstehung einer Sepsis beteiligt als gramnegative Keime.

c) **Falsch.** Nur gramnegative Bakterien enthalten in der äußeren Membran der Zellwand Endotoxin, das auch als Lipopolysaccharid (LPS) bekannt ist. Somit können nur gramnegative Keime wie Escherichia coli, Pseudomonas oder Neisserien Endotoxin freisetzen.

d) **Richtig.** Tumornekrosefaktor (TNF-α) gehört zu den Zytokinen und ist ein zentraler Mediator. Die Synthese von TNF-α ist von genetischen Polymorphismen abhängig, was die interindividuelle Variabilität in der Sepsis erklären könnte.

e) **Falsch.** In der genannten Untersuchung an über 10 Mio. Sepsisfällen in den USA stieg der Anteil der pilzbedingten Fälle im Untersuchungszeitraum von 1979–2000 um 207%.

45 Welche Aussagen zur Sepsis sind richtig?

a) In der hyperdynamen Form der Sepsis wird die induzierbare Form der NO-Synthase nicht aktiviert.

b) Dem Laktatspiegel im Blut wird bei septischen Patienten eine prognostische Bedeutung beigemessen.

c) In der Sepsis kommt es zu einer Aktivierung der plasmatischen Gerinnung.

d) In der Sepsis tritt eine Störung der Gefäß- und der Darmpermeabilität auf.

e) In der Sepsis kommt es zu einem Abfall des Procalcitoninspiegels.

Antworten

a) **Falsch.** Die hyperdyname Form der Sepsis ist charakterisiert durch eine Vasodilatation aufgrund erhöhter NO-Freisetzung, die wiederum durch eine Aktivierung der induzierbaren NO-Synthase (iNOS) bewirkt wird.

b) **Richtig.** In der Sepsis korreliert ein hoher Laktatspiegel mit einem schlechten Outcome. Der Anstieg der Laktatkonzentration in der Sepsis ist durch eine Gewebehypoxie bzw. metabolische Störungen bedingt. Weiterhin ist die Laktatclearance der Leber erniedrigt.

c) **Richtig.** Mit Beginn einer Sepsis tritt eine Imbalanz im Gerinnungssystem auf. Über das extrinsische System kommt es zu einer raschen Expression von Tissue Factor (Gewebsthromboplastin) auf Monozyten und auf dem Gefäßendothel, wodurch die plasmatische Gerinnungsaktivierung beginnt. Parallel zu dieser Gerinnungsaktivierung fallen die Gerinnungsinhibitoren Antithrombin und Protein C ab. Als

Nettoeffekt ergeben sich Fibrinablagerungen in der Mikrozirkulation, die Mikrothrombosen bewirken.

d) **Richtig.** Die in der Sepsis auftretende Kapillarleckage führt zu Verlusten in »dritte Räume«, den sog. »third space«. Es kommt zu einer intravasalen Hypovolämie bei gleichzeitiger Flüssigkeitseinlagerung in die Gewebe. Weiterhin ist die Darmpermeabilität gestört, wodurch Translokationsphänomene entstehen können. Aufgrund dieses Zusammenhangs wurde der Ausdruck vom »Darm als Motor des Multiorganversagens« geprägt.

e) **Falsch.** In der Sepsis steigen die Spiegel des C-reaktiven Proteins (CRP) und des Procalcitonins an. Besonders hilfreich sind beide Parameter, wenn man ihren zeitlichen Verlauf berücksichtigt. Auch der Verlauf der Interleukin-6-Spiegel dürfte eine wichtige Rolle spielen.

? 46 Welche Aussagen zur Sepsistherapie sind richtig?

a) Die Deeskalationstherapie kann bei schwerer Sepsis sinnvoll sein.

b) Neben der Antibiotikatherapie zählt die operative Herdsanierung zu den Säulen der Sepsistherapie.

c) Bei Patienten mit schwerer Sepsis sollte wegen der Verluste in »dritte Räume« (»third spacing«) die Volumentherapie sehr restriktiv gehandhabt werden.

d) Bei der Therapie der schweren Sepsis bzw. des septischen Schocks kann eine an Zielgrößen wie der zentralvenösen Sauerstoffsättigung orientierte Therapie hilfreich sein.

e) Noradrenalin gehört im septischen Schock wegen der drohenden Niereninsuffizienz nicht zu den Mitteln der Wahl.

Antworten

a) **Richtig.** Deeskalation bedeutet, dass initial mit einem Breitspektrumantibiotikum bzw. Antibiotikakombination therapiert wird, wobei nach Vorliegen des Keimbefundes und des Antibiogrammes die Breite der Therapie eingeschränkt wird. Zum Erfolg dieser Vorgehensweise bei schweren Infektionen auf der Intensivstation liegen inzwischen konkrete Zahlen vor.

b) **Richtig.** Wenn ein Sepsisherd nachgewiesen wird, ist die chirurgische Herdsanierung oder auch die radiologisch-interventionelle Abszessdrainage essenziell. Bei unklaren Zuständen können weiterführende diagnostische Maßnahmen wie z. B. die Computertomographie hilfreich sein, um einen Herd näher zu definieren.

c) **Falsch.** Vor Beginn der Flüssigkeitstherapie ist bei Patienten mit schwerer Sepsis der zentrale Venendruck und der pulmonalkapilläre Verschlussdruck erniedrigt. Der erste Schritt in der Sepsistherapie ist somit die großzügige Volumensubstitution. Eine Extravasation der Flüssigkeit ins Interstitium ist in dieser Phase kaum zu vermeiden.

d) **Richtig.** In der Studie von Rivers et al. (2001) konnte die Krankenhaussterblichkeit von 46,5% auf 30,5% reduziert werden, wenn die gewählten Zielgrößen frühzeitig für mindestens 6 h optimiert wurden. Hierzu zählen neben einem zentralen Venendruck ≥8–12 mmHg, einem mittleren arteriellen Druck ≥65 mmHg und einer Urinausscheidung ≥0,5 ml/kg/h insbesondere die Optimierung der zentralvenösen Sauerstoffsättigung auf Werte ≥70%.

e) **Falsch.** Noradrenalin verschlechtert zwar per se die Nierendurchblutung, durch die Anhebung eines inadäquaten Perfusionsdrucks im septischen Schock überwiegen jedoch die positiven Effekte. Somit eignet sich diese Substanz als Katecholamin beim septischen Schock. Im Vordergrund der Kreislaufstabilisierung im septischen Schock steht allerdings der Versuch einer adäquaten Volumensubstitution.

? 47 Welche Aussagen zur Sepsistherapie sind richtig?

a) Mittel der Wahl zur Kontraktilitätssteigerung des Herzens in der Sepsis ist Dobutamin.

b) Die Gabe von aktiviertem Protein C kann bei schwerer Sepsis hilfreich sein.

c) Die Gabe von Hydrokortison hat beim septischen Schock keinen Stellenwert.

d) Die Gabe von rekombinant hergestellten Antikörpern gegen Tumor-Nekrose-Faktor reduziert die Letalität bei schwerer Sepsis.

e) Der Einsatz der kontinuierlichen venovenösen Hämofiltration (CVVH) ist bereits in der Frühphase beim septischen Schock indiziert, wenn noch kein akutes Nierenversagen vorliegt.

Antworten

a) **Richtig.** In der Sepsis kommt es häufig zu einer reduzierten myokardialen Kontraktilität, ventrikulären Dilatation und verminderten Ejektionsfraktion (septische Kardiomyopathie). Das Katecholamin der Wahl zur Kontraktilitätssteigerung bei Sepsis ist Dobutamin.

b) **Richtig.** Nach vielen ergebnislosen Multizenterstudien zur Therapie der Sepsis ergab die PROWESS-Studie (2001) eine signifikante Reduktion der 28-Tage-Letalität in der Therapiegruppe. 850 Patienten mit schwerer Sepsis wurden in dieser Studie mit rekombinantem aktiviertem Protein C behandelt, während die 840 Kontrollpatienten Placebo erhalten hatten.

c) **Falsch.** Zwar erschienen im Jahre 1987 im *New England Journal of Medicine* 2 Multizenterstudien zur Therapie der Sepsis mit hochdosiertem Methylprednisolon, die keine positiven Effekte der Substanz zeigen konnten. Man weiß inzwischen jedoch, dass die Gabe von niedrig dosiertem Hydrokortison (200–300 mg/Tag über mehrere Tage) im septischen Schock vorteilhaft ist, insbesondere wenn eine relative Nebennierenrindeninsuffizienz beim Patienten vorliegt.

d) **Falsch.** Mehrere große Studien konnten bei Patienten mit schwerer Sepsis oder septischem Schock keine signifikante Reduktion der Letalität durch die Gabe von Antikörpern gegen Tumor-Nekrose-Faktor feststellen. Lediglich in der nordamerikanischen MONARCS-Studie bewirkte die Gabe des monoklonalen anti-TNF-Antikörperfragments Afelimomab eine leicht signifikante ($p = 0{,}041$) Senkung der Sterblichkeit bei septischen Patienten mit erhöhten Interleukin-6-Spiegeln.

e) **Falsch.** Bisher gibt es keine Daten, die eine Verbesserung der Überlebensrate zeigen, wenn die kontinuierliche Hämofiltration sehr frühzeitig in der Sepsis begonnen wird. Der theoretische Vorteil einer CVVH ist die mögliche Mediatorenelimination über die Filtrationsmembran. Relevanter ist wahrscheinlich die Adsorption von Mediatoren an die Membran, sodass man unter dieser Prämisse den Filter in kurzen Intervallen wechseln müsste. Ein Haupteffekt der CVVH ist die Abkühlung eines hyperthermen Patienten durch das extrakorporale System, was zur Kreislaufstabilisierung beitragen kann.

? 48 Welche Aussagen sind richtig?

a) Stenotrophomonas maltophilia ist ein gramnegatives Bakterium, das in der Regel resistent gegen Imipenem bzw. Meropenem ist.

b) Blutkulturen sollten über einen liegenden zentralen Venenkatheter entnommen werden.

c) Die Klassifizierung eines Erregers in die Kategorien »sensibel«, »intermediär« oder »resistent« orientiert sich an der MHK.
d) Der O_2-Fluxtest ist ein klinischer Routinetest bei Patienten mit schwerer Sepsis bzw. ARDS.
e) Protein Z ist ein neuer Marker zur Diagnostik der schweren Sepsis.

Antworten

a) **Richtig.** Stenotrophomonas maltophilia tritt v. a. bei immungeschwächten Patienten auf. Auf Intensivstationen wird Stenotrophomonas häufiger nach Therapie mit Breitspektrumantibiotika wie Imipenem oder Meropenem gefunden, wobei meistens unklar bleibt, ob es sich um eine Infektion oder lediglich um eine Kolonisation handelt. Antibiotikum der Wahl ist Cotrimoxazol (Sulfamethoxazol/Trimethoprim).
b) **Falsch.** Idealerweise wird eine Blutkultur durch eine neue Venenpunktion gewonnen. Blutkulturen, die über einen liegenden Katheter entnommen werden, sind weniger spezifisch als solche, die durch Neupunktion gewonnen werden. Eine über einen liegenden Katheter entnommene Blutkultur hat zwar einen sehr guten negativen prädiktiven Wert, der positive prädiktive Wert ist jedoch niedrig.
c) **Richtig.** Die minimale Hemmkonzentration (MHK) ist die niedrigste Konzentration eines Antibiotikums, die das sichtbare Wachstum eines Bakterienstammes nach 18- bis 24-stündiger Inkubation verhindert. Mit Hilfe von entsprechenden Grenzwerten für jedes Antibiotikum erfolgt die Klassifizierung in »sensibel«, »intermediär« oder »resistent«.
d) **Falsch.** Der O_2-Fluxtest, der den Sauerstoffverbrauch nach Änderungen des Sauerstoffangebotes misst, wurde in früheren Jahren eingesetzt, um eine pathologische Abhängigkeit des Sauerstoffverbrauchs vom Sauerstoffangebot zu erfassen. Er hat heute nur noch einen geringen klinischen Stellenwert.
e) **Falsch.** Protein Z ist ein Vitamin-K-abhängiger Gerinnungsfaktor mit einer Halbwertszeit von 2,5 h. Ein Protein-Z-Mangel soll zu einer erhöhten Blutungsneigung führen.

Pneumonie

49 Welche Aussagen zur Pneumonie sind richtig?

a) Bei der ambulant erworbenen Pneumonie ist Haemophilus influenzae der häufigste Erreger.
b) Eine nosokomiale Pneumonie ist eine im Krankenhaus erworbene Pneumonie.
c) Zur Diagnose einer Pneumonie gehört der röntgenologische Nachweis eines neuen oder persistierenden pulmonalen Infiltrates.
d) »Mendelson-Syndrom« ist ein Synonym für Aspirationspneumonie.
e) Bei der antibiotischen Therapie einer Aspirationspneumonie sollten auch anaerobe Bakterien erfasst werden.

Antworten

a) **Falsch.** In den westlichen Industrieländern sind Pneumokokken mit einer Prävalenz von 25–60% die häufigsten Erreger der ambulant erworbenen Pneumonie.
b) **Richtig.** Eine nosokomiale Infektion ist definitionsgemäß bei Krankenhausaufnahme weder manifest vorhanden noch befand sie sich im Inkubationsstadium. In der Regel gilt eine Infektion dann als nosokomial, wenn sie mindestens 48 h nach Krankenhausaufnahme ohne Nachweis der vorherigen Inkubation auftrat.
c) **Richtig.** Neben der Röntgendiagnostik werden verschiedene Kriterien wie typischer Auskultationsbefund, purulentes Trachealsekret, Fieber und Leukozytose zur Diagnose herangezogen.
d) **Falsch.** Das Mendelson-Syndrom wird zwar in klinischen Wörterbüchern (z. B. Pschyrembel) als Synonym für die Aspirationspneumonie geführt. Es ist jedoch als Aspirationspneumonitis definiert, die als chemische Reaktion auf die Aspiration von saurem Mageninhalt zu verstehen ist. Die Aspirationspneumonie hingegen ist ein infektiös bedingter Prozess.
e) **Richtig.** Eine Aspirationspneumonie entsteht meist aufgrund einer Mischinfektion, die auch anaerobe Bakterien beinhaltet. Somit müssen auch Anaerobier in der Therapie erfasst werden (z. B. mit Clindamycin).

50 Welche Aussagen zur Pneumonie sind richtig?

a) Die Paul-Ehrlich-Gesellschaft hat bisher zur Antibiotikatherapie der ambulant erworbenen und der nosokomialen Pneumonie keine Empfehlungen veröffentlicht.
b) Erhält ein Patient mit einer Beatmungspneumonie in den ersten 48 h nach der Diagnose eine inadäquate Antibiotikatherapie, so ist seine Aufenthaltsdauer auf der Intensivstation verlängert und sein Sterblichkeitsrisiko größer.
c) Bei einer nosokomialen Pneumonie stammen die Erreger in der Regel aus einer hämatogenen Streuung.
d) Eine flache Lagerung begünstigt das Auftreten einer nosokomialen Pneumonie.
e) Zur mikrobiologischen Diagnostik der Pneumonie auf der Intensivstation gehört die bronchoalveoläre Lavage oder die Technik der geschützten Bürste.

Antworten

a) **Falsch.** Die Paul-Ehrlich-Gesellschaft (PEG) hat konkrete Empfehlungen zur oralen und zur parenteralen Antibiotikatherapie herausgegeben. Bei den Vorschlägen zur nosokomialen Pneumonie werden auch dezidiert Risikofaktoren wie Vorbehandlung mit Antibiotika oder Kortison oder auch eine künstliche Beatmung berücksichtigt. Diese Empfehlungen werden im Konsensus mit der Deutschen Gesellschaft für Pneumologie (DGP) ständig neu überarbeitet. Auch die American Thoracic Society (ATS) hat bereits vor einigen Jahren Empfehlungen zur Antibiotikatherapie der nosokomialen Pneumonie publiziert.
b) **Richtig.** In den USA hat die Arbeitsgruppe um Kollef hierzu in den letzten Jahren zahlreiche Daten zusammengetragen. Die Antibiotikatherapie der Beatmungspneumonie wird breit, hoch dosiert und ohne zeitliche Verzögerung begonnen; nach wenigen Tagen erfolgt dann eine Deeskalation dieser Therapie.
c) **Falsch.** Bei einer nosokomialen Pneumonie ist die oropharyngeale Flora meistens der Ausgangsherd. Die Erreger stammen somit nicht aus einer hämatogenen Streuung, sondern gelangen zumeist über Mikroaspiration aus dem Oropharynx in die tiefen Atemwege.
d) **Richtig.** Beim Intensivpatienten wird der Oropharynx innerhalb weniger Tage mit gramnegativen Keimen aus dem Darm kolonisiert. Dies

tritt besonders dann ein, wenn Antazida die Kolonisation des oberen Gastrointestinaltrakts mit Darmkeimen fördern. Eine horizontale Lagerung bei beatmeten Patienten kann Mikroaspirationen aus dem Oropharynx begünstigen und stellt deshalb einen signifikanten Risikofaktor dar. Eine Oberkörperhochlagerung vermindert dagegen das Auftreten einer Beatmungspneumonie.

e) **Richtig.** Während die mikrobiologische Untersuchung des Trachealsekretes relativ häufig falsch-positive Resultate liefert, weisen die beiden genannten Techniken eine Sensitivität und Spezifität >80% auf. Die Technik der geschützten Bürste soll dabei spezifischer, die bronchoalveoläre Lavage hingegen sensitiver sein.

Gerinnung

51 Welche Aussagen zur heparininduzierten Thrombozytopenie Typ II sind richtig?

a) Bei der heparininduzierten Thrombozytopenie Typ II kommt es neben der Thrombozytopenie zur Thrombenbildung im venösen und arteriellen System.
b) Bei der heparininduzierten Thrombozytopenie Typ II werden Antikörper gegen den Komplex aus Heparin und Plättchenfaktor 4 gebildet.
c) Eine heparininduzierte Thrombozytopenie Typ II lässt sich mit Hilfe des HIPA-Tests nachweisen.
d) Für Danaparoidnatrium gibt es bei der heparininduzierten Thrombozytopenie Typ II keine Kreuzreaktion mit unfraktioniertem Heparin.
e) Argatroban kann bei heparininduzierter Thrombozytopenie Typ II zur Antikoagulation eingesetzt werden.

Antworten

a) **Richtig.** Bei der heparininduzierten Thrombozytopenie Typ II kann es aufgrund der Thrombenbildung zu schweren Veränderungen der Mikro- und Makrozirkulation kommen (»White-Clot-Syndrom«).
b) **Richtig.** Charakteristisch für die heparininduzierte Thrombozytopenie Typ II ist der Beginn zwischen dem 5. und 10. Tag der Heparinisierung, wobei es sich um einen immunologisch vermittelten Prozess handelt, bei dem die genannten Antikörper gebildet werden.
c) **Richtig.** Mit dem HIPA-Test (heparininduzierter Plättchenaggregationstest) lässt sich die heparininduzierte Thrombozytopenie Typ II diagnostizieren. Weiterhin ist die Diagnose mit Hilfe des Serotoninfreisetzungstests und dem Antikörpernachweis im ELISA möglich.
d) **Falsch.** Danaparoidnatrium ist ein Heparinoid, das in 10% der entsprechenden Fälle eine Kreuzreaktion aufweist. Danaparoidnatrium hemmt vorwiegend den Faktor Xa, sodass die Anti-Xa-Bestimmung zur Überwachung der Therapie eingesetzt wird. Allerdings muss die Eichkurve mit Danaparoidnatrium und nicht mit niedermolekularen Heparinen erstellt werden, da deren Anti-Xa-Aktivität deutlich geringer ist.

e) **Richtig.** Der Thrombininhibitor Argatroban ist zur Antikoagulation bei Patienten mit heparininduzierter Thrombozytopenie Typ II zugelassen. Die Substanz wird hepatisch eliminiert.

52 Welche Aussagen zu Lepirudin sind richtig?

a) Lepirudin ist ein antithrombinabhängiger Gerinnungsinhibitor.
b) Lepirudin bewirkt keine allergischen Reaktionen.
c) Lepirudin wird renal eliminiert.
d) Die Bestimmung der PTT (partielle Thromboplastinzeit) ist im Rahmen der Lepirudintherapie nicht sinnvoll.
e) Die Wirkung von Lepirudin lässt sich am besten mit Hilfe der Ecarinzeit steuern.

Antworten

a) **Falsch.** Lepirudin ist ein rekombinantes Hirudinderivat, wobei Hirudin (aus der Speicheldrüse des Blutegels) ein antithrombinunabhängiger Thrombininhibitor ist. Die Indikation von Lepirudin, Argatroban und Danaparoidnatrium ist die Antikoagulation bei heparininduzierter Thrombozytopenie Typ II.

b) **Falsch.** Es sind inzwischen eine Reihe von anaphylaktischen Reaktionen auf Lepirudin bekannt geworden. Da bei der zweiten oder bei einer weiteren Reexposition mit Lepirudin solche Reaktionen tödlich verlaufen können, sollte auf eine Behandlung mit Lepirudin verzichtet werden, wenn anamnestisch bereits eine Vorbehandlung mit dieser Substanz bekannt ist.

c) **Richtig.** Lepirudin wird zu 90% renal eliminiert, sodass sich bei Niereninsuffizienz die Eliminationshalbwertszeit und die Wirkzeit verlängert. Bei Überdosierung könnte der Einsatz der Hämodialyse oder Hämofiltration hilfreich sein.

d) **Falsch.** Der therapeutische Zielbereich für die Lepirudindosierung liegt bei einer PTT-Verlängerung auf das 1,5- bis 3fache des Normalwertes.

e) **Richtig.** Ecarin ist ein Schlangengift, das Prothrombin in Meizothrombin umwandelt. Dies wird dosisabhängig von Hirudin gehemmt und damit die Gerinnungszeit verlängert. Die Ecarinzeit ist für die Kontrolle der Hirudintherapie der PTT überlegen.

53 Welche Aussagen zur Gerinnung sind richtig?

a) Erhält ein Intensivpatient vasopressorische Substanzen wie Noradrenalin, ist eine subkutane Thromboseprophylaxe mit niedermolekularem Heparin nicht sinnvoll.
b) Fondaparinux ist ein neues niedermolekulares Heparin.
c) Bei der Verbrauchskoagulopathie gibt es einen Phasenverlauf, der mit einer Hyperkoagulabilität beginnt und in einer Hypokoagulabilität endet.
d) Bei einer Verbrauchskoagulopathie ist die Messung von TAT und F1+2 sinnvoll.
e) Bei der Verbrauchskoagulopathie sind Antithrombinwerte von 140% durch Gabe von Antithrombinkonzentrat anzustreben.

Antworten

a) **Richtig.** Intensivpatienten, die vasopressorische Substanzen erhalten, weisen nach Gabe von niedermolekularem Heparin eine deutlich niedrigere Anti-Xa-Aktivität als Vergleichspatienten auf. Damit fehlt unter diesem Regime ein ausreichender Thromboseschutz.
b) **Falsch.** Fondaparinux ist ein synthetisches Pentasaccharid, das als Faktor-Xa-Inhibitor wirkt. Es wird zur Thromboembolieprophylaxe und -therapie eingesetzt.
c) **Richtig.** Der prokoagulatorische Stimulus bei der Verbrauchskoagulopathie (DIC, »disseminated intravascular coagulation«) führt zu einer Gerinnungsaktivierung. Im Verlauf kommt es im Rahmen eines gesteigerten Umsatzes zu einem Verbrauch der Gerinnungsfaktoren, der schließlich in eine Hypokoagulabilität mündet. Diese Hypokoagulabilität manifestiert sich klinisch als diffuse Blutung.
d) **Richtig.** Bei der Verbrauchskoagulopathie kommt es neben der Abnahme der Thrombozytenzahl, von Fibrinogen und Antithrombin zu einem Anstieg von Aktivierungsmarkern wie Thrombin-Antithrombin-Komplex (TAT) und der Prothrombinfragmente F1+2.
e) **Falsch.** Es ist nicht belegt, dass das Erzielen eines Antithrombinspiegels von 140% vorteilhaft ist. Hingegen könnte das Aufrechterhalten eines normalen Antithrombinspiegels von 80–100% sinnvoll sein, obwohl auch hierfür keine evidenzbasierten Daten vorliegen.

Transfusion von Blut und Blutkomponenten

54 Welche Aussagen zur Transfusion sind richtig?

a) In Deutschland werden seit Oktober 2001 nur noch leukozytendepletierte Erythrozytenkonzentrate transfundiert.
b) Leukozytendepletierte Erythrozytenkonzentrate enthalten keine Leukozyten mehr.
c) Erythrozytenkonzentrate können bei korrekter Kühlung heute zwischen 35 und 49 Tagen gelagert werden.
d) Gefrorenes Frischplasma kann bis zu 3 Jahre lang gelagert werden.
e) Frischplasma kann noch bis zu 24 h nach dem Auftauen transfundiert werden, da die gerinnungsaktive Qualität so lange ausreichend erhalten bleibt.

Antworten

a) **Richtig.** Seit 01.10.2001 dürfen in Deutschland nur noch leukozytendepletierte zelluläre Blutkomponenten in den Verkehr gebracht werden. Neben der Reduktion der bisher bekannten leukozytenassoziierten Nebenwirkungen wird von der Leukozytendepletion auch erwartet, dass sie das Risiko einer Übertragung des Erregers der Creutzfeldt-Jakob-Krankheit verringert.
b) **Falsch.** Mittels spezieller Leukozytendepletionsfilter wird die Anzahl der Leukozyten im Erythrozytenkonzentrat deutlich reduziert. Die Zahl der Restleukozyten sollte pro Erythrozytenkonzentrat nicht höher als 1- bis 5-mal 10^6 Zellen liegen.
c) **Richtig.** Die Haltbarkeit bei Verwendung des CPDA-1-Stabilisators beträgt 35 Tage. Der Zusatz von Additiven kann die Lagerungszeit weiter auf bis zu 49 Tage verlängern. Voraussetzung ist allerdings die kontinuierliche Kühlung bei 2–6 °C.
d) **Richtig.** Die Lagerung bei –30 °C ist bis zu 1 Jahr möglich, bei –40 °C bis zu 2 Jahren und bei –70 °C bis zu 3 Jahren.
e) **Falsch.** Nach dem Auftauen verlieren die Gerinnungsfaktoren im Frischplasma rasch an Aktivität, sodass eine Transfusion baldmöglichst nach dem Auftauen – idealerweise innerhalb von 30 min – erfolgen sollte.

55 Welche Aussagen zur Transfusion sind richtig?

a) Auf der Intensivstation soll ein beatmetes Kind transfundiert werden. Die Mutter des Kindes hat die gleiche Blutgruppe und will, dass ihr mütterliches Blut dem Kind transfundiert wird. Diese Maßnahme ist sinnvoll.
b) Thrombozytenkonzentrate werden bei +4 °C im Kühlschrank gelagert.
c) Wenn ein Patient ein Thrombozytenkonzentrat erhalten soll, dann muss auf jeden Fall die Kompatibilität im AB0-Blutgruppensystem eingehalten werden.
d) Yersinien (z. B. Yersinia enterocolitica) können sich bei +4 °C gut vermehren und können somit durch eine Bluttransfusion übertragen werden.
e) Der Hauptmanifestationsort des TRALI ist die Niere, wenn eine Hämolyse die Tubuli schädigt.

Antworten

a) **Falsch.** Bei Transfusion unter Blutsverwandten kann es zu einer Graft-vs.-Host-Reaktion kommen, wenn der Spender homozygot für einen HLA-Haplotyp des Empfängers ist. Wird trotz dieser Warnung eine gerichtete Transfusion unter Blutsverwandten durchgeführt, so muss das Blut vor Transfusion mit 30 Gy bestrahlt werden.
b) **Falsch.** Thrombozytenkonzentrate werden bei +22 °C unter ständiger gleichmäßiger Agitation gelagert. Die Lagerungsdauer beträgt bis zu 5 Tage.
c) **Falsch.** Bei Erwachsenen sind auch AB0-inkompatible Thrombozytengaben möglich. Diese transfundierten Thrombozyten werden in aller Regel nicht beschleunigt abgebaut. Allerdings sollte kein Refraktärzustand vorliegen (Refraktärzustand: wiederholtes Ausbleiben eines Thrombozytenanstieges nach Thrombozytentransfusion).
d) **Richtig.** Liegt beim Blutspender eine asymptomatische Bakteriämie vor, so können sich manche »kälteliebenden« Keime wie Yersinia enterocolitica im gelagerten Erythrozytenkonzentrat vermehren und nach Transfusion beim Empfänger ein septisches Krankheitsbild verursachen, wobei von einer hohen Letalität auszugehen ist.

e) **Falsch.** TRALI ist die heute selten auftretende transfusionsinduzierte akute Lungeninsuffizienz. Sie wird in der Regel durch im Plasma enthaltene granulozytenspezifische Antikörper verursacht.

56 Welche Aussagen zur Transfusion sind richtig?

a) Kurz nach Beginn der Transfusion eines Erythrozytenkonzentrates bei einem zuvor kreislaufstabilen, beatmeten Patienten kommt es zu einem ausgeprägten Blutdruckabfall. Als erste Maßnahme wird die Tropfenzahl der Transfusion zur schnelleren Volumenzufuhr erhöht.
b) Die häufigste Ursache für eine hämolytische Transfusionsreaktion ist eine fehlerhafte Kennzeichnung der Spenderkonserve.
c) Nach Transfusion von Fremdblut nimmt die Infektionsrate von Intensivpatienten zu.
d) Die Transfusionsschwelle für erwachsene Intensivpatienten lässt sich eindeutig definieren.
e) Patienten mit dem sehr seltenen Bombay-Typ können problemlos Blut der Blutgruppe 0 erhalten.

Antworten

a) **Falsch.** Im Einzelfall kann zwar eine akute Hypovolämie simultan mit dem Beginn einer Transfusion auftreten. Besonders wenn der Patient vorher kreislaufstabil war, muss man jedoch primär an eine akute hämolytische Transfusionsreaktion denken. Beim beatmeten Patienten kann ein Blutdruckabfall das erste Zeichen einer solchen Reaktion sein, während beim wachen Patienten Unruhe, Übelkeit, Schüttelfrost und Dyspnoe zuerst auftreten. Die Therapie beginnt in diesem Fall mit dem sofortigen Abstellen der Transfusion.
b) **Falsch.** Die eindeutig häufigste Ursache für hämolytische Transfusionsreaktionen ist die Verwechslung der Konserve bei der Transfusion. Deshalb wird der Bedside-Test (AB0-Identitätstest) am Patienten und nicht außerhalb des Zimmers durchgeführt.
c) **Richtig.** Nach einer Transfusion steigt die Infektionsrate bei Intensivpatienten deutlich an. Man führt diesen Effekt auf eine Immunsuppression durch die Transfusion zurück. Inwieweit die generelle Einführung der Leukozytendepletion diese Rate senkt, muss noch weiter abgeklärt werden.

d) **Falsch.** Man wählt die Transfusionsschwelle heute deutlich niedriger als früher. Ein konkreter Hb-Wert als Trigger für die Transfusion beim Intensivpatienten ist abzulehnen. Zu berücksichtigen ist immer der individuelle Patient mit seinen Vorerkrankungen und seiner aktuellen Erkrankung. Man wird z. B. geriatrische Intensivpatienten eher transfundieren als junge Patienten; ein Patient mit septischem Schock kann im Einzelfall von einer frühzeitigen Transfusion profitieren; und ein vorher polyglobuler Patient mit COPD wird bei einem Hb-Wert von 8 g/dl von der Langzeitbeatmung kaum zu entwöhnen sein.
e) **Falsch.** Patienten vom Bombay-Typ fehlt das H-Antigen. Bombay-Individuen besitzen neben Anti-A und Anti-B auch ein Anti-H, sodass nicht nur A- und B-Erythrozyten, sondern auch 0-Erythrozyten agglutiniert und hämolysiert werden. Sie dürfen nur Blut von Bombay-Individuen erhalten.

? 57 Welche Aussagen zur Transfusion bzw. zu chargendokumentationspflichtigen Konzentraten sind richtig?

a) Nach einer problemlosen Transfusion kann der Beutel mit dem Restblut weggeworfen werden.
b) Vor der Transfusion von Frischplasma ist der Bedside-Test (AB0-Identitätstest) nicht erforderlich.
c) Die rasche Gabe von Frischplasma kann beim Empfänger zu einem Abfall des Spiegels des ionisierten Kalziums führen.
d) Im Rahmen der Gabe von PPSB-Konzentraten wurden früher in Einzelfällen fatale Nebenwirkungen wie disseminierte intravasale Gerinnung und Multiorganversagen berichtet.
e) Bei einem Glottisödem kann im Einzelfall die Gabe von C1-Esterase-Inhibitor-Konzentrat sinnvoll sein.

› Antworten

a) **Falsch.** Nach erfolgter Transfusion ist das Behältnis mit dem Restblut kontaminationssicher abzuklemmen und 24 h bei +4 °C aufzubewahren. Die Aufzeichnungen über die Transfusion müssen mindestens 15 Jahre lang aufgehoben werden.
b) **Falsch.** Auch vor der Transfusion von Frischplasma muss die Blutgruppe des Empfängers, falls dies nicht im Rahmen einer parallelen

Erythrozytentransfusion erfolgt ist, mit Hilfe des Bedside-Tests (AB0-Identitätstest) bestätigt und dokumentiert werden.

c) **Richtig.** Besonders bei rascher Transfusion und vorliegender Hypothermie kann der Zitratgehalt der Stabilisatorlösungen eine passagere »ionisierte« Hypokalzämie auslösen.

d) **Richtig.** PPSB-Konzentrate sollten nur minimalste Mengen an aktivierten Faktoren enthalten. Ein höherer Anteil an aktivierten Faktoren, insbesondere an Faktor VIIa, hat in der Vergangenheit zu letalen Nebenwirkungen beigetragen. Deshalb wird auch heute noch die Normalisierung des Antithrombinspiegels vor PPSB-Gabe propagiert.

e) **Richtig.** Beim hereditären Angioödem kann es zum Larynx- bzw. Glottisödem mit Atemwegsverlegung kommen. In diesem Fall ist die Gabe von C1-Esterase-Inhibitor-Konzentrat indiziert.

Volumenersatzmittel

58 Welche Aussagen zu Kolloiden sind richtig?

a) Die Albuminsynthese findet im Knochenmark statt.
b) Der kolloidosmotische Druck wird im Wesentlichen durch Albumin aufgebaut.
c) Bei Patienten mit Nierenversagen kann es im Einzelfall durch die Gabe von Humanalbumin zur Akkumulation von Aluminium kommen.
d) Dextrane werden aus kollagenem Gewebe von Rindern hergestellt.
e) Anaphylaktische/anaphylaktoide Reaktionen spielen im Rahmen der Gabe von künstlichen Kolloidlösungen keine Rolle.

Antworten

a) **Falsch.** Albumin wird von Hepatozyten produziert. Eine gestörte Leberfunktion bewirkt eine erniedrigte Albuminkonzentration, die wiederum zur Stadieneinteilung bei Leberdysfunktion mit herangezogen wird.
b) **Richtig.** Der kolloidosmotische Druck spielt bei der Verteilung des Wassers zwischen Intravasalraum und Interstitium eine bedeutende Rolle. Albumin kann aufgrund seines Molekulargewichtes von 66.000 Dalton im Normalfall den Intravasalraum nicht frei verlassen und bindet dort Wasser.
c) **Richtig.** In Humanalbuminflaschen kann es herstellungsbedingt zu hohen Aluminiumkonzentrationen kommen, sodass eine Begrenzung auf <200 µg/l bei Humanalbumin gefordert wird. Besonders bei niereninsuffizienten Patienten kann eine Gefährdung auftreten.
d) **Falsch.** Dextrane werden durch Fermentation glukosehaltiger Medien hergestellt. Sie sind Polysaccharide mit α-1–6-glykosidisch verbundenen Glukoseketten. Gelatinepräparate bestehen aus Polypeptidmolekülen, die aus Rindergewebe gewonnen werden.
e) **Falsch.** Solche Reaktionen sind zwar selten, sie treten jedoch in unterschiedlicher Häufigkeit auf. Gelatinegabe führt in 0,345% zu anaphylaktoiden Reaktionen, die durch eine Histaminliberation charakterisiert sind. Bei Gabe von Dextran und Hydroxyethylstärke treten Reaktionen seltener auf; es handelt sich dabei jedoch um anaphylaktische Reaktionen.

59 Welche Aussagen zu Kolloiden sind richtig?

a) Hydroxyethylstärke wird aus Amylopektin gewonnen.
b) Der Substitutionsgrad von Hydroxyethylstärke gibt den Gelatinegehalt in der Lösung wieder.
c) Nach Infusion von Hydroxyethylstärke kann es laborchemisch zu einem Anstieg der Serumamylase kommen.
d) Nach Infusion von künstlichen Kolloiden kann es zur Störung der Kreuzprobe kommen.
e) Kolloidale Volumenersatzmittel haben sowohl unspezifische als auch spezifische Effekte auf die Blutgerinnung.

Antworten

a) **Richtig.** Hydroxyethylstärke wird aus Amylopektin (Stärke) gewonnen. Die Glukoseketten sind dabei α-1–4-glykosidisch verbunden.
b) **Falsch.** Um den raschen Abbau der Glukoseketten zu verzögern, sind Hydroxyethylgruppen eingefügt. Der Substitutionsgrad (z. B. 0,4) gibt den Anteil der mit Hydroxyethylgruppen substituierten Glukoseringe im Verhältnis zur Gesamtzahl der Glukoseringe an.
c) **Richtig.** Der Anstieg entsteht durch die Bildung von hochmolekularen Komplexen aus Hydroxyethylstärke und Amylase, die nur verzögert eliminiert werden.
d) **Richtig.** Besonders Dextrane, aber auch hochmolekulare Hydroxyethylstärkelösungen beeinflussen die Kreuzprobe. Von Gelatinelösungen sind solche Effekte bisher nicht bekannt.
e) **Richtig.** Alle Substanzen führen zu einer Hämodilution, sodass man von einer »Verdünnungskoagulopathie« sprechen könnte. Darüber hinaus treten spezifische Effekte auf, die unter Gelatinegabe am geringsten ausgeprägt sind. Dextrane beeinträchtigen insbesondere die Adhäsionsfähigkeit der Thrombozyten, während insbesondere langsam abbaubare Hydroxyethylstärke-Lösungen einen Abfall der Faktor-VIII-Cofaktor-Aktivität bewirken können, sodass im Einzelfall ein erworbenes von Willebrand-Jürgens-Syndrom auftritt.

Reanimation

60 Welche Aussagen zur Durchführung der Reanimation nach den Richtlinien der ILCOR 2005 sind richtig?

a) Bei der Laienreanimation wird vor Durchführung der Herzdruckmassage eine Pulskontrolle an der A. carotis gefordert.
b) Bei der Reanimation von nicht intubierten Patienten durch 2 Helfer ist das empfohlene Verhältnis der Anzahl der Thoraxkompressionen zur Anzahl der Beatmungshübe 5:1.
c) Die Herzdruckmassage wird mit einer Frequenz von 100/min durchgeführt.
d) In den Richtlinien wird der präkordiale Faustschlag generell vor Einleitung einer Reanimation durch Ärzte empfohlen.
e) Der Einsatz von automatischen externen Defibrillatoren (AED) bei Kindern unter 8 Jahren wird derzeit nicht empfohlen.

Antworten

a) **Falsch.** Eine Pulskontrolle gilt nur für ausgebildetes Rettungsdienstpersonal und Ärzte, wobei die Kontrolle nicht länger als 10 s dauern soll. Dies gilt jedoch nur für die Kinder-Reanimation. Das International Liaison Committee on Resuscitation (ILCOR) hat im Jahre 2005 neue Richtlinien zur kardiopulmonalen Reanimation herausgegeben. Hiernach wird keine Pulskontrolle mehr bei der Erwachsenen-Reanimation weder für Laien noch für Ärzte gefordert, bei der Kinder-Reanimation für Ärzte jedoch schon.
b) **Falsch.** Sowohl für die Ein-Helfer- als auch für die Zwei-Helfer-Methode wird ein universelles Kompressions-Ventilations-Verhältnis von 30:2 empfohlen. Für die Reanimation von Kindern (1 Jahr bis Jugendliche) gilt davon abweichend bei der Zwei-Helfer-Methode ein Verhältnis von 15:2, bei Neugeborenen eines von 3:1.
c) **Richtig.** Die Herzdruckmassage wird jetzt mit einer Frequenz von 100/min anstelle von 80/min durchgeführt.
d) **Falsch.** Der präkordiale Faustschlag kann durch professionelle Helfer dann durchgeführt werden, wenn der Herz-Kreislauf-Stillstand beobachtet oder am Monitor erkannt wurde und ein Defibrillator nicht zur sofortigen Anwendung verfügbar ist.

e) **Falsch.** Die Anwendung von automatischen externen Defibrillatoren wird auch bei Kindern im Alter von 1–8 Jahren empfohlen, während sie bei Kindern unter 1 Jahr nicht zum Einsatz kommen sollen.

61 Welche Aussagen zur Reanimation nach den Richtlinien der ILCOR 2005 sind richtig?

a) Die »4 Hs und 4 HITS« beschreiben die Reihenfolge der Reanimationsmaßnahmen.
b) Die eskalierende Gabe von Adrenalin wird empfohlen.
c) Nach 3-maliger erfolgloser Defibrillation bei einer ventrikulären Tachykardie oder bei Kammerflimmern sollte die Gabe von Amiodaron noch vor der Gabe von Adrenalin erfolgen.
d) Ist die Gabe von Amiodaron erfolglos, sollte zusätzlich Lidocain verabreicht werden.
e) Adrenalin ist Mittel der Wahl bei einer atropinrefraktären Bradykardie.

Antworten

a) **Falsch.** Sie beschreiben die potenziell korrigierbaren Ursachen des Herz-Kreislauf-Stillstands. Die »4 Hs« sind Hypoxie, Hypovolämie, Hyper-/Hypokaliämie und metabolische Störungen sowie Hypothermie. Zu den »4 HITS« zählen Herzbeuteltamponade, Intoxikation, Thromboembolie und Spannungspneumothorax (im englischsprachigen Bereich werden die »4 HITS« als »4 Ts« bezeichnet).
b) **Falsch.** Adrenalin wird entweder über den Tubus (2–3 mg) oder intravenös (1 mg) alle 3 min in einer festen Dosis verabreicht. Die Datenlage zu alternativen Dosierungen von Adrenalin (eskalierende oder hoch dosierte Gabe) rechtfertigt derzeit nicht deren Empfehlung, da zwar eine höhere Rate der Rückkehr der spontanen Zirkulation, aber nicht eine Verbesserung der 30-Tage-Mortalität oder des neurologischen Outcome beobachtet werden konnte.
c) **Falsch.** Die Applikation von Amiodaron sollte erst nach der Gabe von Adrenalin erwogen werden. Amiodaron wird in einer Dosierung von 300 mg i. v. empfohlen. In hartnäckigen Fällen wird eine weitere Gabe von 150 mg vorgeschlagen, gefolgt von einer kontinuierlichen intravenösen Verabreichung. Nach den Richtlinien der ILCOR 2005 wird keine Dreierserie der Defibrillation mehr durchgeführt, sondern nach

jedem einzelnen Schock werden ca. 2 Minuten lang Basismaßnahmen (5 Zyklen 30:2 Kompressionen) durchgeführt. Hierbei wird nach der zweiten Defibrillation Adrenalin und nach der dritten Defibrillation Amiodaron eingesetzt.

d) **Falsch.** Lidocain ist dann eine Alternative, wenn Amiodaron nicht verfügbar ist. Antiarrhythmikakombinationen sollten nicht zur Anwendung kommen, d.h. Lidocain sollte nicht zusätzlich zu Amiodaron gegeben werden.

e) **Richtig.** Als weitere alternative Medikamente kommen Dopamin, Theophyllin und Isoproterenol (in Deutschland auch der reine β-Agonist Orciprenalin) in Betracht. Glukagon sollte bei einer durch β-Rezeptoren- oder Kalziumkanal-Blocker induzierten Bradykardie in Erwägung gezogen werden.

62 Welche Aussagen zur Reanimation sind richtig?

a) Bei einer hochschwangeren Patientin wird der Druckpunkt für die Herzmassage genauso bestimmt wie bei nichtschwangeren Patienten.
b) Eine hochschwangere Patientin wird in Linksseitenlage gebracht und so die Thoraxkompression durchgeführt.
c) Bei Kindern unter 8 Jahren sollte die Thoraxkompression durchgeführt werden, wenn die Pulsfrequenz 100/min unterschreitet.
d) Bei Säuglingen ist die 2-Daumen-Thoraxkompression besser als die 2-Finger-Thoraxkompression.
e) Bei einer Atemwegsobstruktion durch Fremdkörper bei einem Säugling werden zunächst 5 Rückenschläge verabreicht und bei Erfolglosigkeit 5 abdominelle Kompressionen durchgeführt.

Antworten

a) **Falsch.** Aufgrund des Zwerchfellhochstandes wird der Druckpunkt höher gewählt, wobei keine genauen Angaben der Korrektur gemacht werden. Eine Effektivitätskontrolle während der Reanimation mittels Pulskontrolle oder invasiver Druckmessung erscheint sinnvoll, um den richtigen Druckpunkt zu bestimmen.

b) **Richtig.** Durch den graviden Uterus wird die V. cava inferior komprimiert und somit der venöse Blutfluss zum Herzen vermindert. Durch eine Linksseitenlage (die Aorta verläuft links der V. cava) wird das »Kavakompressionssyndrom« gemildert. Eine Linksseitenlage sollte bei allen schwangeren Patienten im letzten Trimenon vorgenommen werden. Zur praktischen Durchführung der Reanimation werden 2 verschiedene Methoden empfohlen: 2 Helfer knien auf dem Boden und der Rücken der Patientin wird gegen die Oberschenkel der Helfer abgestützt, oder Stühle werden umgedreht und die Patientin auf die Rückenlehne der Stühle gelegt und die Thoraxkompression gegen den Widerstand der Sitzfläche der Stühle durchgeführt.

c) **Falsch.** Die Herzdruckmassage wird bei einer Pulsfrequenz unter 60/min dann durchgeführt, wenn gleichzeitig Zeichen einer schlechten Perfusion vorliegen oder wenn Pulslosigkeit vorliegt. Das Kompressions-Ventilations-Verhältnis beträgt dabei 15:2 bei der Zwei-Helfer-Methode.
d) **Richtig.** Die 2-Daumen-Methode ist allerdings nur durchführbar, wenn 2 Helfer anwesend sind. Bei der 1-Helfer-Methode wird daher die 2-Finger-Thoraxkompression durchgeführt.
e) **Falsch.** Bei einem Säugling werden 5 Thoraxkompressionen analog der Herzdruckmassage durchgeführt, weil bei abdominellen Kompressionen die Gefahr der Ruptur von Milz und Leber zu groß ist. Bei Kindern werden abdominelle Kompressionen empfohlen (Heimlich-Handgriff).

Lungenembolie

63 Welche Aussagen zur Lungenembolie sind richtig?

a) Charakteristisch für die Lungenembolie ist die hohe Frühletalität.
b) Klinische Zeichen einer Lungenembolie sind Dyspnoe, Tachypnoe, Tachykardie und Thoraxschmerz.
c) Bei der massiven Lungenembolie steht die Dekompensation des rechten Ventrikels im Vordergrund.
d) Die Echokardiographie hat in der differenzialdiagnostischen Abklärung der Lungenembolie große Bedeutung.
e) Der historische »Goldstandard« in der Diagnostik der Lungenembolie ist die Pulmonalisangiographie.

Antworten

a) **Richtig.** Ungefähr 45–90% aller Todesfälle nach Lungenembolie ereignen sich in den ersten 2 h nach Symptombeginn.
b) **Richtig.** Die genannten Zeichen gehören zur klinischen Charakteristik der Lungenembolie. Im Prinzip muss bei jeder unklaren kardiopulmonalen Symptomatik an eine Lungenembolie gedacht werden, insbesondere wenn diese Symptomatik im Rahmen der Mobilisation des Patienten begann.
c) **Richtig.** Durch die Einschwemmung des thrombotischen Materials kommt es zu einer akuten Erhöhung der rechtsventrikulären Nachlast. Die Reduktion des arteriellen Blutdrucks bewirkt ein Absinken des koronaren Perfusionsdrucks, was sich wiederum negativ auf den rechten Ventrikel auswirkt. Es kommt schließlich zum rechtsventrikulären Versagen.
d) **Richtig.** Mit Hilfe der Echokardiographie können Thromben im rechtsventrikulären Ausflusstrakt direkt nachgewiesen werden. Weiterhin lässt sich das Ausmaß der Rechtsherzbelastung beurteilen. Die transösophageale Echokardiographie ist hierfür besser geeignet als die transthorakale Technik.
e) **Richtig.** Die Pulmonalisangiographie ist als historischer »Goldstandard« in der Diagnostik der Lungenembolie heute nur noch dann erforderlich, wenn die Mehrzeilen-Spiralcomputertomographie keinen eindeutigen Befund ergibt. Die Spiralcomputertomographie ist gegenüber der Perfusionsszintigraphie der Lungen mit einem geringeren Zeitaufwand verbunden.

Notfallmedizin

64 Welche Aussagen aus der Notfallmedizin sind richtig?

a) Die Kapnometrie ist bei einer massiven Lungenembolie nicht hilfreich.
b) In der unmittelbar postoperativen Phase ist bei einer fulminanten Lungenembolie die Thrombolyse kontraindiziert.
c) Patienten mit Kokainintoxikation weisen meist ein stabiles Kreislaufsystem auf.
d) Charakteristisch für das Höhenlungenödem ist eine pulmonalarterielle Hypertonie bei normalem Wedgedruck.
e) Bei einer CO-Intoxikation mit COHb-Werten von 30–50% zeigt die Pulsoxymetrie in der Regel Normalwerte an.

Antworten

a) **Falsch.** Bei einer massiven Lungenembolie kommt es durch die Verlegung der Lungenstrombahn zu einem akuten Abfall des exspiratorischen CO_2-Wertes, sodass eine größere Differenz zwischen endexspiratorischem und arteriellem CO_2-Wert entsteht.
b) **Falsch.** Auch in der postoperativen Frühphase ist bei einer fulminanten Lungenembolie die Lysetherapie möglich. Allerdings muss in dieser Phase mit größeren Blutungskomplikationen gerechnet werden. Somit müssen eine Massivtransfusion und eine operative Revision einkalkuliert werden.
c) **Falsch.** Eine Kokainintoxikation ist u. a. durch Kreislaufstörungen charakterisiert. Im Rahmen der Steigerung des Sympathikotonus treten Tachykardien, Arrhythmien und Myokardischämien auf. Hypertensive Phasen können auch mit einem Hirnödem und intrazerebralen Einblutungen einhergehen.
d) **Richtig.** Der mittlere pulmonalarterielle Druck beträgt beim Höhenlungenödem >35 mmHg. Die Prophylaxe und Therapie kann erfolgreich mit dem Vasodilatator Nifedipin durchgeführt werden.
e) **Richtig.** Pulsoxymeter, die mit 2 Wellenlängen (660 nm und 940 nm) messen, interpretieren Carboxyhämoglobin als Oxyhämoglobin, sodass falsch hohe Sättigungswerte angezeigt werden. Mit Hilfe eines CO-Oxymeters (5 Wellenlängen) lässt sich der CO-Hb-Anteil erfassen.

65 Welche Aussagen zum Antidoteinsatz sind richtig?

a) 4-Dimethylaminophenol ist ein Carboxyhämoglobinbildner.
b) Bei einer Zyanidintoxikation kann Hydroxokobalamin zur Anwendung kommen.
c) Flumazenil ist ein Benzodiazepinantagonist.
d) Beim forcierten Opioidentzug kommt es zu einer sympathischen Stimulation mit einem Anstieg der Adrenalinspiegel um das 30fache.
e) Physostigmin kann bei einer Atropinintoxikation zum Einsatz kommen.

Antworten

a) **Falsch.** 4-Dimethylaminophenol (4-DMAP) ist ein Methämoglobinbildner, der bei einer Blausäure- bzw. Zyanidintoxikation in einer Dosierung von 3–4 mg/kg i. v. eingesetzt wird.
b) **Richtig.** Hydroxokobalamin wirkt als Zyanidfänger. Der Hydroxoligand des Kobalamin wird durch einen Zyanoliganden ersetzt. Es entsteht Zyanokobalamin (Vitamin B_{12}), das nicht toxisch ist.
c) **Richtig.** Flumazenil ist ein Benzodiazepinantagonist. Zu berücksichtigen ist dabei, dass Flumazenil mit 50–60 min eine kürzere Halbwertszeit als die üblichen Benzodiazepine aufweist.
d) **Richtig.** Beim forcierten Opioidentzug, auch Turboentzug oder UROD (»ultrarapid opioid detoxification«) genannt, wird unter Narkose Naloxon in steigender Dosierung i.v. verabreicht. Anschließend wird Naltrexon oral gegeben. Unter dieser akuten Antagonisierung tritt eine massive sympathische Stimulation auf.
e) **Richtig.** Der zentrale Cholinesterasehemmer Physostigmin kann sowohl bei einer Atropinvergiftung als auch beim zentral-anticholinergen Syndrom eingesetzt werden.

66 Welche Aussagen aus der Notfallmedizin sind richtig?

a) Typisch für eine Ecstasyintoxikation sind Hypothermie und Bradykardie.
b) Obidoxim ist ein Cholinesterasereaktivator.
c) Liegt bei einem Ertrinkungsunfall eine Submersionsphase ≥60 min vor, dann ist ein gutes neurologisches Outcome nach Reanimation nur bei ausgeprägter Hypothermie zu erwarten.

d) Patienten, die im Rahmen eines Kammerflimmerns erfolgreich reanimiert wurden, haben ein besseres neurologisches Outcome und eine geringere Letalität, wenn sie nach der Reanimation einer mäßigen Hypothermie von 32–34 °C über die Dauer von 12–24 h unterzogen werden.
e) Der niedrigste Wert in der Glasgow Coma Scale beträgt 0 (Null).

Antworten

a) **Falsch.** Eine Intoxikation mit Ecstasy (Methyldimethoxymetamphetamin, MDMA) ist charakterisiert durch einen Anstieg der Körpertemperatur, durch eine Tachykardie und durch eine Bewusstseinstrübung. Eine typische Komplikation ist das akute Nierenversagen (als Folge einer Rhabdomyolyse).
b) **Richtig.** Bei einer akuten Organophosphatvergiftung kommt es zu einer irreversiblen Hemmung der Cholinesterase. Obidoxim, das nach Gabe von Atropin verabreicht wird, reaktiviert die Cholinesterase durch Ablösen des Alkylphosphates und Dephosphorylierung des Enzyms.
c) **Richtig.** Werden Patienten nach sehr langer Submersionszeit erfolgreich reanimiert, so wird nur dann über ein gutes neurologisches Ergebnis berichtet, wenn eine Hypothermie zwischen 15 und 20 °C vorlag. Allerdings gibt es hierzu nur Einzelfallberichte.
d) **Richtig.** Es gibt inzwischen mehrere Studien, die einen positiven Effekt einer therapeutischen moderaten Hypothermie zeigen. Es wird deshalb empfohlen, überlebende Patienten nach Reanimation so früh wie möglich und mindestens 12 h lang einer moderaten Hypothermie zuzuführen.
e) **Falsch.** Die Glasgow Coma Scale besteht aus 3 Parametern, die jeweils mit Punktwerten versehen werden. Die 3 Parameter sind Augenöffnen, verbale Antwort und motorische Reaktion. Der höchste Wert ist 15, der niedrigste 3.

67 Welche Definitionen zum Schockgeschehen sind richtig?

a) Ein Schock besteht, wenn der systolische Blutdruckwert unter 100 mmHg und die Herzfrequenz über 100/min gemessen wird.

b) Ein Schock besteht, wenn eine effektive Gewebeperfusion nicht aufrechterhalten werden kann und ein zellulärer Schaden daraus entsteht.
c) Ein Schock besteht dann, wenn das Herzzeitvolumen erniedrigt ist.
d) Ein Schock besteht, wenn das Verhältnis aus Substratangebot zu -nachfrage auf zellulärer Ebene nicht aufrechterhalten werden kann.
e) Ein Schock ist ein Syndrom, das durch eine Störung des systemischen Kreislaufs zu einer ubiquitären zellulären Funktionsstörung und einer vitalen Organdysfunktion führt.

Antworten

a) **Falsch.** Auch wenn diese Beschreibung der Makrohämodynamik ein pragmatisches Hilfsmittel für medizinisches Hilfspersonal darstellt, fehlt dieser Definition der Fokus einer zellulären Störung.
b) **Richtig.** Dies ist einer der Versuche, Schock zu definieren. Jede »gültige« Definition von Schock enthält als wesentliches Element die Ebene der zellulären Dysfunktion bei gleichzeitig pathologischer Makro- und Mikrozirkulation.
c) **Falsch.** Die alleinige Reduktion auf einen globalen Parameter erfasst z. B. nicht den septischen Schock.
d) **Richtig.** Diese Definition ist eine gebräuchliche Beschreibung des Schocks.
e) **Richtig.** Auch diese Definition beschreibt die veränderten hämodynamischen und zellulären Vorgänge zutreffend. Diese verschiedenen alternativen Definitionen illustrieren, dass es auch heute noch nicht einfach ist, das Schockgeschehen umfassend und präzise zu definieren.

68 Welche Aussagen zu Verbrennungen sind richtig?

a) Der Schweregrad einer Verbrennung wird anhand der Einwirkdauer der thermischen Schädigung bestimmt.
b) Nach einer schweren Verbrennung kommt es zu ausgeprägten Flüssigkeitsverschiebungen im Körper.
c) Nach einer schweren Verbrennung tritt ein mehrwöchiger Hypermetabolismus auf, der zu einer ausgeprägten Katabolie führt.
d) Ketamin hat wegen seiner sympathikusstimulierenden Eigenschaften nur einen geringen Stellenwert in der Intensivtherapie des Brandverletzten.

e) Ein thermisches Inhalationstrauma kann noch nach Stunden zu einer ausgeprägten Atemwegsobstruktion führen.

Antworten

a) **Falsch.** Der Schweregrad einer Verbrennung wird anhand zweier Kriterien bestimmt. Zum einen ist dies die Tiefe der thermischen Schädigung, die durch 4 mögliche Verbrennungsgrade charakterisiert wird. Das 2. Kriterium ist der Anteil der verbrannten Körperoberfläche, wobei zur Abschätzung die Neunerregel nach Wallace dient. Bei Kindern wird hierzu eher das Lund-Bowder-Schema angewandt.

b) **Richtig.** Während der initialen Phase besteht eine intravasale Hypovolämie aufgrund der Kapillarleckage, die zu einer interstitiellen Ödembildung führt. Somit müssen in dieser ersten Phase größere Volumina infundiert werden. Die Phase der Kapillarleckage endet nach etwa 3 Tagen, sodass dann ein Flüssigkeitsrückstrom in den Intravasalraum stattfindet.

c) **Richtig.** Nach einer schweren Verbrennung entsteht ein hyperdynamer Kreislaufzustand, der durch hohe Plasmakatecholaminspiegel charakterisiert ist. Der hyperdyname Zustand ist vergesellschaftet mit einer hypermetabolen Phase, wobei der Proteinkatabolismus rasch zum Muskelschwund führt. Neuere, an Verbrennungspatienten im Kindesalter erhobene Daten belegen, dass die mindestens 2-wöchige Gabe von β-Blockern den Hypermetabolismus vermindert und die Proteinkatabolie in Richtung Anabolie umkehrt.

d) **Falsch.** Ketamin hat als potentes Analgetikum in der Therapie des Verbrennungspatienten einen hohen Stellenwert, wobei es in Bolusform oder als Dauerinfusion zur Anwendung kommt. Nach einigen Tagen sind dabei häufig Dosissteigerungen erforderlich.

e) **Richtig.** Mehrere Stunden nach der Hitzeeinwirkung kann es – insbesondere im Rahmen einer großzügigen Volumensubstitution – zu einem supraglottischen Ödem kommen, das die Atemwege komplett verlegen kann.

69 Welche Aussagen zur hypertensiven Krise sind richtig?

a) Sie sollte immer sofort behandelt werden und der systolische Blutdruck auf Werte ≤ 120 mmHg eingestellt werden.

b) Eine hypertensive Krise besteht, wenn ein extrem erhöhter Blutdruck gemessen wird und gleichzeitig Zeichen einer Organdysfunktion vorliegen.
c) Pathophysiologisch spielt die Störung der Autoregulation der Gehirndurchblutung eine maßgebende Rolle.
d) Sie kann durch ein abruptes Absetzen von Clonidin ausgelöst sein.
e) Ein β-Blocker kann gefahrlos bei allen Ursachen einer hypertensiven Krise als Antihypertensivum eingesetzt werden.

Antworten

a) **Falsch.** Es ist richtig, dass eine hypertensive Krise sofort behandelt werden muss, jedoch falsch, eine Blutdruckreduktion auf solch niedrige Werte anzustreben. Diese Werte gelten im Falle einer akuten Aortendissektion, um die Scherkräfte auf die Aortenwand zu minimieren. Es sollte gleichzeitig auch die Inotropie gesenkt werden. Als gute Kombination erweist sich daher die Gabe eines gut steuerbaren β-Blockers mit einem Vasodilatator (z. B. Esmolol mit Natriumnitroprussid).
b) **Richtig.** Fehlen die Zeichen einer Organdysfunktion, so spricht man nicht von einer hypertensiven Krise oder nach neuerer Nomenklatur von einem hypertensiven Notfall, sondern von einer schweren Hypertension. In diesem Fall ist eine orale antihypertensive Therapie und Blutdruckeinstellung innerhalb von 24 h ausreichend.
c) **Richtig.** Diese Beziehung ist von besonderer Wichtigkeit, da bei einer länger bestehenden Hypertonie eine Adaptation der Gehirndurchblutung an erhöhte Blutdruckwerte stattgefunden hat (Rechtsverschiebung der Autoregulationskurve). Es gelten keine festen Grenzen und bei ansonsten normalen Blutdruckwerten könnte eine Minderperfusion des Gehirns resultieren. Bei längerem Überschreiten eines individuellen Blutdruckniveaus kommt es mikroskopisch zu einer Arteriitis der zerebralen Arteriolen und zur Ausbildung eines Hirnödems mit Kopfschmerzen, Verwirrtheit, Übelkeit, Erbrechen, Sehstörungen und Bewusstseinstrübung. Diese Symptome sind differenzialdiagnostisch von einem zerebralen Infarkt, einer intrazerebralen oder subarachnoidalen Blutung abzugrenzen. Eine blutdrucksenkende Therapie sollte darauf ausgerichtet sein, den Blutdruck nicht mehr als 10–25% des Ausgangsblutdrucks abzusenken, um nicht eine sekundäre Ischämie

zu induzieren. Folge einer hypertensiven Krise kann auch ein Linksherzversagen sein.

d) **Richtig.** Das nicht ausschleichende Absetzen von Antihypertensiva kann eine hypertensive Krise bedingen. Andere Ursachen einer hypertensiven Krise sind z. B. ein akutes Nierenversagen, ein Phäochromozytom oder auch die Einnahme verschiedener Drogen wie Phencyclidin oder Kokain.

e) **Falsch.** Obwohl die Kombination oder alleinige Therapie mit einem β-Blocker indiziert sein kann, ist der Einsatz bei einem Phäochromozytom gefährlich, da dann der Blutdruck durch die weiter bestehende Vasokonstriktion über die α-Rezeptoren weiter ansteigen kann. Die Therapie sollte also zunächst die α-Rezeptoren-Blockade und danach die β-Rezeptoren-Blockade umfassen.

Schwangerschaftskomplikationen

70 Welche Aussagen zu schweren hypertensiven Schwangerschaftskomplikationen sind richtig?

a) Die Präeklampsie ist definiert als arterielle Hypertonie und Proteinurie während der Schwangerschaft.
b) Eklampsie ist das zusätzliche Auftreten einer Amblyopie bei Präeklampsie.
c) Die antikonvulsive Therapie bei schweren hypertensiven Schwangerschaftskomplikationen besteht aus der Gabe von Valproinsäure oder alternativ Carbamazepin.
d) Die antihypertensive Therapie bei schweren hypertensiven Schwangerschaftskomplikationen besteht aus der Gabe von ACE-Hemmern.
e) HELLP charakterisiert das zusätzliche Auftreten eines Lungenversagens bei Präeklampsie.

Antworten

a) **Richtig.** Die Definition der Präeklampsie (auch Gestose genannt) umfasst Hypertonie und Proteinurie mit oder ohne Ödeme. Fehlt die Proteinurie, dann ist eine Präeklampsie sehr wahrscheinlich, wenn Kopfschmerzen, Oberbauchbeschwerden oder pathologische Laborwerte wie Thrombozytopenie oder erhöhte Transaminasen hinzukommen.
b) **Falsch.** Eklampsie ist das zusätzliche Auftreten von tonisch-klonischen Krampfanfällen bei Präeklampsie.
c) **Falsch.** Antikonvulsivum der Wahl ist Magnesium, das intravenös verabreicht wird. Eine Alternative zu Magnesium ist Diphenylhydantoin.
d) **Falsch.** Nach initialer Gabe von Nifedipin oral besteht die Standardtherapie aus der intravenösen Gabe von Dihydralazin als intravenösem Bolus gefolgt von einer Dauerinfusion. Als Alternative zu Dihydralazin bietet sich Urapidil an. Für die orale Langzeitgabe ist α-Methyl-Dopa das Mittel der ersten Wahl, ACE-Hemmer sind kontraindiziert.
e) **Falsch.** HELLP ist eine schwere Verlaufsform der Präeklampsie. Das Akronym HELLP wurde aus den Anfangsbuchstaben H für »hemolysis« (Hämolyse), EL für »elevated liver enzymes« (erhöhte Leberenzyme) und LP für »low platelets« (niedrige Thrombozytenzahl) gebildet.

71 Welche Aussagen zu schweren hypertensiven Schwangerschaftskomplikationen sind richtig?

a) Bei Präeklampsie/Eklampsie/HELLP-Syndrom ist das Plasmavolumen gegenüber einer normalen Schwangerschaft deutlich erniedrigt.
b) Die Volumensubstitution gehört zu den therapeutischen Optionen bei schweren hypertensiven Schwangerschaftskomplikationen.
c) Im Rahmen eines HELLP-Syndroms kann eine spontane Leberruptur auftreten.
d) Eine kausale Therapie bei Eklampsie/HELLP-Syndrom gibt es bisher nicht.
e) Die Gabe von Thrombozytenkonzentraten ist beim HELLP-Syndrom so gut wie nie erforderlich.

Antworten

a) **Richtig.** Das Plasmavolumen ist deutlich erniedrigt. Die generalisierte Vasokonstriktion bei diesen Krankheitsbildern bewirkt einen erhöhten peripheren Gefäßwiderstand und einen erniedrigten Herzindex.
b) **Richtig.** Das verminderte intravasale Volumen sollte im Rahmen der antihypertensiven Therapie angehoben werden. Da die Gefahr eines Lungenödems besteht, muss die Volumensubstitution unter strikter hämodynamischer Kontrolle erfolgen.
c) **Richtig.** Der Oberbauchschmerz im rechten oberen Quadranten beim HELLP-Syndrom beruht auf einer Leberschwellung mit Dehnung der Glisson-Kapsel. Die spontane Leberruptur ist ein seltenes Ereignis, wobei vorher oft subkapsuläre oder intrahepatische Hämatome sonographisch nachweisbar sind.
d) **Falsch.** Die kausale Therapie ist die Entfernung der Plazenta, d. h. die Geburt des Kindes. Alle anderen Therapieansätze sind nur symptomatisch.
e) **Falsch.** Im Einzelfall können die Thrombozyten auf unter 50 000/mm^3 abfallen, sodass – insbesondere für eine Sectio caesarea – die Gabe von Thrombozytenkonzentraten (bzw. eines Apheresekonzentrats) erwogen werden sollte. Allerdings ist zu berücksichtigen, dass sich die Thrombozytenzahl nach der Geburt relativ rasch erholt.

Pharmakotherapie: Katecholamine

72 Welche Aussagen zu Adrenalin sind richtig?

a) Adrenalin in niedriger Dosierung (0,01–0,05 µg/kg/min) wirkt überwiegend auf α-Rezeptoren.
b) Adrenalin wird im Nebennierenmark aus Noradrenalin synthetisiert.
c) Bei länger anhaltender Gabe kommt es durch Upregulation der Adrenorezeptoren zu einer Wirkungsverstärkung.
d) Adrenalin hat eine sehr kurze Halbwertszeit von 1–3 s.
e) Die Wirkbeendigung erfolgt hauptsächlich durch neuronale Wiederaufnahme.

Antworten

a) **Falsch.** In niedriger Dosierung werden zunächst überwiegend β-Rezeptoren stimuliert. Erst in höherer Dosierung (0,1–0,15 µg/kg/min) kommt es zur zusätzlichen α-Rezeptor-Stimulation. Adrenalin wirkt somit dosisabhängig unterschiedlich auf adrenerge Rezeptoren.
b) **Richtig.** Aus L-Phenylalanin wird über L-Tyrosin, L-Dopa, Dopamin, Noradrenalin und schließlich Adrenalin synthetisiert. Adrenalin ist im Gegensatz zu seiner Vorstufe Noradrenalin jedoch kein Neurotransmitter.
c) **Falsch.** Die längerfristige Gabe von Katecholaminen kann zu einer Downregulation der Rezeptoren und damit einer Abschwächung der Wirkung führen. Umgekehrt kann es unter einer Therapie mit β-Blockern zu einer Upregulation mit erhöhter Sensibilität gegenüber β-Mimetika kommen, wenn die β-Blocker abgesetzt werden.
d) **Falsch.** Die Halbwertszeit beträgt ca. 1–3 min. Der Abbau von Adrenalin erfolgt über die Katechol-O-Methyltransferase und die Monoaminoxidase zu Homovanillinmandelsäure.
e) **Richtig.** Die Beendigung der Wirkung erfolgt hauptsächlich durch Wiederaufnahme in postganglionäre sympathische Nervenendigungen. Der enzymatische Abbau in der Blutbahn ist dagegen nur von untergeordneter Bedeutung. Zusätzlich kommt es zu einer variablen Extraktion von Katecholaminen in der Lungenstrombahn (ca. 25% für Dopamin und Noradrenalin, vernachlässigbar für Dobutamin und Adrenalin).

73 Welche Aussagen zu Noradrenalin sind richtig?

a) Noradrenalin ist ein reiner α-Rezeptor-Agonist.
b) Bei hoch dosierter Gabe ist die Gefahr der Entwicklung einer Laktazidose gegeben.
c) Es führt bei Bolusgabe von 1–5 µg zu einem Blutdruckabfall.
d) Noradrenalin muss bei einer hoch dosierten Gabe unbedingt mit Adrenalin zur Inotropiesteigerung kombiniert werden.
e) Die Gabe von Noradrenalin ist bei einer akuten Rechtsherzinsuffizienz im Rahmen einer Lungenembolie indiziert.

Antworten

a) **Falsch.** Noradrenalin wirkt äquipotent an α- und β_1-Rezeptoren. Es führt somit zu einer positiven Inotropie. Durch die Steigerung des arteriellen Mitteldrucks wird die Herzfrequenz reflektorisch vermindert.
b) **Richtig.** Durch die ausgeprägte vasokonstriktorische Wirkung wird insbesondere das Splanchnikusgebiet vermindert perfundiert. Hierbei kann es zu einer Darmischämie und der Entwicklung einer Laktazidose kommen.
c) **Falsch.** Die Bolusgabe von Noradrenalin führt nicht zu einem kurzfristigen Blutdruckabfall, sondern zu einem prompten Blutdruckanstieg.
d) **Falsch.** Die Inotropie wird unter Noradrenalin ebenso wie unter Adrenalin gesteigert, da Noradrenalin auch β_1-Rezeptoren stimuliert und eine positive Inotropie bewirkt. Eine kombinierte Applikation von Katecholaminen kann im niedrigen Dosierungsbereich sinnvoll sein, um den jeweilig überwiegenden Effekt auf die verschiedenen Adrenozeptoren zu titrieren. Dies sollte unter hämodynamischer Überwachung geschehen.
e) **Richtig.** Noradrenalin erhöht zwar den pulmonalarteriellen Druck, im Vordergrund steht bei diesem Geschehen jedoch die Anhebung des rechtskoronaren Perfusionsdrucks mit einer konsekutiven Verbesserung der rechtsventrikulären Funktion.

74 Welche Aussagen zu Dopamin sind richtig?

a) Dopamin wirkt selektiv auf α-Adrenozeptoren.

b) Die Gabe von Dopamin bewirkt eine Störung des Neuroendokriniums.
c) Die Gabe von Dopamin führt beim spontan atmenden Patienten zu einer Hyperventilation.
d) Die Gabe von Dopamin kann eine Ischämie der Finger bewirken.
e) Dopexamin ist ein Stereoisomer von Dopamin.

Antworten

a) **Falsch.** Dopamin wirkt dosisabhängig an α-, β- und Dopaminrezeptoren. Es führt somit auch zu einer positiven Inotropie und Tachykardie.
b) **Richtig.** Sowohl bei Kindern als auch bei Erwachsenen bewirkt die Gabe von Dopamin – auch in niedriger Dosierung – eine Suppression der Sekretion von Prolaktin, Wachstumshormon und thyreoidstimulierendem Hormon (TSH).
c) **Falsch.** Dopamin inhibiert im Rahmen seiner Rolle als inhibitorischer Neurotransmitter im Glomus caroticum die ventilatorische Antwort auf eine arterielle Hypoxämie. Bei normoxischen Patienten mit ausgeprägter Herzinsuffizienz reduziert die Gabe von Dopamin das Atemminutenvolumen.
d) **Richtig.** Dopamin kann in Einzelfällen zu einer ausgeprägten peripheren Ischämie führen.
e) **Falsch.** Dopexamin ist als synthetisches Katecholamin kein Stereoisomer von Dopamin. Im Gegensatz zu Dopamin besitzt es keine α-Rezeptor-stimulierende Wirkung, es aktiviert jedoch wie Dopamin β- und Dopaminrezeptoren. Durch die Hemmung der neuronalen Wiederaufnahme kann die Wirkung von endo- oder exogenen Katecholaminen verstärkt werden.

Pharmakotherapie: Phosphodiesterase-III-Hemmer

75 Welche Aussagen zu Enoximon und Milrinon sind richtig?

a) Phosphodiesterase-III-Hemmer wirken auch bei mit β-Blockern vorbehandelten Patienten positiv inotrop.
b) Bei initialer Bolusgabe ist mit deutlichen Blutdruckabfällen zu rechnen.
c) Sie sind beim kardiogenen Schock kontraindiziert.
d) Sie sollten bei Niereninsuffizienz in reduzierter Dosis angewandt werden.
e) Sie sind gut steuerbar, da sie nur eine kurze Halbwertszeit von 10 min haben.

Antworten

a) **Richtig.** Das Imidazolderivat Enoximon und das Bipyridinderivat Milrinon sind Phosphodiesterase-III-Hemmer. Sie erhöhen den intrazellulären cAMP-Spiegel unabhängig von einer Wirkung über β-Rezeptoren und wirken additiv zu gleichzeitig verabreichten Katecholaminen.
b) **Richtig.** Durch die ausgeprägte Vasodilatation ist insbesondere bei nicht ausreichend mit Volumen therapierten Patienten mit einem Blutdruckabfall zu rechnen. Diese Nebenwirkung macht oft die gleichzeitige Gabe eines Vasokonstriktors wie Noradrenalin notwendig.
c) **Falsch.** Hier sind sie evtl. als Kombinationstherapie mit Adrenalin gut geeignet. Enoximon und Milrinon sind nur für die intravenöse Kurzzeitanwendung zugelassen (z. B. bis zu 2 Tagen). Milrinon erhöht bei oraler Langzeitgabe die Letalität von Patienten mit chronischer Herzinsuffizienz.
d) **Richtig.** Enoximon wird zu Piroximon metabolisiert, das eine Restaktivität aufweist und renal eliminiert wird. Milrinon wird überwiegend unverändert renal eliminiert. Daher ist mit einer Kumulation bei Niereninsuffizienz zu rechnen und eine verminderte Dosierung anzustreben.
e) **Falsch.** Die Halbwertszeit von Enoximon beträgt ca. 2 h, diejenige von Milrinon ca. 1 h. Insbesondere bei Herzinsuffizienz und eingeschränkter renaler Elimination ist die Halbwertszeit auf 3–6 h verlängert. Daher sind diese Substanzen nicht gut steuerbar.

Pharmakotherapie: vasoaktive Substanzen

76 Welche vasoaktiven Substanzen vermindern charakteristischerweise den peripheren Gefäßwiderstand und den Wedgedruck?

a) Dopamin.
b) Dobutamin.
c) Noradrenalin.
d) Adrenalin.
e) Milrinon.

Antworten

a) **Falsch.** Dopamin erhöht den Wedgedruck und den peripheren Gesamtwiderstand.
b) **Richtig.** Dobutamin wirkt über β-Rezeptoren-Stimulation vasodilatatorisch und vermindert damit den peripheren Gesamtwiderstand und den Wedgedruck.
c) **Falsch.** Über die Aktivierung von α-Rezeptoren werden sowohl der periphere Gesamtwiderstand als auch der Wedgedruck gesteigert.
d) **Falsch.** Siehe c.
e) **Richtig.** Milrinon vermindert als Phosphodiesterase-III-Hemmer den peripheren Gesamtwiderstand und den Wedgedruck.

77 Welche Aussagen zu Natriumnitroprussid sind richtig?

a) Natriumnitroprussid ist ein vorwiegend arterieller Vasodilatator.
b) Natriumnitroprussid ist ein NO-Donator.
c) Natriumnitroprussid enthält gewichtsbezogen ca. 50% Zyanidionen.
d) Während der Therapie mit Natriumnitroprussid kann es zu einer Laktazidose kommen.
e) Während der Therapie mit Natriumnitroprussid kommt es typischerweise zu einem Abfall des Herzzeitvolumens.

Antworten

a) **Falsch.** Natriumnitroprussid ist ein venöser und arterieller Vasodilatator, d. h. es wird gleichzeitig die Vor- und Nachlast gesenkt. Natriumnitroprussid wird in einer Dosierung von 0,1–10 μg/kg/min eingesetzt und ist durch seinen sofortigen Wirkbeginn und seine extrem kurze Halbwertszeit sehr gut steuerbar.

b) **Richtig.** Der Mechanismus der blutdrucksenkenden Wirkung von Natriumnitroprussid wird auf die Freisetzung von NO zurückgeführt. NO aktiviert die Guanylylzyklase, erhöht dadurch den intrazellulären cGMP-Gehalt und vermindert die intrazelluläre Kalziumkonzentration, was zur Relaxierung der glatten Muskulatur und zur Vasodilatation führt.

c) **Richtig.** Natriumnitroprussid reagiert mit Oxyhämoglobin und führt zur Freisetzung von NO und Zyanidionen und außerdem zur Methämoglobinbildung. Die Zyanidionen werden teils an Methämoglobin als Zyanmethämoglobin gebunden und teils in der Leber und der Niere zu Thiozyanat metabolisiert und entgiftet. Die endogenen Thiosulfatspeicher reichen beim Erwachsenen für eine Natriumnitroprussidgesamtdosis von ca. 50 mg. Die exogene Zufuhr von Natriumthiosulfat wird daher bei längerfristiger Anwendung empfohlen.

d) **Richtig.** Eine Laktazidose und eine Toleranz gegenüber der blutdrucksenkenden Wirkung von Natriumnitroprussid sind Symptome einer Zyanidvergiftung unter Natriumnitroprussidgabe. Die Therapie besteht im Absetzen der Substanz und der Gabe von Natriumthiosulfat.

e) **Falsch.** Die arterielle Vasodilatation führt zu einem Abfall der Nachlast des Herzens und typischerweise zu einer Zunahme des Herzzeitvolumens. Es kann zu einer über Barorezeptoren vermittelten Reflextachykardie kommen, die mit der zusätzlichen Gabe eines β-Blockers kupiert werden kann.

? 78 Welche Aussagen zu Nitroglyzerin sind richtig?

a) Nitroglyzerin ist ein vorwiegend venöser Vasodilatator.
b) Während der Therapie mit Nitroglyzerin kommt es typischerweise zu einem Abfall des peripheren und des pulmonalen Gefäßwiderstands.
c) Indikationen für den Einsatz von Nitroglyzerin sind Angina pectoris und Lungenödem.
d) Die Wirkung von Nitroglyzerin ist NO-unabhängig.
e) Die Halbwertszeit von Nitroglyzerin beträgt ca. 10 min.

Antworten

a) **Richtig.** Nitroglyzerin dilatiert vornehmlich die venösen Kapazitätsgefäße und senkt daher die Vorlast. Erst bei höherer Dosierung werden zusätzlich auch Arteriolen dilatiert.
b) **Falsch.** Nitroglyzerin führt in üblicher Dosierung zu keiner nennenswerten Abnahme des peripheren Widerstands, allerdings zu einer pulmonalarteriellen Vasodilatation und damit zu einem Abfall des pulmonalen Widerstands.
c) **Richtig.** Nitroglyzerin erhöht den subendokardialen Blutfluss des Myokards durch Rekrutierung von Kollateralgefäßen und vermag daher eine Myokardischämie günstig zu beeinflussen. Nitroglyzerin führt durch ein venöses Pooling zu einer Vorlastsenkung.
d) **Falsch.** Der Mechanismus der gefäßdilatierenden Wirkung von Nitroglyzerin wird ebenso wie unter Natriumnitroprussidgabe NO-abhängig vermittelt. Im Unterschied zu Natriumnitroprussid kann Nitroglyzerin jedoch NO nicht direkt freisetzen, sondern benötigt Thiosulfatgruppen-tragende Reaktionspartner.
e) **Falsch.** Nitroglyzerin hat eine Eliminationshalbwertszeit von nur 1,5 min. Die intravenöse Anwendung erfolgt daher über eine kontinuierliche Infusion und ist gut steuerbar.

79 Welche unerwünschten Wirkungen können unter der Therapie mit Nitroglyzerin auftreten?

a) Kopfschmerzen.
b) Erhöhung des intrakraniellen Druckes.
c) Myokardiale Ischämie.
d) Abfall des arteriellen pO_2.
e) Zunahme der Blutungszeit.

Antworten

a) **Richtig.** Nitroglyzerin dilatiert auch meningeale Gefäße und führt zu dem bekannten »Nitratkopfschmerz«.
b) **Richtig.** Nitroglyzerin erhöht die zerebrale Durchblutung und kann so den intrakraniellen Druck steigern. Nitroglyzerin sollte bei Patienten mit erhöhtem intrakraniellem Druck nicht eingesetzt werden.

c) **Richtig.** Bei der Anwendung von Nitroglyzerin sollte einschleichend und behutsam vorgegangen werden, da ein ausgeprägter Blutdruckabfall bei Patienten mit einer bestehenden Hypovolämie resultieren kann. Die Abnahme des arteriellen Mitteldrucks und eine evtl. vorhandene Reflextachykardie können die Myokarddurchblutung verschlechtern und zu einer Myokardischämie führen.
d) **Richtig.** Nitroglyzerin beeinträchtigt die hypoxisch-pulmonale Vasokonstriktion (von Euler-Liljestrand-Reflex) und kann daher bei einer bestehenden pulmonalen Insuffizienz die intrapulmonale Shuntfraktion erhöhen und den arteriellen pO_2 vermindern.
e) **Richtig.** Alle Medikamente, die den intrazellulären cGMP-Gehalt erhöhen (wie Nitroglyzerin und Natriumnitroprussid), führen zu einer dosisabhängigen Verlängerung der Blutungszeit.

Pharmakotherapie: Antiarrhythmika

80 Welche Aussagen zur Therapie mit β-Blockern sind richtig?

a) Esmolol ist ein kardioselektiver β-Blocker mit intrinsischer Aktivität.
b) β-Blocker sind Antiarrhythmika der Klasse II nach Vaughan-Williams.
c) Die Letalität eines Myokardinfarkts wird durch die Gabe von β-Blockern reduziert.
d) Sowohl eine Hypoglykämie als auch eine Hypovolämie kann unter der Therapie mit β-Blockern maskiert sein.
e) Die QRS-Zeit wird dosisabhängig verlängert.

Antworten

a) **Falsch.** Esmolol ist ein ultrakurzwirksamer, reiner Antagonist ohne intrinsische Aktivität. Wie bei allen kardioselektiven β-Blockern werden in einer höheren Dosierung auch β_2-Rezeptoren blockiert, weswegen es zu einer peripheren oder koronaren Vasokonstriktion oder zum Bronchospasmus kommen kann.
b) **Richtig.** Nur Sotalol ist ein β-Blocker, der aufgrund seiner Wirkungen auch gleichzeitig zur Klasse III gezählt wird.
c) **Richtig.** Die Gabe von β-Blockern vermindert die Letalität eines Myokardinfarkts. Eine Ausnahme hiervon ist Sotalol, das die Infarktletalität erhöht.
d) **Richtig.** Zeichen einer Hypoglykämie oder Hypovolämie (Tachykardie) können fehlen und sind daher nicht mehr diagnostisch zu verwerten.
e) **Falsch.** Die QRS-Zeit bleibt auch bei hohen Dosierungen von β-Blockern unverändert. β-Blocker wie Acebutolol, Carvedilol und Propranolol haben daneben auch eine sog. »membranstabilisierende« Wirkung, d. h. eine chinidinartige Hemmung des schnellen Natriumeinstroms. Diese direkten Membraneffekte spielen jedoch gegenüber der indirekten antagonistischen Betarezeptorblockade eine untergeordnete Rolle.

81 Welche Aussagen zu Verapamil sind richtig?

a) Verapamil hemmt die Kontraktion glatter Muskulatur.
b) Verapamil ist negativ inotrop wirksam.
c) Verapamil verlängert die PQ- und die QT-Zeit.

d) Verapamil ist zur Behandlung einer AV-Knoten-Reentrytachykardie indiziert.
e) Verapamil kann problemlos bei einem AV-Block II gegeben werden.

Antworten

a) **Richtig.** Die Hemmung der glatten Muskulatur führt zu einer Dilatation der Arteriolen und einem konsekutiven Abfall des peripheren Widerstands. Zudem kann eine Vasodilatation der Koronararterien auftreten.
b) **Richtig.** Die negativ inotrope Wirkung kann zu einem Abfall des Schlagvolumens führen. Dies wird jedoch meist durch den gegensinnigen Effekt des Abfalls des peripheren Widerstands abgefangen (Vergrößerung des Schlagvolumens des linken Ventrikels), wodurch als Nettoeffekt das Herzzeitvolumen nicht verändert wird.
c) **Falsch.** Verapamil wirkt auf den Sinusknoten hemmend (negativ chronotrop) und verlängert die Überleitungszeit im AV-Knoten und somit die PQ-Zeit. Verapamil nimmt keinen Einfluss auf die Purkinje-Fasern und verlängert nicht die QT-Zeit. Die QT-Zeit wird von Amiodaron oder Sotalol verlängert.
d) **Richtig.** Verapamil oder Diltiazem sind indiziert zur Terminierung von supraventrikulären Tachykardien, nachdem vagale Manöver und die Gabe von Adenosin versucht wurden.
e) **Falsch.** Die AV-Überleitung wird durch Antiarrhythmika der Klasse IV nach Vaughan-Williams verlängert, sodass ein totaler AV-Block und eine Asystolie resultieren können. Weitere relative Kontraindikationen sind eine Hypovolämie und eine Therapie mit β-Blockern.

82 Welche Aussagen zu Digitalisglykosiden sind richtig?

a) Digitalisglykoside sind indiziert zur Behandlung der kardialen Insuffizienz.
b) Sie sind indiziert bei supraventrikulären Tachyarrhythmien wie Vorhofflimmern und -flattern.
c) Ein Wolff-Parkinson-White-Syndrom ist keine Kontraindikation für deren Anwendung.
d) Digitalisglykoside wirken positiv inotrop.
e) Sie verlängern die atrioventrikuläre Überleitungszeit.

Antworten

a) **Falsch.** Digitalisglykoside wurden lange Zeit für diese Indikation eingesetzt. Neuere Studien zeigen allerdings, dass das Risiko, an einem Herzversagen unter Digitalistherapie zu sterben, zwar vermindert ist, das Risiko eines Todes durch Kammerflimmern jedoch steigt. Medikamente der ersten Wahl für die Behandlung der kardialen Insuffizienz sind β-Blocker und ACE-Hemmer.

b) **Richtig.** Digitalisglykoside werden zur Behandlung von supraventrikulären Tachyarrhythmien eingesetzt, insbesondere wenn diese auf dem Boden einer kardialen Insuffizienz auftreten.

c) **Falsch.** Durch die direkte Wirkung auf das Myokard werden ektope Reizbildung und Reizleitung durch Digitalisglykoside gefördert, weswegen das Vorliegen eines WPW-Syndroms eine Kontraindikation für die Anwendung von Digitalisglykosiden darstellt.

d) **Richtig.** Am insuffizienten Myokard wirken Digitalisglykoside positiv inotrop. Dies wird mit der durch Digitalis hervorgerufenen Hemmung des ATP-abhängigen Natrium-Kalium-Austausches erklärt. Die darauf folgenden Schritte sind kompliziert und nicht genau geklärt, im Nettoeffekt steigt das intrazelluläre Kalzium, das mit den kontraktilen Proteinen interagiert und so die Kontraktionskraft steigert.

e) **Richtig.** Digitalisglykoside haben neben den direkten Effekten auf das Myokard auch indirekte, durch das vegetative Nervensystem vermittelte Wirkungen. Durch die Erhöhung des Parasympathikotonus wird die AV-Überleitungszeit verlängert.

83 Welche Aussagen zu Digitoxin sind richtig?

a) Eine typische Dosierung zur schnellen Aufsättigung beträgt 3-mal 2 mg.

b) Die Digitalistoxizität wird durch eine Hyperventilation verstärkt.

c) Die Dosierung von Digitoxin muss bei einer renalen Insuffizienz modifiziert werden.

d) Die Dosis muss bei einer hepatischen Insuffizienz vermindert werden.

e) Phenytoin ist das Medikament der Wahl zur Behandlung von ventrikulären Arrhythmien unter der Therapie mit Digitoxin.

Antworten

a) **Falsch.** Die Aufsättigungsdosis für Digitoxin entspricht ungefähr 0,8-1,2 mg, d. h. 3- bis 4-mal 0,2 mg als typische Dosierung zur Aufsättigung. Digitalisglykoside haben nur eine geringe therapeutische Breite, sodass Bestimmungen der therapeutischen Plasmaspiegel (Digitoxin: 10–25 ng/ml) zur Therapieüberwachung sinnvoll sind. Somit kann eine Überdosierung vermieden bzw. diagnostiziert werden. Jedoch ist die Interpretation der Plasmaspiegelwerte erschwert, da nicht immer eine direkte Korrelation zwischen Digitalistoxizität und Plasmaspiegel vorhanden ist, zumal auch Elektrolytimbalanzen die Digitalisempfindlichkeit verändern.

b) **Richtig.** Eine Hypokaliämie verstärkt die Intoxikationszeichen einer Digitalisüberdosierung. Eine Hyperventilation senkt die Konzentration von Kalium im Plasma und führt so zu einer erhöhten Empfindlichkeit. Die Anwendung von Diuretika mit konsekutiver Hypokaliämie kann ebenso die Digitalisempfindlichkeit erhöhen.

c) **Falsch.** Die Dosierung von Digitoxin muss im Gegensatz zu Digoxin bei einer renalen Insuffizienz nicht angepasst werden, da es ausschließlich hepatisch metabolisiert wird.

d) **Falsch.** Auch das Vorliegen einer hepatischen Insuffizienz zwingt nicht notwendigerweise zu einer Dosisreduktion, da eine erhebliche Metabolisierungsleistung auch bei vermindertem Leberparenchym vorhanden ist.

e) **Richtig.** Phenytoin (1 mg/kg langsam i. v.) ist das Medikament der Wahl zur Behandlung von ventrikulären Arrhythmien unter Digitalistherapie. Ebenso kommt Lidocain in Frage. Eine Korrektur einer Hypokaliämie ist essenziell. Bei einer leichten Symptomatik ist die Verabreichung von Cholestyramin zur Unterbrechung des enterohepatischen Kreislaufes möglich. Eine Bradykardie kann durch Atropin therapiert werden, bei Ineffektivität muss ein passagerer Schrittmacher gelegt werden. Bei einer lebensbedrohlichen Digitalisintoxikation besteht die Möglichkeit, Digitalisantikörper (Fab-Fragmente) zu verabreichen oder mittels Hämoperfusion Digitoxin zu eliminieren.

84 Welche Aussagen zu Lidocain sind richtig?

a) Lidocain ist ein Lokalanästhetikum vom Estertyp.

b) Es ist ein Antiarrhythmikum der Klasse I b nach Vaughan-Williams.

c) Es ist indiziert beim Wolff-Parkinson-White-Syndrom.
d) Es ist indiziert bei ischämisch bedingter ventrikulärer Tachykardie.
e) Es kann zu Schwindel und Verwirrtheit führen.

Antworten

a) **Falsch.** Lidocain ist ein Lokalanästhetikum vom Amidtyp. Die Metabolisierung erfolgt in der Leber.
b) **Richtig.** Klasse-Ib-Antiarrhythmika blockieren die schnellen Natriumkanäle und führen zu einer Verkürzung der Aktionspotenzialdauer bei minimaler negativ inotroper Wirkung. Ia-Antiarrhythmika (Chinidin) verlängern die Aktionspotenzialdauer, Ic-Antiarrhythmika (Flecainid) haben keinen Einfluss auf die Aktionspotenzialdauer.
c) **Falsch.** Lidocain hat nur einen geringen Einfluss auf die Erregbarkeit akzessorischer Leitungsbahnen; es kann jedoch die Tachykardie verstärken.
d) **Richtig.** Die prophylaktische Gabe von Lidocain zur Unterdrückung eines Kammerflimmerns bei Myokardinfarkt wird nicht mehr empfohlen.
e) **Richtig.** Bei einer Überdosierung treten zuerst Zeichen der ZNS-Toxizität auf. Hierzu zählen Schwindel, metallischer Geschmack auf der Zunge, Ohrenklingen, Verwirrtheit, Somnolenz, Koma und Grand-Mal-Anfälle.

85 Welche Aussagen zu Amiodaron sind richtig?

a) Amiodaron ist ein Antiarrhythmikum der Klasse IV nach Vaughan-Williams.
b) Die intravenöse Bolusgabe von Amiodaron kann zu einem ausgeprägten Blutdruckabfall führen.
c) Amiodaron sollte bei eingeschränkter renaler Clearance in angepasster Dosis verabreicht werden.
d) Amiodaron besitzt eine Eliminationshalbwertszeit von 24 h.
e) Nach einer »Loading Dose« von 1600 mg wird der »Steady State« innerhalb von 4 h erreicht.

Antworten

a) **Falsch.** Amiodaron wird zur Klasse III gezählt, obwohl die Wirkung auch Effekte der Klassen I, II und IV umfasst.
b) **Richtig.** Neben der Reduktion der Herzfrequenz kommt es zu einem Blutdruckabfall, der auf eine periphere Vasodilatation zurückzuführen ist. Bei rascher intravenöser Gabe kann dieser Druckabfall sehr stark ausgeprägt sein.
c) **Falsch.** Amiodaron wird nicht renal eliminiert, sondern in verschiedene Gewebe umverteilt. Es akkumuliert in Fettgewebe, Haut, Lunge und Leber. Im Myokard werden ca. 10- bis 50-mal höhere Konzentrationen als im Plasma gemessen.
d) **Falsch.** Die Eliminationshalbwertszeit von Amiodaron schwankt individuell sehr stark. Der Durchschnittswert liegt im Bereich von 29 Tagen.
e) **Falsch.** Selbst bei einer »Loading Dose« von 1600 mg und einer täglichen Therapie mit 1600 mg (Tagesmaximaldosis in Deutschland: 1200 mg) wird der »Steady State« erst nach 3 Wochen erreicht. Erst dann kann auf eine individuelle Erhaltungsdosis von rund 300 mg reduziert werden. Im »Steady State« sinkt die Plasmakonzentration nach Beendigung der Medikamentenzufuhr nur langsam ab (ca. 1 Woche bis 50%). Davor fallen die Plasmaspiegel durch Umverteilungsvorgänge schnell.

86 Welche Aussagen zur Pharmakotherapie sind richtig?

a) Der Amiodaronmetabolit Desethylamiodaron trägt zur antiarrhythmischen Wirkung entscheidend bei.
b) Amiodaron weist keine pulmonalen Nebenwirkungen auf.
c) Die Langzeitgabe von Amiodaron kann zu Korneaablagerungen, Photosensibilität, Neuropathien und Störungen der Schilddrüsenfunktion führen.
d) Die Metaboliten von Morphin weisen keine pharmakologische Aktivität auf.
e) Midazolam hat keine aktiven Metaboliten.

Antworten

a) **Richtig.** Das Verhältnis der Plasmakonzentration von Muttersubstanz zu Metabolit beträgt 3:2. Desethylamiodaron trägt wesentlich zur antiarrhythmischen Wirkung bei und erklärt z. T. die Zeitspanne bis zum Eintritt der Wirkung von bis zu 1 h.
b) **Falsch.** Eine bei längerer Applikation bekannte pulmonale Nebenwirkung ist die Alveolitis bzw. Pneumonitis. Diskutiert wurde auch, inwieweit die intravenöse Gabe der Substanz ursächlich zur Entstehung eines ARDS beitragen kann.
c) **Richtig.** Die genannten Probleme sind typische Nebenwirkungen einer längeren Amiodarontherapie.
d) **Falsch.** Morphin-3-Glukuronid ist pharmakologisch inaktiv, während Morphin-6-Glukuronid analgetisch und atemdepressiv wirkt. Die Elimination der Morphinglukuronide ist bei Niereninsuffizienz verlängert.
e) **Falsch.** Midazolam wird durch Cytochrom P450 3A4 hauptsächlich zu α-Hydroxy-Midazolam metabolisiert. Es handelt sich hierbei um einen pharmakologisch aktiven Metaboliten, der mit Glukuronsäure konjugiert und über die Niere ausgeschieden wird.

87 Welche Aussagen zur Pharmakotherapie sind richtig?

a) Polymyxin B wird bei enteraler Gabe sehr gut resorbiert.
b) Levosimendan ist ein Kalzium-Sensitizer.
c) Bei der Metabolisierung von Esmolol entsteht Methanol.
d) Bei einer parenteralen Gabe von Nifedipin kann es zu ausgeprägten Alkoholeffekten beim Patienten kommen.
e) Adenosin hat eine Halbwertszeit von 1 min.

Antworten

a) **Falsch.** Das Antibiotikum Polymyxin B, das gegen gramnegative Bakterien wirkt, wird nicht resorbiert. Es wird im Rahmen der selektiven Darmdekontamination (SDD) eingesetzt.
b) **Richtig.** Levosimendan ist ein Kalzium-Sensitizer, der an Troponin C bindet und die Interaktion von Aktin und Myosin verstärkt, wodurch die kontraktile Kraft des Herzens erhöht wird.

c) **Richtig.** Esmolol wird durch unspezifische Esterasen metabolisiert. Methanol entsteht in geringen Mengen, was jedoch klinisch ohne Bedeutung ist.
d) **Richtig.** Nifedipininfusionslösung (Adalat pro infusione) enthält größere Mengen Ethanol, sodass Alkoholeffekte zu berücksichtigen sind. Weiterhin ist Nifedipin lichtempfindlich, sodass die Infusion im lichtgeschützten System erfolgen muss.
e) **Falsch.** Adenosin hat eine Halbwertszeit 1–2 s. Es kann sowohl diagnostisch bei nicht sicher klassifizierbaren supraventrikulären Tachykardien als auch therapeutisch bei paroxysmalen Tachykardien eingesetzt werden. Bei der Applikation ist die schnelle intravenöse Gabe erforderlich.

Pharmakotherapie

88 Welche Aussagen zur Pharmakotherapie sind richtig?

a) Furosemid kann zur Schwerhörigkeit von Patienten nach einem Intensivaufenthalt beitragen.
b) Ein Peptid aus der Haut des australischen Laubfrosches stimuliert die Darmperistaltik bei Intensivpatienten.
c) Aprotinin wird aus dem Urin französischer Schafe gewonnen.
d) Clonidin stimuliert Adrenorezeptoren.
e) Protamin antagonisiert Heparin, indem das positiv geladene alkalische Protamin mit dem negativ geladenen sauren Heparin einen stabilen Komplex bildet.

Antworten

a) **Richtig.** Schwerhörigkeit nach Furosemidgabe kann entweder als passageres Phänomen oder auch permanent auftreten. Ursache sind wahrscheinlich diuretikabedingte Elektrolytveränderungen in der Endolymphe.
b) **Richtig.** Ceruletid, ein Dekapeptid aus der Haut des australischen Laubfrosches Hyla caerulea (jetzt Litoria caerulea), wird synthetisch hergestellt und bei Intensivpatienten als Cholezystokininanalogon zur Darmstimulation eingesetzt.
c) **Falsch.** Aprotinin, ein Serin-Proteasen-Inhibitor, wird aus Rinderlungen gewonnen. Es ist ein wasserlösliches basisches Polypeptid.
d) **Richtig.** Clonidin stimuliert zentrale, postsynaptische α_2-Adrenorezeptoren im Nucleus tractus solitarii und wirkt damit zentral sympathikolytisch. Weiterhin stimuliert es periphere präsynaptische α_2-Rezeptoren.
e) **Richtig.** Die Antagonisierung erfolgt über eine Komplexbildung, wobei die Heparin-Protamin-Komplexe keine antikoagulatorische Aktivität aufweisen. Im Einzelfall treten allergische Reaktionen auf, die mit einem Blutdruckabfall und einem pulmonalarteriellen Druckanstieg einhergehen.

89 Welche Aussagen zur Pharmakotherapie sind richtig?

a) Die Metabolisierungsrate von Lidocain kann zur Erfassung der Leberfunktion herangezogen werden.
b) Procain, ein Lokalanästhetikum vom Estertyp, findet im Intensivbereich heute keinen Einsatz mehr.
c) Gammahydroxybuttersäure ist ein natürliches Stoffwechselprodukt, das auch therapeutisch beim Intensivpatienten eingesetzt werden kann.
d) Pancuronium kumuliert bei Niereninsuffizienz.
e) Die repetitive Gabe von Etomidat beim Intensivpatienten kann zu einer Suppression der Nebennierenrinde führen.

Antworten

a) **Richtig.** Lidocain wird in der Leber zu Monoethylglycinxylidid (MEGX) metabolisiert. Der MEGX-Test, d. h. das Ausmaß der MEGX-Bildung, spiegelt die Leberfunktion wider. Allerdings wird die MEGX-Bildung auch durch die hepatische Durchblutung mitbestimmt.
b) **Falsch.** Procain wird insbesondere im deutschsprachigen Raum an vielen Kliniken bei akuter Pankreatitis zur Schmerztherapie verabreicht. Es kommt in 1%iger Lösung als intravenöse Dauerinfusion von bis zu 2 g/24 h zum Einsatz.
c) **Richtig.** Die Substanz Gammahydroxybuttersäure ist kommerziell erhältlich und kann zur Sedierung von Intensivpatienten eingesetzt werden. Als Nebenwirkungen können Hypernatriämie, metabolische Alkalose und Myoklonien auftreten.
d) **Richtig.** Die Indikation zur Muskelrelaxation beim Intensivpatienten wurde in den letzten Jahren immer restriktiver gehandhabt. Das nichtdepolarisierende Muskelrelaxans Pancuronium wird zu 85% renal eliminiert, sodass es bei Niereninsuffizienz kumuliert.
e) **Richtig.** Etomidat hemmt reversibel die Kortisolsynthese. Dies betrifft v. a. das Enzym 11-β-Hydroxylase, jedoch auch die 17-α-Hydroxylase. Solche Effekte sind bei repetitiver Gabe der Substanz zu berücksichtigen.

90 Welche Aussagen zu Nichtopioidanalgetika sind richtig?

a) Paracetamol kann beim Patienten nur oral oder rektal verabreicht werden.
b) Parecoxib ist ein Prodrug.
c) Parecoxib eignet sich besonders zur Schmerztherapie nach koronarer Revaskularisierung.
d) Metamizol kann bei schneller intravenöser Gabe eine akute arterielle Hypotension bewirken.
e) Eine typische Nebenwirkung von Metamizol ist die Agranulozytose.

Antworten

a) **Falsch.** Paracetamol ist inzwischen auch als intravenös applizierbares Präparat erhältlich. Zu berücksichtigen ist eine hepatische Dysfunktion, die nach hohen Dosen der Substanz auftreten kann.
b) **Richtig.** Der Cyclooxygenase(COX)-2-Inhibitor Parecoxib wird als inaktives, aber lösliches Prodrug intravenös gegeben. Es wird im Organismus zur aktiven Form, dem Valdecoxib metabolisiert. In Deutschland ist Parecoxib weiterhin auf dem Markt, während es in den USA keine Zulassung hat.
c) **Falsch.** Die Gabe von Parecoxib nach koronarer Revaskularisierung erhöht die Rate an unerwünschten kardiovaskulären Ereignissen wie Myokardinfarkt oder Schlaganfall. Somit ist die Anwendung von Parecoxib für diesen Bereich kontraindiziert.
d) **Richtig.** Die schnelle intravenöse Gabe von Metamizol kann im Einzelfall eine ausgeprägte arterielle Hypotension verursachen.
e) **Richtig.** Die Agranulozytose ist eine typische, jedoch seltene Nebenwirkung einer Metamizolgabe. Eine metamizolbedingte Agranulozytose kann erfolgreich mittels hämatopoetischer Wachstumsfaktoren (G-CSF) therapiert werden.

91 Welche Aussagen zu Haloperidol sind richtig?

a) Die US-amerikanischen Leitlinien zur Analgosedierung auf der Intensivstation empfehlen die Gabe von Haloperidol beim deliranten Patienten.
b) Haloperidol hat eine Plasmahalbwertszeit von 3–4 h.
c) Haloperidol kann extrapyramidalmotorische Symptome verursachen.

d) Herzrhythmusstörungen können eine Nebenwirkung der Gabe von Haloperidol sein.
e) Haloperidol kann ein malignes neuroleptisches Syndrom verursachen.

Antworten

a) **Richtig.** Die aktuellen Leitlinien aus dem Jahre 2002 empfehlen die Gabe des Neuroleptikums Haloperidol zur Therapie deliranter Zustände beim erwachsenen Intensivpatienten.
b) **Falsch.** Haloperidol weist eine lange Halbwertszeit von 18–54 h auf. Zu Beginn einer Haloperidoltherapie sollte eine Aufsättigung mit mehreren Einzeldosen in Abständen von 15–20 min erfolgen.
c) **Richtig.** Das Neuroleptikum Haloperidol kann zu extrapyramidalmotorischen Symptomen führen. Verantwortlich hierfür dürfte ein langsam eliminierter, aktiver Metabolit von Haloperidol sein.
d) **Richtig.** Haloperidol führt zu einer dosisabhängigen Verlängerung des QT-Intervalls. Ventrikuläre Rhythmusstörungen können auftreten. Im Einzelfall wurde auch die Entstehung einer Torsade de Pointes beschrieben.
e) **Richtig.** Etwa 50% der in der Literatur beschriebenen Fälle des malignen neuroleptischen Syndroms waren mit der Gabe von Haloperidol vergesellschaftet.

92 Welche Aussagen zur Analgosedierung sind richtig?

a) Zur Sedierung eines beatmeten Patienten ist eine kontinuierliche tiefe Sedierung erforderlich.
b) Bei einer Langzeitsedierung mit Propofol ist die Gabe der 1%igen Lösung sinnvoller als der Einsatz der 2%igen Lösung.
c) Morphin wird als analgetische Komponente der Analgosedierung in Europa kaum mehr eingesetzt.
d) Ein Patient mit Sedierungsgrad 6 im Ramsay-Score befindet sich im tiefen Koma. Er reagiert nicht auf starke Schmerzreize.
e) Clonidin wird in den letzten Jahren beim Intensivpatienten nur noch selten eingesetzt.

Antworten

a) **Falsch.** Es ist heute nicht mehr üblich, den beatmeten Intensivpatienten tief zu sedieren. Die kontinuierliche tiefe Sedierung verlängert die Beatmungsdauer und den Aufenthalt auf der Intensivstation. Hilfreich sind tägliche Unterbrechungen einer Dauersedierung oder auch die Schaffung einer zirkadianen Rhythmik für den Patienten.
b) **Falsch.** Propofol ist in einer Öl-Wasser-Emulsion gelöst. Es findet somit eine zusätzliche Fettzufuhr statt. Unter der Gabe von 2%iger Lösung liegen die Triglyzeridspiegel deutlich niedriger als unter der Applikation von 1%iger Propofollösung.
c) **Falsch.** Morphin wird in Ländern wie Norwegen, Schweden, Großbritannien, Spanien und Portugal häufig zur Analgosedierung verwendet.
d) **Richtig.** Der Ramsay-Score, erstmals publiziert im *British Medical Journal* im Jahre 1974, dient heute der klinischen Beurteilung der Tiefe der Analgosedierung. Ein Patient mit Sedierungsgrad 6 nach Ramsay reagiert nicht mehr auf starke Schmerzreize und ist somit zu tief sediert.
e) **Falsch.** Der Einsatz von Clonidin führt zu einer Reduktion des Sedativa- und Analgetikabedarfes. Weiterhin wird die Substanz bei einer Entzugssymptomatik eingesetzt.

93 Welche Aussagen zu Ketamin sind richtig?

a) Ketamin wirkt stark analgetisch.
b) Ketamin hemmt – ähnlich wie Opioide – die gastrointestinale Motilität.
c) Ketamin bewirkt einen Blutdruckabfall und eine Bradykardie.
d) Ketamin bewirkt eine Bronchodilatation und kann daher im Status asthmaticus eingesetzt werden.
e) Die intramuskuläre Gabe von Ketamin ist insbesondere in der Notfallmedizin eine etablierte Verabreichungsform.

Antworten

a) **Richtig.** Sowohl das Ketaminrazemat als auch S(+)-Ketamin [Esketamin] weisen eine ausgeprägte analgetische Wirkung auf. Das Razemat ist eine Mischung der Isomere R(-)-Ketamin und S(+)-Ketamin, wobei das Letztgenannte eine drei- bis vierfach höhere analgetische Potenz als R(-)-Ketamin aufweist. Somit ist S(+)-Ketamin fast doppelt so potent wie das Razemat.

b) **Falsch.** Im Gegensatz zu Opioiden weist Ketamin keine Hemmung der gastrointestinalen Motilität auf.

c) **Falsch.** Ketamin erhöht den Sympathikustonus und führt charakteristischerweise zu einem Blutdruckanstieg und einer Tachykardie. Weiterhin steigt der pulmonalarterielle Druck an.

d) **Richtig.** Der respiratorische Haupteffekt von Ketaminrazemat und auch von S(+)-Ketamin ist die Bronchodilatation; somit kann die Anwendung bei bronchospastischen Zuständen erfolgen. Allerdings ist diese Bronchodilatation von einer Hypersalivation begleitet.

e) **Richtig.** Aufgrund seines relativ raschen Wirkungseintritts bei intramuskulärer Gabe hat diese Verabreichungsform Bedeutung in der Notfalltherapie erlangt. Besonders bei eingeklemmten Personen oder bei Verbrennungen bietet die intramuskuläre Gabe Vorteile.

Kardiale Pathophysiologie

94 Welche Aussagen zur Physiologie des Herzens sind richtig?

a) Es besteht eine direkte proportionale Beziehung zwischen Inotropie des Herzens und zunehmendem enddiastolischem linksventrikulärem Volumen.
b) Das Herzzeitvolumen steigt mit zunehmender Herzfrequenz.
c) Die Vorhofkontraktion trägt ungefähr 50% zur Füllung des linken Ventrikels in der Diastole bei.
d) Mit zunehmender Herzfrequenz steigt die Inotropie.
e) Als genaues Maß der Kontraktionskraft dient die maximale Druckanstiegsgeschwindigkeit des linken Ventrikels.

Antworten

a) **Richtig.** Dies ist die Beschreibung des Frank-Starling-Gesetzes. Als Maß für das linksventrikuläre enddiastolische Volumen dient indirekt die Messung des Wedgedrucks mittels Pulmonaliskatheter.
b) **Falsch.** Die naheliegende Schlussfolgerung aus der Beziehung »Herzzeitvolumen ist gleich Schlagvolumen mal Herzfrequenz« ist für das gesunde Herz nicht richtig. Erhöht man z. B. mittels eines Schrittmachers die Herzfrequenz, so bleibt das Herzzeitvolumen konstant, auch wenn man die Herzfrequenz schrittweise verdoppelt (70–150/min). Mit steigender Herzfrequenz fällt somit kompensatorisch das Schlagvolumen. Beim insuffizienten Herzen oder bei einer Bradykardie (AV-Block II) nimmt allerdings das Herzzeitvolumen zu.
c) **Falsch.** Die aktive linke Vorhofkontraktion trägt ungefähr 30% zum Füllungsvolumen des linken Ventrikels bei. Insbesondere ein insuffizienter linker Ventrikel kann bei fehlender Vorhofkontraktion z. B. bei Vorhofflimmern dekompensieren und eine Kardioversion erforderlich machen, um ein ausreichendes Herzzeitvolumen aufrechtzuerhalten.
d) **Richtig.** Dieses Phänomen heißt Bowditch-Effekt oder auch Treppenphänomen. Die Zunahme der Kontraktionskraft ist dabei unabhängig von der Wirkung des Sympathikus auch bei isolierten Herzen nachzuweisen.
e) **Falsch.** Die maximale Druckanstiegsgeschwindigkeit des linken Ventrikels (1. Differenzial des Drucks nach der Zeit) ist zwar ein Maß für die Kontraktilität. Da die Druckanstiegsgeschwindigkeit nicht vor-

lastunabhängig ist, ist dieses Maß jedoch ungenau. Die verlässliche, vorlastunabhängige Messung der Kontraktilität ist klinisch äußerst schwierig und nur näherungsweise durchzuführen. Im Experiment kann man sog. Druck-Volumen-Kurven unter verschiedenen Vor- oder Nachlastbedingungen generieren. Die Steigung der Regressionsgeraden der endsystolischen Druckmaxima ist dabei fast linear und unabhängig von der Vorlast und dient zur genauen Messung der Kontraktilität. In der Klinik kann näherungsweise mittels Conductance-Kathetern oder mittels transösophagealer Echokardiographie eine Druck-Volumen- bzw. Druck-Flächen-Kurve generiert und quantifiziert werden.

? 95 Welche Mechanismen sind Kompensationsmechanismen für eine kardiale Insuffizienz?

a) Zunahme des linksventrikulären enddiastolischen Volumens.
b) Abnahme der Herzmuskelmasse.
c) Zunahme des peripheren Gesamtwiderstands.
d) Zunahme des zirkulierenden Blutvolumens.
e) Hyperaldosteronismus.

› Antworten

a) **Richtig.** Unter Ausnutzung des Frank-Starling-Gesetzes reagiert der Ventrikel mit einer höheren Füllung, um eine größere Inotropie zu erreichen. Zudem sind erhöhte Füllungsdrücke aufgrund der verminderten Compliance notwendig, um eine ausreichende Füllung zu gewährleisten.
b) **Falsch.** Die Zunahme der Herzmuskelmasse und der Herzwanddicke führt aufgrund des Gesetzes nach Laplace zu einer Verminderung der Wandspannung und damit zu verminderter Herzmuskelarbeit und vermindertem Sauerstoffverbrauch.
c) **Richtig.** Bei vermindertem Herzzeitvolumen wird ein ausreichender arterieller Mitteldruck durch Erhöhung des peripheren Gesamtwiderstands aufrechterhalten. Dies kann in einen finalen Circulus vitiosus einmünden, da eine Erhöhung des peripheren Widerstands eine Verminderung des Herzzeitvolumens zur Folge hat.

d) **Richtig.** Durch Vergrößerung des zirkulierenden Blutvolumens z. B. durch Ausschüttung von antidiuretischem Hormon (ADH) wird der Frank-Starling-Mechanismus nutzbar gemacht.
e) **Richtig.** Ein sekundärer Hyperaldosteronismus ist eine physiologische Reaktion auf eine Herzinsuffizienz. Zum einen wird durch die Aktivierung des Renin-Angiotensin-Aldosteron-Mechanismus der periphere Widerstand erhöht und zum anderen wird eine Natrium- und Wasserretention bewirkt.

Herzrhythmusstörungen

96 Welche Aussagen zu Herzrhythmusstörungen sind richtig?

a) Bei einem Vorhofflimmern mit einer Pulsfrequenz über 150/min und Zeichen der kritischen Perfusion sowie Brustschmerzen sollte als Mittel der Wahl elektrisch kardiovertiert werden.
b) Bei einem länger als 24 h bestehenden Vorhofflimmern mit einer Pulsfrequenz von 100–150/min und Zeichen der schlechten Perfusion kann Verapamil zur Herzfrequenzkontrolle verabreicht werden.
c) Ein Vorhofflimmern, das länger als 24 h besteht, kann 2–3 h nach Beginn einer Antikoagulation mit Heparin ohne Gefahr der Thromboembolie elektrisch kardiovertiert werden.
d) Bei einer stabilen ventrikulären Tachykardie mit einer Frequenz unter 150/min ist die Gabe von Lidocain kontraindiziert.
e) Bei einer Tachykardie ohne Verlängerung der QRS-Zeit (Schmalkomplextachykardie) ist als erste Maßnahme eine Therapie mit Esmolol 0,5 mg/kg indiziert.

Antworten

a) **Richtig.** Eine elektrische Kardioversion ist bei Hochrisikopatienten (Puls über 150/min, instabiler Patient) das Mittel der Wahl. Eine vorhergehende Sedierung und Heparingabe sind dabei obligat. Erst in zweiter Linie wird ein Antiarrhythmikum eingesetzt.
b) **Richtig.** Bei länger als 24 h bestehendem Vorhofflimmern und einer Pulsfrequenz von 100–150/min ist eine medikamentöse Herzfrequenzkontrolle indiziert. Als alternative Antiarrhythmika kommen bei guter Pumpfunktion des Herzens β-Blocker, Verapamil, Diltiazem oder Digoxin in Frage. Bei eingeschränkter Pumpfunktion sollte Amiodaron zur Anwendung kommen. Für eine spätere medikamentöse oder elektrische Kardioversion sollte systemisch mit Heparin oder Kumarin antikoaguliert werden.
c) **Falsch.** Erst nach einer 2- bis 3-wöchigen Antikoagulationstherapie mit Heparin oder Kumarin wird eine elektrische Kardioversion angestrebt, um das Thromboembolierisiko zu minimieren. Zum Ausschluss vorhandener Vorhofthromben sollte eine Herzultraschalluntersuchung durchgeführt werden.

d) **Falsch.** Die medikamentöse Therapie der stabilen ventrikulären Tachykardie kann sowohl mit Lidocain als auch mit Amiodaron durchgeführt werden. Man sollte sicherstellen, dass der Kalium- und Magnesiumspiegel auf hochnormale Werte angehoben wird. Bei einer Torsade de Pointes ist die Gabe von Magnesium oft schon allein therapeutisch wirksam.
e) **Falsch.** Als erste Maßnahme werden vagale Manöver (Augenbulbusdruck, Carotissinusmassage) empfohlen. Die Carotissinusmassage sollte nicht länger als 5 s und nur nach beidseitiger Auskultation der Aa. carotis erfolgen. Weitere Vagusmanöver sind die Trendelenburg-Lagerung oder der Valsalva-Versuch. Das Antiarrhythmikum der Wahl ist Adenosin. Erst in zweiter Linie wird die Gabe von Esmolol, Verapamil, Amiodaron oder Digoxin empfohlen.

Kardioversion

97 Welche Aussagen zur elektrischen Kardioversion sind richtig?

a) Die Kardioversion ist nur bei einer Tachykardie ventrikulären Ursprungs indiziert.
b) Sie ist Mittel der Wahl bei einer digitalisinduzierten Tachykardie.
c) Bei der Kardioversion wird ein Wechselstromstoß von 100–200 J abgegeben.
d) Sie ist besonders bei Reentrytachykardien wirksam.
e) Sie wird mit der R-Zacke synchronisiert.

Antworten

a) **Falsch.** Die Unterscheidung einer supraventrikulären von einer ventrikulären Tachykardie ist bei der elektrischen Therapie im Gegensatz zur medikamentösen Therapie weniger wichtig. Eine Indikation besteht, wenn Zeichen einer arteriellen Hypotonie, der Herzinsuffizienz oder eine medikamentös nicht schnell behebbare Angina pectoris bestehen.
b) **Falsch.** Die Anwendung einer Kardioversion für eine durch Digitalisintoxikation induzierte Tachykardie ist kontraindiziert, da eine schwer beherrschbare Kammertachykardie oder ein Kammerflimmern resultieren können. Stattdessen kommt der Einsatz von Phenytoin, Lidocain oder digitalisspezifischen Antikörperfragmenten in Frage.
c) **Falsch.** Es wird nicht mit Wechselstrom, sondern mit Gleichstrom kardiovertiert. Dabei kommen typischerweise Energien von 0,5–5 J/kg zur Anwendung.
d) **Richtig.** Durch eine gleichzeitige Depolarisation der Myozyten und durch eine Verlängerung der Refraktärphase unterbricht der Stromstoß Reentryerregungen wie Vorhofflimmern oder -flattern, AV-Knoten-Reentry oder Kammerflattern.
e) **Richtig.** Die Synchronisation mit der R-Zacke verhindert dabei meistens die Gefahr der Auslösung von Kammerflimmern, um eine Schockabgabe in der vulnerablen Phase zu vermeiden. Bei einer hochfrequenten Kammertachykardie kann dies allerdings trotzdem geschehen und ein Kammerflimmern induziert werden.

Myokardinfarkt und -ischämien

98 Welche Aussagen zu perioperativen Myokardinfarkten bzw. -ischämien sind richtig?

a) Sie treten perioperativ gehäuft während der Narkoseeinleitung auf.
b) Sie treten gehäuft in der 2. postoperativen Woche auf.
c) Sie sind fast immer auf Plaquerupturen in den Koronararterien zurückzuführen.
d) Sie sind im EKG an ST-Streckenhebungen zu erkennen.
e) Das Monitoring mit 3-Kanal-EKG ist ausreichend, um über 70% der ischämischen Ereignisse zu erkennen.

Antworten

a) **Falsch.** Am seltensten sind ischämische Ereignisse während der Narkoseeinleitung. Sie treten häufiger intraoperativ im Zusammenhang mit chirurgischen Manipulationen (Inzision, Sternotomie etc.) auf. Die Inzidenz perioperativer Myokardischämien ist am höchsten in der postoperativen Phase.
b) **Falsch.** Nach umfangreichen Untersuchungen wird der Häufigkeitsgipfel für Myokardinfarkte innerhalb der ersten 3 postoperativen Tage gefunden, neuerdings werden die ersten 24 h als Hauptinzidenzzeitraum für Myokardischämien genannt. Der »stressfreien« Narkoseausleitung und der postoperativen Schmerzbehandlung sollte eine wichtige Bedeutung beigemessen werden.
c) **Falsch.** Perioperative Myokardinfarkte sind nur zu ca. 50% einer Plaqueruptur zuzuschreiben. Herzinfarkte bei internistischen Patienten werden dagegen pathogenetisch überwiegend auf eine Ruptur einer vulnerablen atheromatösen Plaque zurückgeführt. Der Stenosegrad der Koronararterie korreliert dabei nicht mit der Wahrscheinlichkeit der Plaqueruptur, wobei gerade nichtsignifikante Stenosen um 50% zu einer Plaqueruptur mit konsekutiver Koronarthrombose neigen. Perioperative Myokardinfarkte bei Patienten mit hochgradigen Koronarstenosen scheinen auf einen stressinduzierten negativen Einfluss auf das Verhältnis von Sauerstoffangebot zu -verbrauch zurückzuführen zu sein. Es ist bisher nicht geklärt, ob die Effektivität der Therapie mit β-Blockern durch eine Verbesserung des Verhältnisses von Sauerstoff-

angebot zu -verbrauch oder durch eine Stabilisierung einer vulnerablen Plaque bedingt ist.

d) **Richtig.** Häufiger treten jedoch ST-Streckensenkungen auf. Diese werden am besten mit einer ST-Strecken-Trendanalyse mittels 12-Kanal-EKG erkannt.

e) **Richtig.** Wird V_5 als Ableitung gewählt, erkennt man ca. 70% aller Ischämien. Natürlich will man mehr als 90% der signifikanten Myokardischämien detektieren, was erst durch Kombination von mindestens 2 Ableitungen gelingt (z. B. $V_3+V_5 = 97\%$).

99 Welche Pharmaka sind sinnvoll zur Behandlung einer perioperativen Myokardischämie?

a) Noradrenalin.
b) Nitroglyzerin.
c) Atropin.
d) Heparin.
e) Nifedipin.

Antworten

a) **Richtig.** Nimmt der koronare Perfusionsdruck ab, kann eine Myokardischämie entstehen. Die vorsichtig titrierte Gabe von Noradrenalin kann durch eine Anhebung des peripheren Widerstandes ohne Erhöhung der Herzfrequenz die Myokarddurchblutung vergrößern. Damit ist allerdings auch eine Steigerung des Sauerstoffverbrauchs des Myokards verbunden, da die Wandspannung ansteigt. Der Nettoeffekt vermindert allerdings die Ischämie.

b) **Richtig.** Nitroglyzerin führt zu einer Erhöhung der Durchblutung der subendokardialen Myokardschichten. Vorsichtig titrierend muss eine Hypotonie und eine Tachykardie unbedingt vermieden werden, da durch eine Verkürzung der Diastolendauer der myokardiale Blutfluss beeinträchtigt werden kann.

c) **Falsch.** Oberstes Prinzip der Behandlung einer Myokardischämie ist die Vermeidung einer Tachykardie. Atropin kann zwar indiziert sein, um eine Bradykardie zu therapieren, die zu einem kritischen Abfall des Herzzeitvolumens führt; eine nicht genau vorhersehbare Entwicklung einer atropininduzierten Tachykardie schränkt die Nützlichkeit jedoch sehr ein. Zur kontrollierten Therapie einer kreislaufwirksamen

Bradykardie sollte daher ein temporärer Schrittmacher zum Einsatz kommen.

d) **Richtig.** Sofern die Art der Operation dies zulässt, kommt der Bekämpfung der Hyperkoagulabilität in der perioperativen Phase eine große Bedeutung zu, um eine intrakoronare Fibrinbildung zu vermindern.

e) **Falsch.** Werden Kalziumantagonisten eingesetzt, sollten diejenigen zur Anwendung kommen, die keine Tachykardie verursachen, wie z. B. Diltiazem oder Verapamil.

100 Welche Aussagen zur Stufentherapie des kardiogenen Lungenödems sind richtig?

a) Der Patient sollte sitzend gelagert werden.
b) Zur Analgosedierung ist Piritramid Mittel der ersten Wahl.
c) Mittel der ersten Wahl zur Vorlastsenkung ist hoch dosiertes Furosemid.
d) Bei schwerwiegenden Herzrhythmusstörungen ist die nichtinvasive oder invasive Beatmung sinnvoll.
e) Eine Beatmung mit PEEP ist kontraindiziert.

Antworten

a) **Richtig.** Durch sitzende Lagerung erfolgt eine Reduktion der Vorlast. Die Verminderung der Vorlast ist vorrangiges Ziel bei der Behandlung des »Rückwärtsversagens« des Herzens.

b) **Falsch.** Mittel der ersten Wahl ist Morphin (5–10 mg i. v.). Es hat aufgrund seiner vorlastsenkenden Begleitwirkung theoretische Vorteile, alle gebräuchlichen Opioide können jedoch eingesetzt werden.

c) **Falsch.** Die kombinierte Anwendung von Furosemid und Nitroglyzerin ist Therapie der Wahl, wobei eine hoch dosierte Nitroglyzeringabe mit einer niedrig dosierten Furosemidgabe kombiniert werden sollte. Bei Patienten, die innerhalb der vorangegangenen 24 h Sildenafil eingenommen haben, ist Nitroglyzerin kontraindiziert.

d) **Richtig.** Kriterien, die für eine Beatmung sprechen, sind neben den üblichen Zeichen der respiratorischen Insuffizienz auch Herzrhythmusstörungen, wenn sie infolge einer Hypoxämie auftreten.

e) **Falsch.** Die Beatmung mit PEEP reduziert den venösen Rückstrom und vermindert die Nachlast des linken Ventrikels. Sie wirkt sich bei kardiogenem Lungenödem hämodynamisch eher positiv aus.

101 Welche Aussagen zum kardiogenen Schock sind richtig?

a) Er ist meist Folge eines Myokardinfarkts, wenn mehr als 40% des linksventrikulären Myokards betroffen ist.
b) Ein variabler Anteil von postischämischem dysfunktionalem Myokard trägt zusätzlich zum infarzierten Myokardareal zur Funktionsminderung des Ventrikels bei.
c) Der mittlere arterielle Blutdruck ist kleiner als 65 mmHg.
d) Der Herzindex ist kleiner als 2,2 $l/min/m^2$.
e) Der Wedgedruck ist größer als 18 mmHg.

Antworten

a) **Richtig.** Der kardiogene Schock entsteht meist auf dem Boden eines akuten Verschlusses einer Koronararterie. Sind mehr als 40% des linksventrikulären Myokards betroffen, resultiert eine so starke Verminderung des Schlagvolumens, dass ein Schock entsteht.
b) **Richtig.** Zusätzlich zum irreversibel ausgefallenen infarzierten Myokard gibt es eine weitere Funktionsminderung von postischämischem Myokard. Darunter versteht man die verminderte Kontraktionskraft des Myokards, das zwar eine ischämische Episode strukturell unbeschadet überstanden hat, aber trotz einer wiederhergestellten normalen myokardialen Gewebedurchblutung dysfunktional ist. Dieses »stunned« (erschreckte) Myokard benötigt teilweise einige Tage zur Erholung.
c) **Richtig.** Der niedrige Blutdruck ist ein Zeichen der Störung der Pumpfunktion.
d) **Richtig.**
e) **Richtig.** Die Voraussetzungen c, d und e müssen vorliegen, um von einem kardiogenen Schock sprechen zu können. Ischämisches Myokard benötigt, um eine ausreichende enddiastolische linksventrikuläre Füllung zu gewährleisten, oftmals merklich erhöhte Wedgedrücke, da die Ventrikelcompliance deutlich erniedrigt ist und bei hohem Wedgedruck evtl. ein nur geringes, nicht ausreichendes enddiastolisches Volumen vorliegt. Die Vorlast muss also unter kontinuierlicher Überwachung des Herzzeitvolumens und des Wedgedrucks durch Volumengabe titriert und optimiert werden. Die Voraussetzungen c und d gelten ebenso für einen hypovolämischen Schock.

102 Welche Aussagen zur Behandlung des kardiogenen Schocks sind richtig?

a) Es ist eine vordringliche Diagnosestellung zur Klärung der Ursache anzustreben.
b) Die Herzfrequenz sollte durch die Gabe von β-Blockern normalisiert werden (60/min).
c) Mittel der ersten Wahl zur Steigerung des Herzzeitvolumens ist Dopamin.
d) Die Thrombolyse ist der perkutanen transluminalen Koronarangioplastie (PTCA) bei Vorliegen eines Herzinfarkts vorzuziehen.
e) Die Nachlast sollte mittels Natriumnitroprussid vermindert werden.

Antworten

a) **Richtig.** Zur weiteren Therapieplanung und wegen der hohen Letalität (ca. 70%) des kardiogenen Schocks ist eine Differenzialdiagnostik unbedingt anzustreben.
b) **Falsch.** Im Gegensatz zu der Therapie des Herzinfarkts ohne Schocksymptomatik ist die Gabe von β-Blockern bei der Behandlung des kardiogenen Schocks relativ kontraindiziert. Zum einen kann die Gabe eines β-Blockers zu einer weiteren Verschlechterung des Herzzeitvolumens führen und zum anderen die Therapie mit Katecholaminen erschweren.
c) **Falsch.** Die Steigerung der Inotropie wird am besten durch Katecholamine erreicht, die eine ausgeprägte β-mimetische Wirkung haben. Dies ist in erster Linie Dobutamin. Die Kombination aus Dobutamin/Dopamin wird jedoch vereinzelt auch empfohlen. Letztlich kommt es auf die kontrollierte Anwendung der zur Verfügung stehenden Katecholamine unter kontinuierlicher Messung der hämodynamischen Zielgrößen an.
d) **Falsch.** Bei schnell zur Verfügung stehender Koronarangiographie und dementsprechend rasch verfügbaren Interventionsmöglichkeiten (»door-to-needle-time« <90 min) ist die PTCA der Thrombolyse vorzuziehen.
e) **Richtig.** Bei bestehender erhöhter Nachlast kann zur vorsichtig titrierenden Senkung der Nachlast Natriumnitroprussid eingesetzt werden. Somit kann evtl. eine Steigerung des Herzzeitvolumens und eine Senkung des Sauerstoffverbrauchs des Herzens erzielt werden.

Akutes Koronarsyndrom

103 Welche Diagnosen umfasst der Begriff »akutes Koronarsyndrom«?

a) Akuter Myokardinfarkt.
b) Stabile Angina pectoris.
c) Instabile Angina pectoris.
d) STEMI.
e) NSTEMI.

Antworten

a) **Richtig.** Das akute Koronarsyndrom umfasst jedwede Konstellation von Symptomen, die mit einer akuten myokardialen Ischämie einhergehen und ein erhöhtes Letalitätsrisiko bergen.
b) **Falsch.** Die stabile Angina pectoris wird nicht unter diesem Begriff subsumiert.
c) **Richtig.** Die instabile Angina pectoris ist Teil des akuten Koronarsyndroms. Sie umfasst wiederum 3 Formen: Ruheangina, Crescendoangina und die erstmalige Angina.
d) **Richtig.** STEMI steht für »ST-segment elevation myocardial infarction«, also einem Myokardinfarkt mit ST-Hebung, nach alter Nomenklatur einem transmuralen Infarkt. Ein STEMI wird im Verlauf meist Q-Zacken ausbilden (»Q-wave infarction«).
e) **Richtig.** NSTEMI steht für einen Myokardinfarkt ohne Ausbildung von ST-Hebungen. Der entscheidende Unterschied besteht darin, dass nach den Empfehlungen des American College of Cardiology/American Heart Association ein STEMI entweder mit einer Thrombolyse oder PTCA behandelt wird, der NSTEMI dagegen nicht mit einer Thrombolyse behandelt werden soll, also entweder konservativ oder mittels PTCA.

104 Welche diagnostischen Maßnahmen bei Vorliegen eines akuten Koronarsyndroms sind richtig?

a) Es sollte sofort ein 12-Kanal-EKG geschrieben werden.
b) Troponin I sollte sofort bestimmt werden.
c) CK-MB sollte sofort bestimmt werden.

d) LDH/HBDH sollte sofort bestimmt werden.
e) Bei negativem Troponin I sollte die Bestimmung innerhalb von 6–12 h wiederholt werden.

Antworten

a) **Richtig.** Zur weiteren Diagnosestellung ist ein 12-Kanal-EKG unverzichtbar.
b) **Richtig.** Marker des Zelluntergangs von Myozyten sollten bestimmt werden. Darunter fallen sowohl myokardspezifische Marker wie Troponin I und T, CK-MB als auch eher unspezifische wie LDH (Laktatdehydrogenase), HBDH (Hydroxybutyratdehydrogenase), GPT (Glutamat-Pyruvat-Transaminase) und GOT (Glutamat-Oxalacetat-Transaminase).
c) **Richtig.**
d) **Richtig.** Unter HBDH werden die Isoenzyme LDH_1 und LDH_2 zusammengefasst. Ein positiver Nachweis spricht für ein länger zurückliegendes Infarktgeschehen.
e) **Richtig.** Troponin I und T sind zwar myokardspezifisch, jedoch frühestens 6 h nach Zelluntergang nachweisbar. Früher (nach ca. 2 h) kommt es zu einem Anstieg des Myoglobin, das ebenso bestimmt werden sollte. Die Messung von Myoglobin dient lediglich dem frühen Ausschluss und nicht dem Nachweis eines Infarktes, da es unspezifisch ist.

105 Patienten mit den Symptomen eines akuten Koronarsyndroms haben ein erhöhtes Letalitätsrisiko, wenn folgende Zeichen vorliegen

a) Alter über 75 Jahre.
b) Positiver Nachweis von Troponin I.
c) Rasselgeräusche bei der Auskultation der Lungen.
d) Angina pectoris der Klassifizierung III/IV vor dem akuten Ereignis.
e) Bradykardie.

Antworten

a) **Richtig.**
b) **Richtig.** Troponin über 0,1 ng/ml.

c) **Richtig.**
d) **Falsch.** Die Angina-pectoris-Klassifikation erfolgt nach der Canadian Cardiovascular Society (CCS): I, Angina pectoris bei starker Belastung; II, Angina pectoris bei leichter Belastung; III, Angina pectoris schränkt die normale physische Aktivität ein; IV, keine normale physische Aktivität ohne Angina pectoris, evtl. Ruheangina. Entscheidend ist nicht die Klassifizierung in CCS IV, sondern die Dauer der Ruheangina z. B. >20 min.
e) **Richtig.** Aus großen randomisierten Studien (PURSUIT, ESSENCE) geht hervor, dass die Bradykardie zu den Risikofaktoren für eine erhöhte Letalität zählt.

106 Die antiischämische Therapie eines Patienten mit den Symptomen eines akuten Koronarsyndroms besteht in der Gabe und Anwendung von

a) Bettruhe und Sauerstoff.
b) Nitroglyzerin.
c) Morphin.
d) β-Blockern.
e) ACE-Hemmern.

Antworten

a) **Richtig.**
b) **Richtig.**
c) **Richtig.**
d) **Richtig.** Die kombinierte Anwendung von β-Blockern und Nitroglyzerin ist notwendig, wenn Nitroglyzerin allein einen erhöhten Blutdruck nicht ausreichend senkt. Sind β-Blocker kontraindiziert, sollte eine Therapie mit Kalziumkanalblockern (Diltiazem, Verapamil) erwogen werden.
e) **Richtig.** Die Gabe von ACE-Hemmern sollte erfolgen, wenn trotz kombinierter Anwendung von Nitroglyzerin und β-Blockern eine arterielle Hypertonie weiter besteht und eine systolische Dysfunktion oder ein Diabetes mellitus vorliegt.

107 Welche Aussagen zur antithrombotischen Therapie von Patienten mit den Symptomen eines akuten Koronarsyndroms sind richtig?

a) Acetylsalicylsäure ist Mittel der ersten Wahl.
b) Zusätzlich sollte mit Heparin antikoaguliert werden.
c) Auch ein Glykoprotein-IIb/IIIa-Rezeptor-Antagonist sollte zu a und b hinzugenommen werden.
d) Eine intravenöse thrombolytische Therapie bei Patienten mit NSTEMI sollte danach angeschlossen werden.
e) Ticlopidin oder Clopidogrel können anstelle von Acetylsalicylsäure eingesetzt werden.

Antworten

a) **Richtig.** Alle Patienten mit einem akuten Koronarsyndrom sollten mit Diagnosestellung Acetylsalicylsäure erhalten, wenn keine Kontraindikationen vorliegen. Zu den Kontraindikationen für Acetylsalicylsäure zählen Intoleranz oder Allergie, retinale oder gastrointestinale Blutungen, Magen- oder Duodenalulcera.
b) **Richtig.** Anzustreben ist die 1,5- bis 2fache Verlängerung der partiellen Thromboplastinzeit (PTT).
c) **Richtig.** Dies gilt für das akute Koronarsyndrom mit persistierenden ischämischen Symptomen oder für Patienten mit erhöhtem Risikoprofil.
d) **Falsch.** Dies ist kontraindiziert bei Patienten mit NSTEMI. Ausnahmen sind Patienten mit einem neu aufgetretenen Linksschenkelblock oder einem rein posterioren Myokardinfarkt.
e) **Richtig.** Dies sind 2 Vertreter der Thienopyridine, die als ADP-Antagonisten für die Thrombozytenaggregationshemmung zugelassen sind. Die Wirkung hat eine Latenzzeit von einigen Tagen. Nebenwirkungen von Ticlopidin sind Diarrhoe, Nausea, Vomitus, Neutropenie und thrombotisch-thrombozytopenische Purpura. Das Nebenwirkungsprofil von Clopidogrel ist ähnlich dem von Ticlopidin, allerdings ohne Risiko für eine Neutropenie. Es konnte gezeigt werden, dass die Reduktion der zerebrokardiovaskulären Mortalität durch Clopidogrel der Therapie mit Acetylsalicylsäure zumindest gleichwertig war (CAPRIE-Studie).

108 Welche Aussagen über die Anwendung und Interpretation des EKG zur Diagnose eines Myokardinfarkts sind richtig?

a) Ein Hinterwandinfarkt entsteht meist durch Verschluss der rechten Koronararterie.
b) Ein pathologisches Q (sog. Pardée-Q) in aVR ist pathognomonisch für einen abgelaufenen Infarkt im Bereich der Herzspitze.
c) ST-Hebungen in V_1, V_2 und V_3 sprechen für einen Vorderwandinfarkt.
d) Ein Zeichen der Wiederherstellung der Myokardperfusion ist der Rückgang der ST-Hebungen.
e) Eine ST-Senkung kann durch eine Hyperkaliämie verursacht sein.

Antworten

a) **Richtig.** In ca. 80% der Fälle ist die betroffene Arterie die A. coronaria dextra, in den übrigen Fällen die A. circumflexa sinistra. Zeichen des Verschlusses der A. coronaria dextra sind eine ST-Hebung in Ableitung III größer als in II und eine ST-Senkung in I und aVL. Zeichen des Verschlusses der Circumflexa sind ST-Hebungen in I, aVL, V_5 und V_6 und ST-Senkungen in V_1, V_2 und V_3.
b) **Falsch.** Ein pathologisches Q wird dann diagnostiziert, wenn die Breite der Q-Zacke mindestens 0,04 s beträgt und 1/3 der Höhe der R-Zacke ausmacht. In aVR ist dieses Zeichen regelhaft anzutreffen, weswegen hier ein Pardée-Q nicht pathognomonisch, sondern normal ist.
c) **Richtig.** Die Lokalisation der ST-Hebungen spricht für einen Vorderwandinfarkt und den Verschluss des R. interventricularis anterior. Ist zusätzlich noch eine ST-Hebung in aVL und eine ST-Senkung in aVF zu verzeichnen, spricht dies für einen Verschluss proximal des 1. Diagonalastes.
d) **Richtig.** Die Abnahme der ST-Hebungen ist ein gutes Zeichen für die Wiederherstellung der Myokardperfusion. Das Ausmaß des Rückganges der ST-Hebungen korreliert dabei mit der Kurz- und Langzeitletalität. Ein Rückgang um 70% in der Ableitung mit maximaler ST-Hebung zeigt einen günstigen Ausgang an. Umgekehrt erhält man Aufschluss über den Erfolg einer Lysetherapie: Das Ausbleiben eines Rückganges der ST-Hebungen innerhalb von 90 min zeigt einen Misserfolg an.

e) **Richtig.** Eine Hyperkaliämie ruft zunächst ein hohes zeltförmiges T hervor. Bei weiter zunehmender Hyperkaliämie wird zusätzlich der QRS-Komplex verbreitert und die ST-Strecke gesenkt.

Herzchirurgische Intensivmedizin

109 Welche Aussagen zur Perikardtamponade sind richtig?

a) Bei einer akuten Volumenvermehrung auf 10 ml stellt das Perikard eine nichtelastische Begrenzung dar, sodass der intraperikardiale Druck auf Werte über 10 mmHg ansteigt.
b) Charakteristisches Zeichen einer Tamponade ist ein Pulsus paradoxus.
c) Hohe v-Wellen in der Kurve des zentralen Venendrucks sind pathognomonisch.
d) Das Auftreten kann mit einem Dressler-Syndrom assoziiert sein.
e) Die Therapie der Perikardtamponade besteht in einer Entlastungspunktion oder einer Perikardiotomie.

Antworten

a) **Falsch.** Der Herzbeutel enthält physiologischerweise ca. 10–20 ml Flüssigkeit. Bei einer akuten Zunahme auf 200 ml steigt der intraperikardiale Druck auf Werte an, die sich dem rechtsatrialen Druck angleichen. Dadurch kommt es zur Behinderung des venösen Rückflusses und einer verminderten Ventrikelfüllung und Abnahme des Schlagvolumens. Bei einer langsam entstehenden Herzbeuteltamponade kann der Herzbeutel nachgeben und die hämodynamischen Auswirkungen durch eine Zunahme des zirkulierenden Blutvolumens kompensiert werden.
b) **Richtig.** Die Akzentuierung der Abnahme des systolischen Blutdrucks während der Inspiration beschreibt den Pulsus paradoxus. Neben diesem hämodynamischen Alternans ist auch ein elektrischer Alternans im EKG charakteristisch.
c) **Falsch.** Hohe v-Wellen in der ZVD-Kurve sind charakteristisch für eine Trikuspidalklappeninsuffizienz. Hohe a-Wellen sprechen für eine Druckerhöhung in der pulmonalen Strombahn. Ein Fehlen der y-Welle ist pathognomonisch für eine Herzbeuteltamponade, jedoch nicht leicht erkennbar und durch eine gleichzeitig vorhandene Tachykardie oft maskiert.
d) **Richtig.** Das Dressler-Syndrom ist eine Postinfarktpleuroperikarditis autoimmunologischer Genese mit Fieber. Chronische Tamponaden treten auch paraneoplastisch und bei HIV-Infektion auf. Eine akute

Herzbeuteltamponade kommt u. a. im Rahmen einer Aortendissektion oder nach Herzoperationen vor.

e) **Richtig.** Die Entlastungspunktion erfolgt in der Regel unter Ultraschallsicht, wobei Blutkoagel nicht abpunktiert werden können. Mit einer Perikardiotomie lassen sich auch Blutkoagel entfernen.

110 Welche Aussagen zur intraaortalen Ballongegenpulsation sind richtig?

a) Indikationen für die intraaortale Ballongegenpulsation sind das linksventrikuläre Versagen bzw. der kardiogene Schock.
b) Bei der intraaortalen Ballongegenpulsation wird der Ballonkatheter in der Aorta ascendens platziert.
c) Der Ballon bei der intraaortalen Ballongegenpulsation wird während der Systole des Herzens gefüllt.
d) Die Füllung des Ballons bei der intraaortalen Ballongegenpulsation erfolgt mit Kohlendioxid.
e) Eine häufige Komplikation der intraaortalen Ballongegenpulsation ist die Beinischämie.

Antworten

a) **Richtig.** Einsatzbereiche der intraaortalen Ballongegenpulsation sind die Herzchirurgie und die Kardiologie. Das linksventrikuläre Versagen zählt sowohl nach herzchirurgischen Eingriffen als auch nach akutem Myokardinfarkt zu den Indikationen für den Einsatz des Systems.
b) **Falsch.** In aller Regel wird der Katheter für die intraaortale Ballongegenpulsation über die A. femoralis via Seldinger-Technik vorgeschoben. Die Spitze des Ballonkatheters wird in der Aorta descendens 2 cm distal des Abgangs der linken A. subclavia platziert.
c) **Falsch.** Das Prinzip der intraaortalen Ballongegenpulsation ist die diastolische Augmentation, d. h. die Inflation des Ballons erfolgt in der Diastole.
d) **Falsch.** Als Gas zur Inflation des Ballons kommt Helium zur Anwendung, das aufgrund seiner physikalischen Eigenschaften eine schnelle In- und Deflation des Ballons gewährleistet.
e) **Richtig.** In bis zu 20% der Fälle werden Beinischämien auf der Insertionsseite des Katheters beschrieben. Die meisten Ischämien bilden sich nach Entfernen des Katheters wieder zurück. Im Einzelfall sind

operative Eingriffe zur Versorgung des Beines erforderlich (z. B. Faszienspaltung bei Kompartmentsyndrom).

111 Welche Aussagen zur temporären Schrittmachertherapie sind richtig?

a) Standard bei der temporären Schrittmachertherapie auf der Intensivstation ist heute die Stimulation mittels gastroösophagealer Sonde.
b) Eine temporäre Schrittmachertherapie mittels transkutaner Elektrostimulation über Klebeelektroden erfordert eine Analgosedierung des wachen Patienten.
c) Eine Chandler-Sonde wird über den rechtsventrikulären Port des Swan-Ganz-Katheters eingeführt.
d) Für die transvenöse Elektrostimulation gibt es nicht nur halbsteife Elektrodenkatheter, sondern auch spezielle Balloneinschwemmelektrodenkatheter.
e) Eine zwar seltene, aber typische Komplikation der transvenösen Stimulationstechnik ist die Perforation des rechten Ventrikels mit Perikardtamponade.

Antworten

a) **Falsch.** Die Stimulation mittels gastroösophagealer Sonde ist zwar mittlerweile eine etablierte Technik, Standardverfahren bleibt jedoch weiterhin der transvenöse Zugang mit endokardialer Stimulation.
b) **Richtig.** Das Hauptproblem bei der transkutanen Stimulation beim wachen Patienten ist der Thoraxschmerz und die Stimulation der Brustmuskulatur, wobei die Muskelkontraktionen mit der Impulsstärke zunehmen. Eine Analgosedierung ist daher notwendig.
c) **Richtig.** Über einen speziellen Swan-Ganz-Katheter kann eine rechtsventrikuläre Elektrostimulation durchgeführt werden, wenn über den rechtsventrikulären Zugang dieses Katheters eine Schrittmachersonde nach Chandler vorgeschoben wird.
d) **Richtig.** Am einfachsten ist das transvenöse Einschwemmen der Schrittmachersonde, wenn an ihrer Spitze ein Ballon angebracht ist. Somit ist die Insertionsdauer bei den Balloneinschwemmelektrodenkathetern kürzer als bei den halbsteifen Elektrodenkathetern. Weiterhin ist die Sondenpositionierung bei den Ballonkathetern zufriedenstellender.

e) **Richtig.** Die transvenöse temporäre Schrittmachertherapie hat eine hohe Komplikationsrate. Die Komplikationen reichen von Problemen im Rahmen der Venenpunktion über mannigfaltige Rhythmusstörungen bis hin zu Perforationen des Septums oder des rechten Ventrikels.

112 Welche Aussagen zur herzchirurgischen Intensivmedizin sind richtig?

a) Tritt bei einem Patienten in den ersten Stunden nach einer koronaren Revaskularisierung ein Blutdruckabfall, eine Tachykardie und eine Anurie neben einer Verbreiterung der Herzsilhouette im Röntgenbild auf, so muss der Patient neben der Volumengabe rasch an eine kontinuierliche Hämofiltration angeschlossen werden.
b) Tritt im Rahmen eines akuten Myokardinfarkts ein lautes holosystolisches Herzgeräusch auf, so sollte der Patient baldmöglichst einem Herzchirurgen vorgestellt werden.
c) Die Operation nach Trendelenburg weist bei der fulminanten Lungenembolie eine relativ hohe Erfolgsquote auf.
d) Ein Swan-Ganz-Katheter, der während einer Herzoperation akzidentell an kardiale Strukturen festgenäht wurde, muss auf jeden Fall im Rahmen einer Rethorakotomie wieder entfernt werden.
e) Neurologische Probleme in der unmittelbar postoperativen Phase sind nach Mitralklappenersatz seltener als nach aortokoronarer Revaskularisierung.

Antworten

a) **Falsch.** Die wahrscheinlichste Diagnose ist eine akute Einblutung ins Perikard mit konsekutiver Perikardtamponade, die neben Kreislaufeffekten auch rasch eine Oligurie bis Anurie bewirkt. Die schnelle operative Entlastung führt dann in der Regel zur baldigen Erholung der Diurese. Die Konzentration auf die renale Situation mit Anschließen der Hämofiltration verzögert die Diagnosestellung. Weiterhin kann die zusätzliche Heparingabe im Rahmen der Hämofiltration die Perikardtamponade noch aggravieren.
b) **Richtig.** Ein neu auftretendes Holosystolikum weist auf eine Ruptur des Ventrikelseptums hin, was echokardiographisch schnell zu verifizieren ist. Während man früher bis zu 6 Wochen zuwartete, empfehlen

die aktuellen Richtlinien (American College of Cardiology/American Heart Association) die sofortige operative Intervention.

c) **Falsch.** Die pulmonale Embolektomie nach Trendelenburg, die ohne Herz-Lungen-Maschine durchgeführt wird, weist eine sehr hohe Letalität auf, während die Notfallembolektomie mit Hilfe der Herz-Lungen-Maschine deutlich bessere Ergebnisse quoad vitam zeitigt.

d) **Falsch.** Verfahren der interventionellen Radiologie ermöglichen die Entfernung eines Katheters im Einzelfall auch ohne Rethorakotomie.

e) **Falsch.** Insbesondere nach Mitralklappenersatz ist das Risiko einer postoperativen neurologischen Problematik wesentlich höher als nach aortokoronarer Revaskularisation.

Thoraxdrainage und ZVK

113 Welche Aussagen zu Punktionstechniken sind richtig?

a) Bei der Punktion der V. femoralis wird lateral der A. femoralis punktiert.
b) Katheter, die über die V. femoralis eingelegt werden, haben beim Intensivpatienten dieselbe Infektions- und Thromboserate wie Subklaviakatheter.
c) Der Monaldi-Zugang erfolgt über die V. jugularis interna rechts.
d) Eine Bülau-Drainage wird am Unterrand der Rippe eingelegt.
e) Es gibt Fallberichte über intrahepatische und intrakardiale Fehllagen von Thoraxdrainagen.

Antworten

a) **Falsch.** Die V. femoralis befindet sich medial der A. femoralis.
b) **Falsch.** Katheter in der V. femoralis haben beim Intensivpatienten gegenüber dem Subklaviakatheter eine mehrfach höhere Infektions- und Thromboserate.
c) **Falsch.** Beim Monaldi-Zugang wird eine Thoraxdrainage im 2. oder 3. Interkostalraum in der Medioklavikularlinie eingebracht. Vincenzo Monaldi (1899-1969) hatte diese Technik im Jahre 1938 als Zugang zu Kavernen bei Lungentuberkulose eingeführt.
d) **Falsch.** Bei der Anlage von Thoraxdrainagen orientiert man sich immer am Oberrand der Rippe, da am Unterrand das Gefäß-Nerven-Bündel verläuft, das geschont werden muss. Die Bülau-Drainage wird nicht anterior (s. Monaldi), sondern lateral angelegt. Man wählt dabei den 4. oder 5. Interkostalraum in der vorderen Axillarlinie.
e) **Richtig.** Bei einer Anlage von der rechten Seite kann in seltenen Fällen eine intrahepatische Fehllage auftreten. Hierbei ist mit Blutungskomplikationen zu rechnen. Bei einer Anlage auf der linken Thoraxseite kann im seltenen Einzelfall eine solche Drainage in den Ventrikel vorgeschoben werden. Hierbei kann ein akuter, evtl. letaler Blutverlust auftreten.

114 Welche Aussagen zum zentralen Venenkatheter sind richtig?

a) Im Rahmen der Anlage eines zentralen Venenkatheters sind Katheterfehllagen beim Zugang über die rechte V. jugularis interna deutlich seltener als über die rechte V. subclavia.
b) Zentrale Venenkatheter beim Intensivpatienten sollten routinemäßig alle 7 Tage gewechselt werden.
c) Muss ein zentraler Venenkatheter bei klinischem Verdacht auf eine Katheterinfektion gewechselt werden, dann muss keine Neupunktion erfolgen, sondern der Katheter kann über einen Führungsdraht gewechselt werden.
d) Zentrale Venenkatheter mit Chlorhexidin-Silbersulfadiazin-Beschichtung werden auch von Patienten mit Chlorhexidinallergie problemlos vertragen.
e) Kommt es bei Anlage eines zentralen Venenkatheters zu einer Führungsdrahtembolie, so kann der Draht belassen werden, wenn er keine akute Symptomatik hervorruft.

Antworten

a) **Richtig.** Aufgrund der anatomisch geraden Strecke von der rechten V. jugularis interna in die obere Hohlvene sind Fehllagen selten. Beim Zugang über die rechte V. subclavia kann die Katheterspitze in die linke V. subclavia oder auch nach kranial in die V. jugularis abweichen.
b) **Falsch.** Es liegen einige Studien vor, die keinen Vorteil für ein routinemäßiges Wechseln der Katheter ohne Zeichen der Infektion sehen. Somit ist der routinemäßige Katheterwechsel nach Schema nicht sinnvoll.
c) **Falsch.** Ein Wechsel über Führungsdraht verringert das Risiko mechanischer Punktionskomplikationen; gleichzeitig ist allerdings das Risiko einer Katheterkolonisation und -infektion erhöht. Bei Verdacht auf eine Katheterinfektion sollte immer eine Neupunktion erfolgen.
d) **Falsch.** Es liegen inzwischen Berichte über schwerwiegende anaphylaktische Reaktionen bei Patienten vor, die bei bekannter Chlorhexidinallergie einen solchen Katheter erhalten hatten.
e) **Falsch.** Embolisierte Führungsdrähte oder Teile von Führungsdrähten müssen entfernt werden, da schwerwiegende Komplikationen sekundär auftreten können. Verfahren der interventionellen Radiologie gelten als Methode der Wahl zur Extraktion.

Swan-Ganz-Katheter

115 Welche Aussagen zum Swan-Ganz-Katheter sind richtig?

a) Die Indikation zur Anlage von Swan-Ganz-Kathetern (Pulmonalarterienkatheter, Rechtsherzeinschwemmkatheter) wurde in den letzten Jahren heftig diskutiert.
b) Während des Einschwemmens des Swan-Ganz-Katheters werden bei der Passage des rechten Ventrikels relativ häufig Herzrhythmusstörungen ausgelöst.
c) Das Ablesen des pulmonalarteriellen Verschlussdrucks (Wedgedruck) erfolgt als Mittelwert des Kurvenverlaufes.
d) Der Wedgedruck kann nur dann korrekt gemessen werden, wenn die Katheterspitze in der West-Zone I liegt.
e) Der Druck in der Pulmonalarterie muss nach Legen des Swan-Ganz-Katheters kontinuierlich gemessen werden.

Antworten

a) **Richtig.** Insbesondere nach der retrospektiven Studie von Connors aus dem Jahre 1996 gab es z. T. sehr emotional geführte Diskussionen über den Sinn und Unsinn des Einsatzes dieses Katheters. Connors war damals anhand retrospektiver Daten zu dem Schluss gekommen, dass die Anlage des Katheters die Patientenletalität erhöht. Inzwischen liegen mehrere randomisierte, prospektive Studien vor, die beim Einsatz des Katheters keine Vorteile für die Patienten ergaben.
b) **Richtig.** Die Rhythmusstörungen treten insbesondere bei der Ventrikelpassage auf, wobei sie nach dem Vorschieben bzw. Zurückziehen des Katheters in der Regel von selbst verschwinden.
c) **Falsch.** Der Wedgedruck wird endexspiratorisch abgelesen. Dies entspricht beim beatmeten Patienten dem unteren Wert des Kurvenverlaufes, beim spontan atmenden Patienten dagegen dem oberen Wert.
d) **Falsch.** Der Wedgedruck ist nur dann aussagekräftig, wenn der Katheter in der West-Zone III liegt. Nach der funktionellen Zoneneinteilung von West ist in Zone III der pulmonalarterielle und der pulmonalvenöse Mitteldruck zu jedem Zeitpunkt höher als der alveoläre Druck.
e) **Richtig.** Die kontinuierliche Messung ist wichtig, um ein spontanes Migrieren des Katheters in die Wedgeposition zu erkennen und einen

durch eine Spontanwedgeposition drohenden Lungeninfarkt zu verhindern.

116 Welche Aussagen zum Swan-Ganz-Katheter sind richtig?

a) Tritt beim Vorschieben des Katheters hellrotes Blut im Endotrachealtubus auf bzw. kommt es zur Hämoptyse, sollte man rasch kompetente personelle Unterstützung anfordern.
b) Ein Swan-Ganz-Katheter kann problemlos 10 Tage lang in situ belassen werden.
c) Nach Anlage eines Swan-Ganz-Katheters müssen die Messwerte für das hämodynamische Profil im zeitlichen Verlauf registriert werden.
d) Die Bestimmung des Herzzeitvolumens mittels Swan-Ganz-Katheter erfolgt nach dem Prinzip der Pulskonturanalyse.
e) Die Messung des Herzzeitvolumens mittels Swan-Ganz-Katheter ist bei Trikuspidalinsuffizienz korrekt.

Antworten

a) **Richtig.** Hellrotes Blut im Trachealtubus bzw. Hämoptyse sind Zeichen einer Pulmonalarterienruptur. Diese ist sehr selten und tritt am häufigsten bei Patienten mit pulmonalem Hypertonus auf, insbesondere wenn der geblockte Katheter forsch vorgeschoben wird oder wenn die bereits erreichte Wedgeposition nicht erkannt wird. Die Therapie beinhaltet die Sicherstellung der Oxygenierung, die Volumengabe, eine selektive Bronchusokklusion und evtl. eine Lungenresektion.
b) **Falsch.** Nach 3–4 Tagen Liegedauer steigt die Infektionsrate steil an, sodass über eine Entfernung des Katheters nachgedacht werden sollte. Diese Zunahme der Infektionsrate wird auch bei hochsteriler Katheteranlage und Anwendung eines Katheterpflegeprotokolls berichtet.
c) **Richtig.** Einzelmessungen sind wichtig, sie sollten jedoch nicht überbewertet werden. Das hämodynamische Profil sollte mehrfach am Tag erhoben und im Verlauf interpretiert werden.
d) **Falsch.** Das Prinzip beruht auf der Thermodilution. Der Standard-Swan-Ganz-Katheter arbeitet auf der Basis des Kältebolus, während modifizierte Katheter, die quasi kontinuierlich messen, intermittierende Wärmeboli zu Hilfe nehmen.
e) **Falsch.** Durch den Rückfluss in den rechten Vorhof wird das Herzzeitvolumen fälschlicherweise zu niedrig gemessen.

Monitoring

117 Welche hämodynamischen Messwerte sind Normalwerte?

a) Der systemische arterielle Mitteldruck beträgt rund 50–80 mmHg.
b) Der pulmonalarterielle Mitteldruck beträgt 5–10 mmHg.
c) Der sog. Wedgedruck ist 5–12 mmHg.
d) Der periphere Gesamtwiderstand beträgt 1400–1800 dyn × s × cm^{-5}.
e) Der Herzindex beträgt 2,5–4,5 $l/min/m^2$.

Antworten

a) **Falsch.** Der normale systemische arterielle Mitteldruck beträgt rund 80–100 mmHg. Unterhalb eines arteriellen Mitteldrucks von 70 mmHg ist die zerebrale und renale Autoregulation des Blutflusses beeinträchtigt.
b) **Falsch.** Der normale pulmonalarterielle Mitteldruck liegt bei 10–20 mmHg.
c) **Richtig.** Fehlinterpretationen des Wedgedrucks bzw. Beeinträchtigungen des Rückschlusses vom Wedgedruck auf den linksventrikulären enddiastolischen Füllungsdruck kommen vor bei Mitralstenose oder -insuffizienz, hohem PEEP, Lage außerhalb der West-Zone III, Pneumonektomie und Aorteninsuffizienz.
d) **Falsch.** Dies sind erhöhte Werte, normal sind 900–1400 dyn × s × cm^{-5}. Der periphere Gesamtwiderstand und der Herzindex sind wichtige Größen zur Steuerung einer Katecholamintherapie.
e) **Richtig.** Neben der herkömmlichen Messung des Herzzeitvolumens mittels Thermodilutionstechnik via Swan-Ganz-Katheter finden auch semiinvasive Methoden wie z. B. die Pulskonturanalyse zunehmende Verbreitung in der Klinik.

118 Welche Aussagen zum Monitoring sind richtig?

a) Dem Prinzip der Pulsoxymetrie liegt das Lambert-Beer-Gesetz zu Grunde.
b) Eine Hyperbilirubinämie mit Bilirubinwerten >10 mg/dl verfälscht die pulsoxymetrisch gewonnenen Werte der Sauerstoffsättigung.

c) Wenn man einen 20-jährigen gesunden Patienten mit 100% Sauerstoff auf Meereshöhe beatmet, dann liegt der in der arteriellen Blutgasanalyse gemessene pO_2-Wert im Bereich von 760 mmHg.
d) Einem arteriellen pO_2-Wert von 60 mmHg entspricht eine pulsoxymetrisch gemessene Sauerstoffsättigung von 90%.
e) Die normale pulsoxymetrisch gemessene Sauerstoffsättigung eines 20-jährigen gesunden Patienten liegt in der Hauptstadt Boliviens bei 90%.

Antworten

a) **Richtig.** Dieses nach Johann Heinrich Lambert (1728–1777) und August Beer (1825–1863) benannte Gesetz erfasst mathematisch die Extinktion, im konkreten Fall die Lichtabsorption des Hämoglobins.
b) **Falsch.** Eine Hyperbilirubinämie beeinflusst die pulsoxymetrisch gewonnenen Werte nicht, sodass keine falsch hohen oder falsch niedrigen Werte gemessen werden.
c) **Falsch.** Der arterielle pO_2-Wert wird im Bereich von 660 mmHg liegen. Nach der Alveolargasgleichung müssen der pCO_2-Wert und der pH_2O-Wert (bei 37 °C) im Alveolarraum einbezogen werden. Gleichzeitig liegt auch beim Gesunden ein kleiner physiologischer Rechts-links-Shunt vor.
d) **Richtig.** Bei der Beziehung zwischen arteriellem Sauerstoffpartialdruck und Sauerstoffsättigung ist die sigmoidale Sauerstoffbindungskurve zu berücksichtigen. Im Normalfall ergibt sich aus einem pO_2-Wert von 60 mmHg eine Sauerstoffsättigung von 90%.
e) **Richtig.** Mit zunehmender Höhe nimmt der Luftdruck und damit auch der Sauerstoffpartialdruck in der Umgebungsluft ab. La Paz liegt etwa in einer Höhe von 3600 m mit einem Luftdruck von 475 mmHg, der Flughafen in einer Höhe von 4058 m. Die Sauerstoffsättigung eines 20-jährigen gesunden Patienten beträgt in La Paz in 3600 m Höhe durchschnittlich 90%, in Flughafenhöhe eher 88%.

119 Welche Aussagen zum Monitoring sind richtig?

a) Die Messung des hämodynamischen Profils mittels PiCCO-Technik erfordert neben einem zentralvenösen auch einen arteriellen Katheter.

b) Die zentralvenöse Sauerstoffsättigung ist ein Synonym für gemischtvenöse Sauerstoffsättigung.
c) Wird ein dicklumiger Katheter mit Hilfe von Dilatator- bzw. Introducertechniken über die linke V. jugularis interna eingeführt, so besteht die Gefahr einer Perforation der linken V. subclavia.
d) Die a-Welle im Kurvenverlauf des zentralen Venendrucks entspricht der rechtsatrialen Kontraktion.
e) Befindet sich in einer Spritze, mit der eine Blutgasanalyse abgenommen wird, zuviel Heparin, dann zeigt das Ergebnis fälschlicherweise eine Hyperkapnie an.

Antworten

a) **Richtig.** Das PiCCO-System beruht auf der Methodik der transpulmonalen Thermodilution und der arteriellen Pulskonturanalyse. Hierzu sind die beiden genannten Katheter erforderlich.
b) **Falsch.** Die zentralvenöse Sauerstoffsättigung spiegelt (bei einem Zugang über die V. jugularis, subclavia oder basilica) nur die Sättigung in der V. cava superior wider, während die gemischtvenöse Sättigung in der Pulmonalarterie gemessen wird und damit wesentlich mehr Komponenten erfasst. Trotzdem gilt die zentralvenöse Sauerstoffsättigung (Normwert 65–75%) als guter Parameter, um den Zustand und den Verlauf von Intensivpatienten zu beurteilen.
c) **Richtig.** Insbesondere bei tiefer Punktion und tiefem Vorschieben langer Dilatatorsysteme kann links die rechtwinklig zur V. jugularis verlaufende V. subclavia perforiert werden. Es besteht die Gefahr einer mediastinalen Fehlplatzierung des Katheters bzw. eines Hämatothorax mit hämorrhagischem Schock. In seltenen Einzelfällen kann der Katheter jedoch auch in einer persistierenden linken oberen Hohlvene zu liegen kommen.
d) **Richtig.** Der Kurvenverlauf des zentralen Venendrucks lässt sich in 5 Wellen unterteilen (a, c, v und x, y). Die a-Welle entspricht der rechtsatrialen Kontraktion, sodass die a-Welle bei Vorhofflimmern fehlt.
e) **Falsch.** Die Beimengung von zu viel Heparin ergibt fälschlicherweise eine Azidose mit einem deutlich erniedrigten pCO_2-Wert. In einem solchen Fall ist die Wiederholung der Blutgasanalyse indiziert.

120 Welche Aussagen zum Monitoring sind richtig?

a) Mit Hilfe der transösophagealen Echokardiographie lässt sich eine Endokarditis nur schwer erkennen.
b) Liegt bei einem Intensivpatienten eine prolongierte, therapieresistente hämodynamische Instabilität vor, dann bietet die Diagnostik mittels transösophagealer Echokardiographie große Vorteile.
c) Bei der transösophagealen Echokardiographie sind bisher keinerlei schwerwiegende Komplikationen des Verfahrens beschrieben worden.
d) Die Lebervenenkatheterisierung mit Messung der lebervenösen Sauerstoffsättigung hat sich in den letzten Jahren als Routineverfahren auf der Intensivstation etabliert.
e) Die pHi-Messung beruht auf dem Prinzip der Tonometrie.

Antworten

a) **Falsch.** Mit Hilfe der transösophagealen Echokardiographie kann man die Größe und die Ausdehnung endokarditischer Vegetationen exakt erfassen.
b) **Richtig.** Der Vorteil dieses Verfahrens liegt in der Schnelligkeit, mit der konkrete Aussagen möglich sind. Innerhalb kürzester Zeit lässt sich die Diagnose einer Hypovolämie, eines Linksherzversagens, einer Myokardischämie, einer Lungenarterienembolie, einer Perikardtamponade oder einer Aortendissektion stellen.
c) **Falsch.** Durch das blinde Vorschieben der Sonde besteht die Gefahr einer Traumatisierung. Neben kleineren Läsionen im Oropharynx sind inzwischen auch schwerwiegende Ösophagusperforationen publiziert worden.
d) **Falsch.** Die Lebervenenkatheterisierung hat sich bisher in der klinischen Routine nicht durchsetzen können.
e) **Richtig.** Die Messung des intramukosalen pH-Wertes (pHi) im Magen oder Sigma beruht auf einer CO_2-Akkumulation im Gewebe bei verminderter Perfusion. Mit Hilfe eines Tonometers kann der lokale pCO_2-Wert erfasst und der pHi-Wert berechnet werden. Aufgrund technischer und methodischer Mängel hat die Messung des pHi in den letzten Jahren an Bedeutung verloren. Als neuere Alternative zum pHi wird die kontinuierliche intramukosale pCO_2-Messung des Gastrointestinaltrakts angeboten.

121 Welche Aussagen zum laborchemischen Monitoring sind richtig?

a) Point-of-Care-Monitoring ist eine neue spezielle Technik zum Überwachen des Patienten mit Schädel-Hirn-Trauma.
b) Die Serumwerte der Enzyme GPT und GOT sind ein Maß für die Proteinsyntheseleistung der Leber.
c) Beim Intensivpatienten ist die Messung des ionisierten Kalziums im Blut sinnvoller als die Bestimmung des Gesamtkalziums.
d) Die ACT (»activated clotting time«) ist ein Gerinnungsparameter, dessen Normalwert bei 28–40 s liegt.
e) D-Dimere spielen in der Diagnostik der Lungenembolie keine Rolle.

Antworten

a) **Falsch.** Point-of-Care-Monitoring bedeutet die Diagnostik am Ort der Patientenbetreuung. Im engeren Sinne beinhaltet das Vorgehen die am Krankenbett durchführbare Blutanalyse, die nicht durch Laborpersonal vorgenommen wird, die innerhalb von 2 min verwertbare Ergebnisse liefert und die unmittelbare therapeutische Konsequenzen hat.
b) **Falsch.** Erhöhte Werte der Enzyme GPT (Glutamat-Pyruvat-Transaminase [Alanin-Aminotransferase, ALT]) und GOT (Glutamat-Oxalacetat-Transaminase [Aspartat-Aminotransferase, AST]) korrelieren mit dem Schweregrad einer Leberzellschädigung. Ein Maß für die Syntheseleistung sind die Werte für Albumin, Cholinesterase und die meisten Gerinnungsfaktoren.
c) **Richtig.** Das ionisierte Kalzium ist ein besserer Indikator des Kalziumstatus, da es die biologisch aktive Form ist. Das Gesamtkalzium ist einfacher zu bestimmen, während man für die Messung des ionisierten Kalziums ionenselektive Elektroden benötigt.
d) **Falsch.** Die ACT (»activated clotting time«) ist ein bettseitiger Test, bei dem Nativblut in einem Testgefäß mit gereinigter Silikonerde vermischt wird. Die Gerinnungszeit wird automatisch in Sekunden gemessen, wobei der Normalwert im Bereich von 100–120 s liegt. Die ACT kann zur Überwachung der Heparingabe während kontinuierlicher Hämofiltration oder anderer extrakorporaler Verfahren eingesetzt werden.

e) **Falsch.** D-Dimere sind quervernetzte Fibrinspaltprodukte. Sie sind keine spezifischen Thrombosemarker, ein Normalwert kann jedoch aufgrund einer sehr hohen negativen Prädiktivität zum Ausschluss einer tiefen Beinvenenthrombose oder einer Lungenembolie herangezogen werden.

122 Welche Aussagen zu Scoresystemen sind richtig?

a) Scoresysteme in der Intensivmedizin schätzen die Prognose des individuellen Intensivpatienten ein.
b) Neben allgemeinen Scores in der Intensivmedizin existieren auch Scores für spezielle Krankheitsbilder wie Sepsis, Lungenversagen oder akute Pankreatitis.
c) Der APACHE-III-Score wird häufiger eingesetzt als der APACHE II.
d) TISS dient primär der Einschätzung des Überwachungs- und Behandlungsaufwandes.
e) SAPS II und MPM II sind gängige intensivmedizinische Scoresysteme.

Antworten

a) **Falsch.** Scoresysteme dienen nicht der Einschätzung der individuellen Prognose des einzelnen Patienten, sondern der Beurteilung der Prognose einer bestimmten Gruppe von Patienten. Vor einigen Jahren gab es hierzu eine auch in der Öffentlichkeit emotional geführte Diskussion, die sich auf das Programm »Riyadh« bezog. Man sprach vom »Todescomputer«, weil man davon ausging, dass mit diesem System über Tod und Leben des einzelnen Patienten entschieden werden sollte.
b) **Richtig.** Für eine ganze Reihe von intensivmedizinischen Krankheitsbildern gibt es spezielle Scores. Der bekannteste Sepsisscore stammt von Elebute u. Stoner (1983), Murray et al. entwickelten einen Score für das Lungenversagen (1988), und Ranson et al. teilten die akute Pankreatitis nach Schweregraden ein (1974).
c) **Falsch.** Da beim APACHE III (»acute physiology and chronic health evaluation«) die Formel zur Berechnung des Sterblichkeitsrisikos nur kommerziell erhältlich ist, ist die Verbreitung im Vergleich zum APACHE II eingeschränkt. Der APACHE II, der 1985 vorgestellt wurde,

umfasst 12 physiologische Variablen, 5 chronische Vorerkrankungen und das Alter des Patienten. Die maximale Punktzahl liegt bei 71.

d) **Richtig.** TISS (»therapeutic intervention scoring system«) stammt aus dem Jahre 1974 und erfasst 76 therapeutische Interventionen in der Intensivmedizin. Miranda et al. reduzierten TISS im Jahre 1996 auf eine kompaktere Version mit nur 28 Parametern. Im deutschen DRG-System ist seit 2005 die »intensivmedizinische Komplexbehandlung« abgebildet, wobei unter anderem täglich der Core-10-TISS erhoben wird, der die zehn aufwändigsten Parameter des TISS-28-Katalogs enthält.

e) **Richtig.** SAPS II (»simplified acute physiology score«) und MPM II (»mortality predicting model«) zählen zu den üblichen krankheitsübergreifenden intensivmedizinischen Scoresystemen. Bei der Erfassung der »intensivmedizinischen Komplexbehandlung« im deutschen DRG-System muss neben dem Core-10-TISS täglich auch der SAPS II ermittelt werden.

Pankreatitis

123 Welche Aussagen zur akuten Pankreatitis sind richtig?

a) Der Anstieg der Serumamylase und Lipase korreliert mit dem Schweregrad der akuten Pankreatitis.
b) Bei der Diagnostik der akuten Pankreatitis hat die Computertomographie nur einen geringen Stellenwert.
c) Ein junger, zuvor pulmonal gesunder Patient wird sich im Rahmen einer akuten nekrotisierenden Pankreatitis pulmonal deutlich verschlechtern.
d) Opioide wie Piritramid oder Morphin haben keine Effekte auf den Sphincter Oddi.
e) Die Flüssigkeitszufuhr sollte bei akuter Pankreatitis restriktiv gehandhabt werden, um den Verlust in »dritte Räume« zu minimieren.

Antworten

a) **Falsch.** Der Anstieg der genannten Enzymwerte korreliert nicht mit dem Schweregrad der akuten Pankreatitis. Eine solche Korrelation findet sich am ehesten mit unspezifischen Entzündungsparametern wie dem C-reaktiven Protein (CRP). Am besten lässt sich der Schweregrad anhand des Ranson-Score einschätzen.
b) **Falsch.** Zusammen mit der Sonographie ist die Computertomographie wichtig für die Beurteilung der Pankreatitis, für die Erfassung der Nekrosenbildung und für die Verlaufskontrolle.
c) **Richtig.** Die lokale Entzündung im Pankreasbereich führt zu einer Freisetzung vasoaktiver und toxischer Substanzen, die eine generalisierte Entzündungsreaktion im Sinne eines SIRS bewirken. Dadurch kommt es zu systemischen Auswirkungen an Lunge, Leber, Niere und Gehirn. Weitere Faktoren, die zur pulmonalen Verschlechterung beitragen, sind der reflektorische Zwerchfellhochstand, Atelektasenbildung sowie Pleuraergüsse.
d) **Falsch.** Systemisch verabreichte Opioide erhöhen den Tonus des Sphincter Oddi und können damit ungünstige Effekte bei der akuten Pankreatitis aufweisen. Alternativ können zur Schmerztherapie peripher wirkende Analgetika wie Metamizol oder die Periduralanalgesie eingesetzt werden. An vielen Kliniken im deutschsprachigen Raum

wird zur Schmerztherapie auch Procain kontinuierlich intravenös verabreicht.

e) **Falsch.** Bei akuter Pankreatitis ist eine ausreichende Volumenzufuhr erforderlich, da die Verluste in »dritte Räume« häufig unterschätzt werden. Eine Hypovolämie ist in dieser Phase der Kapillarleckage zu vermeiden, insbesondere im Hinblick auf die Prävention eines akuten Nierenversagens.

124 Welche Aussagen zur Periduralanalgesie sind richtig?

a) Die Periduralanästhesie bzw. -analgesie ist ein etabliertes schmerztherapeutisches Verfahren bei akuter Pankreatitis.
b) Die thorakale Periduralanalgesie hat sich bei Patienten mit Rippenserienfraktur als schmerztherapeutisches Verfahren bewährt.
c) Die Bestückung eines Periduralkatheters mit Opioiden verursacht – im Gegensatz zur intravenösen Gabe – keine Atemdepression.
d) Die peridurale Gabe von Opioiden kann Übelkeit/Erbrechen und Juckreiz auslösen.
e) Eine Periduralanästhesie kann in der unmittelbar postoperativen Phase nach peripheren gefäßchirurgischen Eingriffen hilfreich sein.

Antworten

a) **Richtig.** Bei der akuten Pankreatitis zählt die Periduralanalgesie zu den etablierten Verfahren, wobei die thorakale Katheteranlage dem lumbalen Zugang vorzuziehen ist.
b) **Richtig.** Die thorakale Periduralanalgesie ist ein sehr gutes Verfahren bei Rippenserienfraktur. Eine Bestückung des Periduralkatheters mit Lokalanästhetikum bietet die Möglichkeit eines wachen, kooperativen Patienten, der aktiv Atemtherapie betreibt.
c) **Falsch.** Nach der periduralen Gabe von Opioiden treten sowohl frühe als auch späte Atemdepressionen auf. Besonders Morphin kann mehrere Stunden nach periduraler Gabe noch eine späte Atemdepression bewirken, die mit Naloxon antagonisiert werden kann.
d) **Richtig.** Die peridurale Opioidgabe ist in einem hohen Prozentsatz mit Übelkeit und Erbrechen sowie mit Juckreiz assoziiert.
e) **Richtig.** Die Periduralanästhesie bewirkt durch die Vasodilatation optimale Perfusionsverhältnisse in den Extremitäten. Außerdem kann eine sehr gute analgetische Qualität erzielt werden. Zu berücksichti-

gen ist die Gabe von Antikoagulanzien wie Heparin, da sie das Risiko einer epiduralen Blutung erhöhen.

Gastrointestinale Probleme

125 Welche Aussagen zum intraabdominellen Druck sind richtig?

a) Der intraabdominelle Druck beim Intensivpatienten wird üblicherweise über den Magen oder über die V. cava inferior gemessen.
b) Der normale intraabdominelle Druck (IAP) in flacher Rückenlage beträgt 0–8 mmHg.
c) Die Folgen eines erhöhten intraabdominellen Druckes betreffen primär die Niere und die Darmperfusion.
d) Beim abdominellen Kompartmentsyndrom liegen immer IAP-Werte über 50 mmHg vor.
e) Hauptursache für ein abdominelles Kompartmentsyndrom ist die intraabdominelle Blutung.

Antworten

a) **Falsch.** Es ist zwar möglich, den intragastralen Druck oder auch den Druck in der V. cava inferior heranzuziehen. Üblicherweise wird der intraabdominelle Druck jedoch über den intravesikalen Druck in der Harnblase ermittelt.
b) **Richtig.** In Ruhe liegt der intraabdominale Druck in Rückenlage bei 0–8 mmHg, beim Husten und Pressen können Werte von über 150 mmHg auftreten.
c) **Richtig.** Die Nierendysfunktion tritt als Folge des erhöhten renalen Gefäßwiderstandes und einer mäßigen Reduktion des Herzzeitvolumens auf. Die Einschränkung der viszeralen Perfusion dürfte direkt vom IAP abhängig sein. Respiratorische Störungen als Folge des erhöhten intraabdominellen Druckes werden oft erst verspätet wahrgenommen.
d) **Falsch.** Ein abdominelles Kompartmentsyndrom kann bereits bei deutlich niedrigeren IAP-Werten auftreten. Burch et al. (1996) machten eine Schweregradeinteilung des abdominellen Kompartmentsyndroms abhängig vom IAP: Grad I bei IAP-Werten von 8–11 mmHg, Grad II 11–19 mmHg, Grad III 19–26 mmHg und Grad IV >26 mmHg.
e) **Richtig.** Besonders im operativen Patientengut spielt die intraabdominelle Blutung bzw. Nachblutung die dominierende Rolle. Auch eine Aszitesbildung kann zum Kompartmentsyndrom führen. Die Therapie besteht aus einer abdominellen Dekompression.

126 Welche Aussagen zur Stressulkusprophylaxe sind richtig?

a) Beim beatmeten Intensivpatienten gehört die Stressulkusprophylaxe zu den Routinemaßnahmen.
b) Die Gabe von Ranitidin zur Stressulkusprophylaxe beim Intensivpatienten erhöht das Risiko einer nosokomialen Pneumonie.
c) Die Gabe von Sucralfat hebt den pH-Wert des Magens nur unwesentlich an.
d) Die Gabe von Sucralfat kann zu einem Anstieg des Aluminiumspiegels im Blut führen.
e) Nebenwirkungen der Gabe von Omeprazol können Seh- und Hörstörungen sein.

Antworten

a) **Richtig.** Eine Beatmung über mehrere Tage gehört zu den Risikofaktoren für die Entwicklung einer Stressläsion im oberen Gastrointestinaltrakt. Somit ist eine Stressulkusprophylaxe sinnvoll. Eine frühe enterale Ernährung senkt das Risiko für das Auftreten eines Ulkus.
b) **Richtig.** Trotz widersprüchlicher Daten einzelner Studien zeigt eine Metaanalyse auf, dass Ranitidin das Pneumonierisiko beim Intensivpatienten erhöht. Durch die Anhebung des pH-Wertes im Magen kommt es zu einer Zunahme der Keimbesiedlung und damit im Rahmen einer »stillen Aspiration« zur Erhöhung des Pneumonierisikos.
c) **Richtig.** Sucralfat bedeckt die Magenmukosa, wobei der pH-Wert nur unwesentlich verändert wird. Somit erhöht sich auch nicht das Pneumonierisiko.
d) **Richtig.** Sucralfat ist ein basisches Aluminiumsalz und kann durch häufige Gabe – insbesondere bei Niereninsuffizienz – zur Erhöhung des Blutspiegels von Aluminium führen.
e) **Richtig.** Der Protonenpumpenhemmer Omeprazol kann zu reversiblen und auch irreversiblen Sehstörungen bis hin zur Erblindung führen. Ebenfalls bekannt sind Hörstörungen, die bis zum Hörverlust reichen können.

127 Welche Aussagen zur Magen-Darm-Motilität sind richtig?

a) Das Prokinetikum Cisaprid wurde im Jahre 2000 wegen möglicher Herzrhythmusstörungen vom Markt genommen.
b) Die Gabe von Neostigmin zur Peristaltikförderung kann neben kardialen auch pulmonale Nebenwirkungen verursachen.
c) Eine therapeutische Periduralanästhesie verkürzt die Dauer einer Magen-Darm-Atonie.
d) Die Gabe von Katecholaminen beim Intensivpatienten bewirkt keine Hemmung der Magen-Darm-Motilität.
e) Beim Intensivpatienten sind bisher keine extrapyramidalmotorischen Nebenwirkungen von Metoclopramid bekannt geworden.

Antworten

a) **Richtig.** Cisaprid kann das QT-Intervall verlängern. Es wurde in den USA mit 80 kardial bedingten Todesfällen in Verbindung gebracht, sodass die Herstellerfirma es dort vom Markt nahm. Im Juni 2000 ordnete das Bundesinstitut für Arzneimittel und Medizinprodukte das Ruhen der Zulassung von Cisaprid an.
b) **Richtig.** Als Cholinesterasehemmer bewirkt Neostigmin eine Bradykardie evtl. mit AV-Block. Pulmonal wird die Bronchialsekretion gesteigert; auch ein Bronchospasmus ist möglich.
c) **Richtig.** Die rückenmarknahe Blockade sympathischer Efferenzen z. B. mittels Periduralanästhesie verkürzt die Dauer der postoperativen Darmatonie. Es gibt jedoch auch einzelne Autoren, die den properistaltischen Effekt der Periduralanästhesie anzweifeln.
d) **Falsch.** Katecholamine besitzen diverse hemmende Wirkungen auf die Magen-Darm-Motilität. Sie hemmen den Tonus des unteren Ösophagussphinkters, die Magenentleerung, die Dünndarmperistaltik und die Kolonmotilität.
e) **Falsch.** Auch beim Intensivpatienten können bereits wenige Stunden nach Metoclopramidgabe extrapyramidalmotorische Symptome z. B. in Kopf-, Hals- oder Schulterregion auftreten.

Ernährung des Intensivpatienten

128 Welche Aussagen zur Ernährung des Intensivpatienten sind richtig?

a) Die Berechnung des Grundumsatzes nach Harris und Benedict erfolgt für beide Geschlechter mit einer unterschiedlichen Formel.
b) Um den aktuellen Energiebedarf des Intensivpatienten zu berechnen, muss man den Grundumsatz mit verschiedenen Faktoren multiplizieren.
c) Der aktuelle Energiebedarf eines Intensivpatienten lässt sich mit Hilfe der indirekten Kalorimetrie bestimmen.
d) Es gibt kein routinemäßig einsetzbares Verfahren, mit dessen Hilfe man die vorwiegende Nährstoffverwertung eines Intensivpatienten wie z. B. Lipolyse oder Lipogenese ermitteln könnte.
e) Nach einem Trauma oder einer Sepsis tritt beim Intensivpatienten eine ausgeprägte Katabolie auf.

Antworten

a) **Richtig.** Der Grundumsatz ist nicht nur von Größe, Gewicht und Alter, sondern auch vom Geschlecht des Patienten abhängig. Er wird nach Harris und Benedict separat für Frauen und Männer berechnet. Für Frauen beträgt die Formel (in kcal): 655,1 + (9,56 × Gewicht in kg) + (1,85 × Größe in cm) – (4,68 × Alter in Jahren); für Männer: 66,47 + (13,75 × Gewicht in kg) + (5 × Größe in cm) – (6,76 × Alter in Jahren).
b) **Richtig.** Für die Berechnung des aktuellen Energiebedarfes muss der Grundumsatz mit Faktoren wie dem Aktivitätsfaktor, dem Thermalfaktor bei Fieber und dem Traumafaktor multipliziert werden.
c) **Richtig.** Der tatsächliche aktuelle Energiebedarf lässt sich sowohl beim beatmeten als auch beim spontan atmenden Patienten mit der indirekten Kalorimetrie erfassen. Diese ist allerdings relativ teuer und personalintensiv.
d) **Falsch.** Mit Hilfe der indirekten Kalorimetrie erfasst man neben dem Energiebedarf auch den respiratorischen Quotienten, der bei einem Wert von 1 eine reine Kohlenhydratverwertung reflektiert, Werte < 0,7 sprechen für eine Ketonkörperverwertung und Werte > 1,0 für eine Lipogenese.

e) **Richtig.** Trauma und Sepsis führen zu einem Überwiegen des Proteinabbaus im Vergleich zur Synthese. Es kommt zu Proteinverlusten, wobei die Muskulatur das größte Proteinreservoir darstellt. Klinisch ist damit eine Abnahme der Muskelmasse zu beobachten.

129 Welche Aussagen zur Ernährung des Intensivpatienten sind richtig?

a) Die Gabe von Wachstumshormon beim katabolen Intensivpatienten verbessert das Outcome.
b) Die Ernährung des Intensivpatienten sollte erst spät mit enteraler Nahrungszufuhr beginnen, damit der Reflux über die Magensonde minimal bleibt.
c) Bei der Gabe von Sondenkost über duodenale bzw. jejunale Sonden ist die Bolusapplikation sinnvoller als die kontinuierliche Gabe.
d) Die heute auf Intensivstationen üblichen Magensonden bestehen in der Regel aus Polyvinylchlorid (PVC).
e) Eine mögliche Fehllage beim Legen einer transnasalen Magensonde ist die intrakranielle Positionierung.

Antworten

a) **Falsch.** Es gibt Daten, die das Gegenteil belegen. Besonders die hoch dosierte Gabe von rekombinantem Wachstumshormon erhöht beim Intensivpatienten nicht nur die Morbidität, sondern auch die Mortalität.
b) **Falsch.** Moderne Konzepte sehen den frühestmöglichen Beginn der enteralen Nahrungszufuhr beim Intensivpatienten vor. Dieser frühe enterale Beginn verbessert die intestinale Integrität, reduziert die Häufigkeit septischer Komplikationen und vermindert die Aufenthaltsdauer auf der Intensivstation.
c) **Falsch.** Bei Duodenal- bzw. Jejunalsonden ist nur die kontinuierliche Gabe sinnvoll, während die Sondenkost über Magensonden auch bolusweise bis zu 8-mal 300 ml pro die verabreicht werden kann.
d) **Falsch.** Sonden aus PVC werden durch den Verlust der Weichmacher bereits nach 24 h Liegedauer relativ hart und führen zur Ausbildung von Druckulcera. In der Regel kommen heute Sonden aus Polyurethan zum Einsatz.

e) **Richtig.** Es gibt eine ganze Reihe von Einzelfallberichten über die intrakranielle Lage von »Magensonden«. Insbesondere bei Mittelgesichtsfrakturen kann das transnasale Vorschieben zur intrakraniellen Positionierung führen. Somit ist die transnasale Anlage einer Magensonde bei Mittelgesichtsfrakturen kontraindiziert.

130 Welche Aussagen zur Ernährung des Intensivpatienten sind richtig?

a) Bei Patienten mit hereditärer Fruktoseintoleranz kann die Infusion von fruktosehaltigen Lösungen zu schweren Leber- und Nierenschäden führen.
b) Als Kohlenhydrate zur parenteralen Ernährung des Intensivpatienten kommen nur Glukose und Xylit in Frage.
c) Glukose liefert als parenterales Nährstoffsubstrat den höchsten Energiewert pro Gramm Substrat.
d) Eine hohe Zufuhr von Glukose erhöht die Atemarbeit beim spontan atmenden Patienten.
e) Bei hoher Glukosezufuhr über längere Zeit kann eine Steatosis hepatis entstehen.

Antworten

a) **Richtig.** Die Infusion von Fruktose und Sorbit kann bei Patienten mit hereditärer Fruktoseintoleranz zu Hypoglykämie und zu Leber- und Nierenversagen mit tödlichem Ausgang führen. Somit sollten Zuckeraustauschstoffe wie Fruktose und Sorbit nicht eingesetzt werden.
b) **Richtig.** Neben der Glukose, die von allen Zellen metabolisiert werden kann, spielt Xylit die zweite Rolle. Vorteil von Xylit ist der initial insulinunabhängige Metabolismus.
c) **Falsch.** Der Energiewert von monohydrierter Glukose liegt bei 3,4 kcal/g. Für Aminosäuren beträgt dieser Wert 4 kcal/g. Den höchsten Energiewert besitzen Fette mit 9,1 kcal/g.
d) **Richtig.** Da Glukose zu CO_2 abgebaut wird, kommt es bei hoher Glukosezufuhr zu einem vermehrten Anfall an CO_2. Dies erhöht die Atemarbeit und kann beim respiratorisch beeinträchtigten Patienten zur Dekompensation führen. Wichtig ist die Reduktion der Glukosezufuhr aus diesem Grund auch bei der Entwöhnung nach Langzeitbeatmung (insbesondere bei pulmonal vorgeschädigten Patienten).

e) **Richtig.** Eine hohe Glukosezufuhr hat eine ganze Reihe von Nachteilen. Neben osmotischer Diurese, Wundheilungsstörungen, erhöhter Infektionsrate und Hypophosphatämie besteht die Gefahr der Leberverfettung, der Steatosis hepatis.

131 Welche Aussagen zur Ernährung des Intensivpatienten sind richtig?

a) Die Gabe von Xylit kann Oxalatablagerungen in verschiedenen Organen bewirken.
b) Die konsequente Einstellung des Blutzuckers auf Werte von 80–110 mg/dl beim operativen Intensivpatienten senkt die Morbidität und Mortalität.
c) Vitamine und Spurenelemente müssen bei der parenteralen Ernährung nicht separat substituiert werden, da sie bereits in allen handelsüblichen Kohlenhydrat- und Aminosäurenlösungen in ausreichender Menge vorhanden sind.
d) Beim Intensivpatienten mit Wundheilungsstörungen sollte der Zinkspiegel im oberen Normbereich liegen.
e) Unter der parenteralen Gabe von Fettlösungen ist die Kontrolle der Serumtriglyzeridspiegel nicht sinnvoll.

Antworten

a) **Richtig.** Xylit, das immer zusammen mit Glukose gegeben werden sollte, kann im Einzelfall zu Oxalatablagerungen in Leber, Niere und Zentralnervensystem führen.
b) **Richtig.** Die belgische Studie von Greet van den Berghe aus dem Jahre 2001 an 1548 operativen Intensivpatienten ergab, dass die konsequente Insulintherapie mit Normalisierung der Blutzuckerwerte mit einer Senkung der Morbidität und Mortalität vergesellschaftet war. In der Nachfolgestudie aus dem Jahre 2006, die internistische Intensivpatienten einschloss, bewirkte die intensivierte Insulintherapie keine Reduktion der Letalität. Lediglich bei Patienten, deren Intensivstationsaufenthalt > 3 Tage betrug, war eine Senkung der Sterblichkeit in der Therapiegruppe zu erkennen.
c) **Falsch.** Bei parenteraler Ernährung müssen sowohl Vitamine als auch Spurenelemente in ausreichender Dosis separat supplementiert werden. Allerdings sind inzwischen auch Beutelsysteme auf dem Markt,

die alle Komponenten einschließlich Vitaminen und Spurenelementen enthalten.

d) **Richtig.** Das Spurenelement Zink spielt eine wichtige Rolle bei der Wundheilung. Da niedrige Zinkspiegel mit Wundheilungsstörungen vergesellschaftet sind, erscheint es sinnvoll, bei speziellen Patienten den oberen Bereich des Normwertes anzustreben.

e) **Falsch.** Die regelmäßige Kontrolle der Serumtriglyzeridspiegel ist unter Fettgabe sinnvoll, da beim Erreichen hoher Werte eine Dosisreduktion der exogen zugeführten Fette indiziert ist.

? 132 Welche Aussagen zur Ernährung des Intensivpatienten sind richtig?

a) Die Gabe bestimmter Fettlösungen beim Intensivpatienten kann auch zur Immunmodulation eingesetzt werden.

b) Fettlösungen haben eine geringe Osmolalität und können deswegen problemlos periphervenös gegeben werden.

c) Beim Langzeitintensivpatienten ist bei der Fettgabe die alleinige Verabreichung von mittelkettigen Fettsäuren (MCT, »mediumchain triglycerides«) sinnvoll, da sie carnitinunabhängig metabolisiert werden.

d) Fettlösungen sollten beim Intensivpatienten jeweils über die Dauer von 3 h verabreicht werden.

e) Die parenterale Fettgabe ist bei akuter Pankreatitis kontraindiziert.

› Antworten

a) **Richtig.** In der Regel haben Fettlösungen eine energetische Funktion. Bestimmte Fettsäuren üben auch nichtenergetische Funktionen aus: Omega-3-Fettsäuren z. B. können beim Intensivpatienten zur Immunmodulation appliziert werden.

b) **Richtig.** Fettlösungen können aufgrund der Osmolalität von 280–355 mosmol/kg problemlos periphervenös verabreicht werden.

c) **Falsch.** Mittelkettige Fettsäuren werden im Gegensatz zu langkettigen Fettsäuren (LCT, »long-chain triglycerides«) zwar carnitinunabhängig verstoffwechselt; sie enthalten jedoch keine essenziellen Fettsäuren, die für Langzeitpatienten wichtig sind. Zu diesen essenziellen Fettsäuren zählen die Linol- und die α-Linolensäure.

d) **Falsch.** Eine zu rasche hohe Fettzufuhr kann zu Oxygenierungsstörungen, zu Leberfunktionsstörungen und auch zu Gerinnungsstörungen führen. Fettlösungen werden beim Intensivpatienten daher über 24 h kontinuierlich appliziert.

e) **Falsch.** Für eine niedrig dosierte Fettgabe im Dosisbereich von 0,5–1,0 g/kg/Tag stellt die akute Pankreatitis keine Kontraindikation dar.

133 Welche Aussagen zur Ernährung des Intensivpatienten sind richtig?

a) Eine hohe Zufuhr von Aminosäuren steigert den Serumharnstoffwert.
b) Bei Leber- bzw. Nierenfunktionsstörungen können speziell adaptierte Aminosäurenlösungen zur Anwendung kommen.
c) Bei Einsatz der kontinuierlichen venovenösen Hämofiltration kommt es zu Aminosäurenverlusten durch das extrakorporale System.
d) Die Aminosäure Glutamin spielt in der Ernährung des Intensivpatienten keine nennenswerte Rolle.
e) Arginin ist ein Bestandteil im Konzept der Immunnutrition.

Antworten

a) **Richtig.** Die hohe Zufuhr von Aminosäuren führt zu einem Anstieg der Harnstoffproduktion, was eine Erhöhung des Serumharnstoffwertes bewirkt.

b) **Richtig.** Bei Leber- und Nierenfunktionsstörungen sollen spezielle »Leber«- und »Nierenlösungen« Vorteile bringen. In diesen speziellen Lösungen ist der Anteil der verzweigtkettigen und der aromatischen Aminosäuren verändert.

c) **Richtig.** Insbesondere bei kontinuierlichen Nierenersatzverfahren treten signifikante Aminosäurenverluste auf. Die Menge der Verluste ist dabei abhängig vom Filtrationsvolumen.

d) **Falsch.** Glutamin spielt insbesondere im Konzept der Immunnutrition des Intensivpatienten eine große Rolle. Die Substitution von Glutamin soll die Zottenintegrität im Darm optimieren und die intestinale Barrierefunktion aufrechterhalten. Insbesondere die hoch dosierte parenterale Glutaminsubstitution soll beim Intensivpatienten die Komplikationsrate und die Letalität reduzieren.

e) **Richtig.** Auch die Zugabe der Aminosäure Arginin soll beim Intensivpatienten immunmodulierend wirken. Aus Arginin wird unter Entstehung von Citrullin NO generiert. Inwieweit eine exogene Argininzufuhr beim septischen Patienten die NO-Produktion steigert und damit die Vasodilatation verstärkt, ist bisher unklar. Es gibt Hinweise, dass Arginin enthaltende immunnutritive Lösungen die Letalität bei Sepsis erhöhen (z. B. Bertolini G et al. in: *Intensive Care Medicine* 29: 834–840, 2003).

Organversagen: Leberversagen

134 Welche Aussagen zum Leberversagen sind richtig?

a) Die Gabe von N-Acetylcystein ist indiziert bei Knollenblätterpilzvergiftung.
b) Bei Intoxikation mit Amanita phalloides ist eine Silibinininfusion sinnvoll.
c) Die extrakorporale Leberunterstützung mittels MARS (»molecular adsorbent recirculating system«) beruht auf dem Prinzip der Albumindialyse.
d) Eine der Indikationen der MARS-Behandlung ist die akute Verschlechterung der Leberfunktion bei bereits vorher bestehender chronischer Lebererkrankung.
e) Die MARS-Behandlung lässt sich nur bei Erwachsenen durchführen.

Antworten

a) **Falsch.** N-Acetylcystein dient als Glutathionersatz bei Paracetamolintoxikation. Durch Konjugation des hepatotoxischen Paracetamolmetaboliten N-Acetyl-p-benzo-chinonimin mit Glutathion kommt es zur Neutralisierung dieses Metaboliten.
b) **Richtig.** Bei der Vergiftung durch den grünen Knollenblätterpilz (Amanita phalloides) steht die Magenspülung, die Gabe von Carbo medicinalis und die forcierte Diurese im Vordergrund. Mit Hilfe von Silibinin versucht man, die Giftaufnahme in die Leberzellen zu verhindern.
c) **Richtig.** Die meisten der pathogenetisch im Leberversagen wichtigen Substanzen werden an Albumin gebunden. Beim MARS kommt die Albumindialyse zum Einsatz, wobei das Albumin gleichzeitig durch 2 Adsorptionssäulen regeneriert wird.
d) **Richtig.** Zurzeit werden die genauen Indikationen zum Einsatz des MARS näher untersucht. Neben der genannten Indikation ist das Verfahren auch zur Überbrückung der Wartezeit auf eine Lebertransplantation sinnvoll.
e) **Falsch.** Auch bei Kleinkindern und Säuglingen lässt sich diese Form der extrakorporalen Leberunterstützung anwenden. Hier kommt MARSmini zum Einsatz.

Organversagen: Nierenversagen

135 Welche Aussagen zum akuten Nierenversagen sind richtig?

a) Zur Definition des akuten Nierenversagens gehört die Oligu-/Anurie.
b) Das akute Nierenversagen beim Intensivpatienten ist ein unabhängiger Risikofaktor für die Mortalität.
c) Die Cockcroft-Gault-Formel ist eine Formel zur Abschätzung der Kreatininclearance.
d) Beim prärenalen Nierenversagen ist die Urinosmolalität <350 mosm/kg, der Quotient aus Urinkreatinin zu Serumkreatinin <20 und die Urinnatriumkonzentration >30 mmol/l.
e) Bei einer akuten Oligu-/Anurie beim beatmeten Intensivpatienten werden als erste Maßnahmen Flüssigkeit und Furosemid verabreicht.

Antworten

a) **Falsch.** Unter akutem Nierenversagen versteht man einen plötzlich auftretenden Ausfall der exkretorischen Nierenfunktion, der grundsätzlich reversibel ist. Das klassische akute Nierenversagen geht zwar mit einer Oligu-/Anurie einher, es gibt jedoch auch Fälle von nichtoligurischem Nierenversagen.
b) **Richtig.** Während man lange Zeit der Meinung war, dass Intensivpatienten mit und nicht wegen des akuten Nierenversagens sterben, weiß man heute, dass das akute Nierenversagen ein spezifischer und unabhängiger Risikofaktor für eine schlechte Prognose ist.
c) **Richtig.** Normalerweise wird die Kreatininclearance aus dem 24-h-Sammelurin berechnet. Zur Abschätzung der Kreatininclearance mittels Cockroft-Gault-Formel reicht das Alter, Gewicht, Geschlecht und der Serumkreatininwert aus.
d) **Falsch.** Die genannten Werte treffen für das postrenale Nierenversagen zu. Beim prärenalen Nierenversagen ist die Urinosmolalität >500 mosmol/kg, der Quotient aus Urinkreatinin zu Serumkreatinin >40 und die Urinnatriumkonzentration <30 mmol/l.
e) **Falsch.** Die erste Maßnahme bei einer akuten Oligu-/Anurie ist die Überprüfung der Durchgängigkeit des Blasenkatheters und der Ausschluss einer gefüllten Harnblase durch manuelles Tasten bzw. Ultraschall.

136 Welche Aussagen zum akuten Nierenversagen bzw. zu Diuretika sind richtig?

a) Schleifendiuretika wie Furosemid sind Mittel der Wahl beim akuten Nierenversagen auf der Intensivstation.
b) Die Dosierung für Dopamin in der sog. »Nierendosis« liegt bei 10–15 µg/kg/min.
c) Die Gabe von Dopamin in »Nierendosis« ist sinnvoll in der Prophylaxe des akuten Nierenversagens.
d) Furosemid ist das einzige intravenös verabreichbare Schleifendiuretikum, das beim Intensivpatienten eingesetzt werden kann.
e) Die Maximaldosis von Furosemid pro Tag liegt beim Erwachsenen bei 500 mg.

Antworten

a) **Falsch.** Es gibt inzwischen konkrete Hinweise, dass die Gabe von Diuretika im akuten Nierenversagen beim Intensivpatienten nicht nur die Erholung der Niere verzögert, sondern sogar die Letalität erhöht. Furosemid verstärkt insbesondere auch die Nephrotoxizität von verschiedenen Substanzen wie z. B. der Aminoglykoside.
b) **Falsch.** Dopamin in »Nierendosis« wird mit 1–3 µg/kg/min dosiert, wobei in diesem Bereich primär die peripheren Dopaminrezeptoren stimuliert werden. Im Bereich bis 10 µg/kg/min kommt es hauptsächlich zur β-Stimulation, darüber insbesondere zur Stimulation von α-Rezeptoren.
c) **Falsch.** Während man früher relativ freizügig Dopamin verabreichte, wird man heute im Allgemeinen auf Dopamin in »Nierendosis« verzichten. Neuere Studien wie z. B. eine australische Untersuchung aus dem Jahre 2000 an 328 Intensivpatienten konnten keinen protektiven Effekt der niedrig dosierten Dopamingabe hinsichtlich eines Nierenversagens finden.
d) **Falsch.** Neben Furosemid kann auch die intravenöse Applikation von Etacrynsäure hilfreich sein. Da das ototoxische Potenzial von Etacrynsäure höher ist als dasjenige von Furosemid, sollte die Substanz erst in zweiter Linie zur Anwendung kommen. Andere Schleifendiuretika wie Torasemid werden bisher als intravenöse Präparate auf Intensivstationen weniger häufig eingesetzt.

e) **Falsch.** Die entsprechende Höchstdosis liegt im Bereich von 1,5 g/Tag, wobei viele Intensivmediziner die kontinuierliche Gabe der intermittierenden Bolusgabe vorziehen.

137 Welche Aussagen zum akuten Nierenversagen sind richtig?

a) Antibiotika werden unter kontinuierlicher Hämofiltration wie beim nierengesunden Patienten dosiert.
b) Droht ein akutes Nierenversagen im Rahmen einer Rhabdomyolyse, ist die Gabe von Natriumbikarbonat sinnvoll.
c) Wird bei einem Intensivpatienten mit eingeschränkter Nierenfunktion eine radiologische Diagnostik mit Kontrastmitteldarstellung wie z. B. ein Computertomogramm durchgeführt, dann sollte der Patient vorher großzügig hydriert werden.
d) Soll bei einem Intensivpatienten mit eingeschränkter Nierenfunktion eine radiologische Diagnostik mit Kontrastmitteldarstellung durchgeführt werden, könnte die vorherige Gabe von N-Acetylcystein hilfreich sein.
e) Wird bei einem Intensivpatienten mit deutlich eingeschränkter Nierenfunktion (ohne bisherige Dialysepflichtigkeit) eine radiologische Diagnostik mit Kontrastmitteldarstellung durchgeführt, sollte anschließend sofort eine Hämodialyse stattfinden.

Antworten

a) **Falsch.** Antibiotika müssen unter kontinuierlicher Hämofiltration an die Nierenfunktion und die Elimination durch das extrakorporale System adaptiert werden. Hilfreich sind hierbei spezielle Listen oder auch die Blutspiegelbestimmung (bei Aminoglykosiden und Glykopeptiden). Die Empfehlungen für die Dosierung der Substanzen bei Patienten unter Hämodialyse können nicht ohne weiteres auf Patienten unter kontinuierlicher Hämofiltration extrapoliert werden.
b) **Richtig.** Die Gabe von Natriumbikarbonat weist einen protektiven Effekt auf, da die Alkalisierung des Urins eine tubuläre Obstruktion verringert bzw. verhindert.
c) **Richtig.** Eine gute Hydrierung des Patienten vor Gabe des Kontrastmittels trägt zur Verminderung der negativen renalen Effekte des Kontrastmittels bei. Weiterhin ist der Einsatz von Kontrastmitteln mit niedriger Osmolalität sinnvoll.

d) **Richtig.** Es gibt inzwischen mehrere Studien, die zeigen, dass eine vorherige Gabe von Acetylcystein eine Verschlechterung der Nierenfunktion im Rahmen einer Kontrastmittelgabe verhindert.
e) **Falsch.** Vielerorts wird das applizierte Kontrastmittel mit Hilfe der Hämodialyse postinterventionell entfernt. Dies ist jedoch nicht sinnvoll, da das Kontrastmittel erst dann entfernt wird, nachdem der renale Schaden bereits eingetreten ist. Aufgrund des fehlenden Nutzens und zusätzlicher Risiken durch die Hämodialyse besteht somit keine Indikation für eine Hämodialyse im Anschluss an die Kontrastmittelexposition. Eine mögliche, jedoch aufwändige Strategie ist hingegen die von Marenzi et al. propagierte periinterventionelle kontinuierliche Hämofiltration (Marenzi G et al. in: *New England Journal of Medicine* 349: 1333-1340, 2003).

Nierenersatzverfahren

138 Welche Aussagen zur Hämodialyse bzw. Hämofiltration sind richtig?

a) Bei der Hämodialyse erfolgt die Clearance von Stoffen durch Konvektion, bei der Hämofiltration durch Diffusion.
b) Bei der Hämodialyse werden Moleküle bis zu einer Größe von 30 000 Dalton ausgeschieden, während unter Hämofiltration nur Moleküle bis 1000 Dalton eliminiert werden.
c) Bei einer lebensbedrohlichen Hyperkaliämie ist die kontinuierliche venovenöse Hämofiltration der Hämodialyse vorzuziehen.
d) Im Allgemeinen sind beim Intensivpatienten kontinuierliche Nierenersatzverfahren den intermittierenden Verfahren vorzuziehen.
e) Zur kontinuierliche arteriovenöse Hämofiltration ist der Einsatz einer Rollerpumpe erforderlich.

Antworten

a) **Falsch.** Bei der Hämodialyse werden die Stoffe mittels Diffusion durch eine semipermeable Membran ausgeschieden, während bei der Hämofiltration das Prinzip der Konvektion vorherrscht.
b) **Falsch.** Unter Hämodialyse werden kleinmolekulare Substanzen bis 1000 Dalton eliminiert. Unter Hämofiltration werden auch größere Moleküle ausgeschieden, wobei die Ausscheidung kleinerer Moleküle wie Harnstoff weniger stark ausgeprägt ist als unter Hämodialyse.
c) **Falsch.** Die Ausscheidung von dialysablen, kleinmolekularen Substanzen ist unter Hämodialyse wesentlich effektiver als unter Hämofiltration.
d) **Richtig.** Im Gegensatz zu intermittierenden Verfahren wie der Hämodialyse weisen Patienten unter kontinuierlichen Verfahren eine größere hämodynamische Stabilität auf. Somit ziehen viele Intensivmediziner mittlerweile die kontinuierlichen Verfahren vor. Für spezielle Indikationen gehört die Dialyse jedoch weiterhin zum Repertoire des Intensivmediziners.
e) **Falsch.** Der Blutfluss durch den Filter erfolgt bei der arteriovenösen Hämofiltration spontan aufgrund des Druckgefälles zwischen Arterie und Vene. Somit ist keine Rollerpumpe erforderlich. Dieses Verfahren

wurde heute weitgehend durch venovenöse Techniken abgelöst, die den Einsatz einer Rollerpumpe erfordern.

139 Welche Aussagen zur Hämofiltration sind richtig?

a) Patienten mit kontinuierlicher venovenöser Hämofiltration müssen auf jeden Fall Antikoagulanzien erhalten.
b) Die am häufigsten zur Antikoagulation eingesetzte Substanz ist unfraktioniertes Heparin.
c) Bei Einsatz von unfraktioniertem Heparin sollte unter kontinuierlicher venovenöser Hämofiltration eine Verlängerung der aPTT oder der ACT um 50–100% angestrebt werden.
d) Die Dosierung von niedermolekularen Heparinen zur Antikoagulation unter kontinuierlicher venovenöser Hämofiltration ist schwieriger als die Dosierung von unfraktioniertem Heparin.
e) Prostaglandine können nicht zur Verlängerung der Filterlaufzeit eingesetzt werden.

Antworten

a) **Falsch.** In aller Regel werden Patienten unter kontinuierlicher venovenöser Hämofiltration Antikoagulanzien erhalten. In Einzelfällen, insbesondere bei manifester Blutung oder unmittelbar nach größeren Operationen, kann initial auf eine Antikoagulation verzichtet werden. Hierbei ist allerdings auf die Filterthrombosierung zu achten.
b) **Richtig.** Unfraktioniertes Heparin besitzt den Vorteil, dass große Erfahrung damit vorliegt. Es besitzt eine kurze biologische Halbwertszeit, es gibt einen wirksamen Inhibitor, und man kann die Effekte der Substanz mit gängigen Laborparametern erfassen.
c) **Richtig.** Es sollte eine entsprechende Verlängerung der aPTT (aktivierte partielle Thromboplastinzeit) bzw. ACT (»activated clotting time«) erreicht werden, um eine frühzeitige Filterthrombosierung zu vermeiden.
d) **Richtig.** Niedermolekulare Heparine können bei Patienten mit Nierenversagen akkumulieren. Weiterhin ist die Dosis für jedes niedermolekulare Heparin unterschiedlich. Somit wird in der Regel ein Monitoring der Anti-Faktor-Xa-Aktivität gefordert. Allerdings konnten einzelne Autoren keine Korrelation zwischen der Anti-Faktor-Xa-Aktivität und der Filterlaufzeit finden.

e) **Falsch.** Bei kontinuierlicher Gabe von Prostazyklin kann dessen plättchenhemmender Effekt zur Verlängerung der Filterlaufzeit eingesetzt werden. Nachteile des Einsatzes von Prostazyklin sind eine systemische Hypotension und die hohen Kosten.

140 Welche Aussagen zur Dialyse bzw. Hämofiltration sind richtig?

a) Zitrat kann ebenfalls zur Antikoagulation unter kontinuierlicher venovenöser Hämofiltration zum Einsatz kommen.
b) Wird ein Patient mit heparininduzierter Thrombozytopenie Typ II kontinuierlich hämofiltriert, sollte auf eine Antikoagulation verzichtet werden.
c) Bei der Peritonealdialyse ist ebenfalls eine Antikoagulation erforderlich.
d) Die Peritonealdialyse wird beim Intensivpatienten heute nicht mehr eingesetzt.
e) Eine kontinuierliche venovenöse Hämofiltration kann beim Intensivpatienten höchstens 4 Wochen lang durchgeführt werden.

Antworten

a) **Richtig.** Zitrat wird in manchen Kliniken routinemäßig zur Antikoagulation eingesetzt, wobei ACT-Werte von 200–250 s angestrebt werden. Dieses Verfahren ist sehr arbeitsintensiv. Zu berücksichtigen ist, dass aus 1 Mol Zitrat in der Leber 3 Mol Bikarbonat entstehen.
b) **Falsch.** Patienten mit heparininduzierter Thrombozytopenie Typ II neigen zur schnellen Thrombosierung des Filters, sodass eine suffiziente Antikoagulation sinnvoll ist. Hierzu stehen Danaparoidnatrium, Lepirudin, Argatroban oder auch Zitrat zur Verfügung.
c) **Falsch.** Bei der Peritonealdialyse ist keine Antikoagulation erforderlich, da keine Filter eingesetzt werden. Eine Filterthrombosierung muss somit nicht verhindert werden.
d) **Falsch.** Bei Kindern mit Nierenversagen auf der Intensivstation wird die Peritonealdialyse auch heute noch oft eingesetzt.
e) **Falsch.** Die Dauer einer kontinuierlichen venovenösen Hämofiltration ist zeitlich nicht begrenzt.

141 Welche Aussagen zur Hämodialyse bzw. Hämofiltration sind richtig?

a) Der zur Hämodialyse erforderliche Shaldon-Katheter sollte primär über die rechte V. subclavia eingeführt werden.
b) Die Indikation zum Einsatz eines extrakorporalen Nierenersatzverfahrens ist beim oligurischen Intensivpatienten eindeutig anhand des Serumharnstoffwertes (>200 mg/dl) definiert.
c) Beim postrenalen akuten Nierenversagen gilt ein extrakorporales Ersatzverfahren als Procedere der ersten Wahl.
d) Als Filtermembranen für extrakorporale Nierenersatzverfahren werden heute Zellulosemembranen (z. B. Cuprophan) eingesetzt.
e) Ein Nebeneffekt eines kontinuierlichen extrakorporalen Nierenersatzverfahrens ist die Reduktion der Körpertemperatur des Patienten.

Antworten

a) **Falsch.** Dicklumige, relativ steife Katheter neigen bei Anlage über die rechte V. subclavia aufgrund der anatomischen Gegebenheiten zum Abknicken, sodass der Fluss evtl. nicht optimal ist. Somit sollte z. B. die rechte V. jugularis interna der rechten V. subclavia vorgezogen werden.
b) **Falsch.** Es gibt hierfür keinen exakt festzulegenden Wert. Abhängig vom klinischen Bild und vom individuellen Patienten wird man einzelne Patienten bereits unter einem Harnstoffwert von 200 mg/dl einem extrakorporalen Verfahren zuführen, während bei anderen Patienten selbst bei Werten von 300 mg/dl ein extrakorporales Verfahren vermeidbar ist.
c) **Falsch.** Weder beim postrenalen noch beim prärenalen Nierenversagen zählen extrakorporale Verfahren zu den Mitteln der ersten Wahl. Beim postrenalen Nierenversagen steht die urologische Intervention an erster Stelle, während beim prärenalen Versagen primär der renale Perfusionsdruck z. B. durch Volumengabe zu optimieren ist.
d) **Falsch.** Zellulosemembranen sind biologisch nicht inert, d. h. es kommt zur Mediatorfreisetzung und Komplementaktivierung. Polysulfon-, Polyamid- und Polyacrylnitrilmembranen sollen hingegen biologisch inert sein.
e) **Richtig.** Der kontinuierliche Einsatz eines nicht geheizten extrakorporalen Systems führt zu Wärmeverlusten. Der Beginn eines kontinu-

ierlichen extrakorporalen Nierenersatzverfahrens beim Patienten mit hohem Fieber wird die Körpertemperatur relativ rasch senken. Beim vorher kardiovaskulär instabilen Patienten führt die akute Temperatursenkung primär zu einer Kreislaufstabilisierung. Inwieweit eine aggressive Temperatursenkung beim Intensivpatienten sinnvoll ist, bleibt ungeklärt. Sie könnte evtl. protektive Mechanismen (z. B. die Bildung von Hitzeschockproteinen) ausschalten.

Multiorganversagen

142 Welche Aussagen zum Multiorganversagen sind richtig?

a) Das Multiorganversagen ist ein Versagen von mindestens 3 Organsystemen.
b) Zur Beurteilung des Schweregrades eines Multiorganversagens gibt es mehrere Scoresysteme.
c) Die Herzfrequenzvariabilität zeigt beim Patienten mit Multiorganversagen eine wesentlich kleinere Variationsbreite als beim Gesunden.
d) Die Therapie des Multiorganversagens besteht primär aus der Therapie des Ausfalls der einzelnen Organsysteme.
e) Dem Gastrointestinaltrakt kommt eine wichtige Rolle in der Entstehung bzw. Aufrechterhaltung des Multiorganversagens zu.

Antworten

a) **Falsch.** Das Multiorganversagen ist definiert als das Versagen von 2 oder mehreren vitalen Organsystemen des Intensivpatienten. Alternativ zum Begriff »Multiorganversagen« wird heute vermehrt der Begriff »multiple organ dysfunction syndrome« (MODS) eingesetzt. Hiermit wird dem dynamischen Verlauf des Krankheitsbildes Rechnung getragen, dass es sich nicht um ein komplettes Versagen von Organen handelt, sondern dass unterschiedliche Schweregrade einer Organdysfunktion bis hin zum Organversagen durchlaufen werden.
b) **Richtig.** Neben dem MOF- (»multiple organ failure«-)Score gibt es den MOD- (»multiple organ dysfunction«-)Score und den SOFA- (»sequential organ failure assessment«-)Score. Mit zunehmender Punktzahl nimmt jeweils auch der Schweregrad des Multiorganversagens zu.
c) **Richtig.** Die Herzfrequenzvariabilität ist bei Multiorganversagen als Ausdruck einer autonomen Dysfunktion deutlich vermindert. Die verminderte Herzfrequenzvariabilität könnte auch ein Prädiktor der Letalität sein.
d) **Richtig.** Bei der Therapie des Multiorganversagens muss zuerst die Funktion der einzelnen Organsysteme optimiert werden. Weiterhin gehört neben der konsequenten Therapie der Grunderkrankung die Optimierung des Sauerstofftransports zu den Grundprinzipien.

e) **Richtig.** Intestinale Perfusionsstörungen, Permeabilitätsstörungen im Darmbereich und die Translokation von Endotoxinen und Bakterien bewirken einen Circulus vitiosus, sodass der Darm als »Motor des Multiorganversagens« bezeichnet wurde. Legt man diese Sichtweise zugrunde, so sollte frühestmöglich mit der enteralen Ernährung begonnen werden. Der Einsatz der selektiven Darmdekontamination kann in dieser Hinsicht zurzeit nicht als generelle Maßnahme empfohlen werden.

Wasser-Elektrolyt- und Säure-Basen-Haushalt

143 Welche Aussagen zum Wasser-Elektrolyt-Haushalt sind richtig?

a) Die Serumosmolalität beträgt normalerweise 220 mosmol/kg.
b) Beim Syndrom der inadäquaten Sekretion von antidiuretischem Hormon (SIADH) liegt eine hypertone Hypernatriämie vor.
c) Der Serumkaliumspiegel ist repräsentativ für die intrazelluläre Kaliumkonzentration.
d) Bei einer Hyperkaliämie >6,5 mmol/l ist primär die Gabe von Austauscherharzen wie z. B. Natriumpolystyrensulfonat indiziert.
e) Die Gabe einer Substanz mit β_2-adrenerger Wirkung senkt akut den Serumkaliumspiegel.

Antworten

a) **Falsch.** Die normale Serumosmolalität liegt im Bereich von 290 mosmol/kg. Die Serumosmolalität wird im Wesentlichen durch Na^+, Glukose und Harnstoff bestimmt.
b) **Falsch.** Beim SIADH (Schwartz-Bartter-Syndrom) liegt bei erhöhter ADH-Sekretion eine isovolämische Hyponatriämie und eine verminderte Serumosmolalität vor. Trotz der Hyponatriämie ist die Natriumkonzentration im Urin und die Urinosmolalität erhöht.
c) **Falsch.** Die intrazelluläre Kaliumkonzentration ist wesentlich höher als die extrazelluläre, sodass eine asymmetrische Verteilung vorliegt. Der Gradient wird durch die Aktivität der Na^+-K^+-ATPase aufrechterhalten.
d) **Falsch.** Bei einer derart ausgeprägten Hyperkaliämie, die jederzeit symptomatisch werden kann, muss Kalziumchlorid bzw. -glukonat, 20%ige NaCl-Lösung oder Natriumbikarbonat sofort therapeutisch verfügbar sein. Da Austauscherharze nur verzögert den Serumkaliumspiegel senken, sollte im vorliegenden Fall mit einer Glukose-Insulin-Gabe begonnen werden.
e) **Richtig.** Die Gabe von β_2-Agonisten wie z. B. Salbutamol ist effektiv in der Akutbehandlung der Hyperkaliämie. Auch die Gabe von Adrenalin senkt über den β_2-Rezeptor-Effekt den Serumkaliumspiegel.

144 Welche Aussagen zur Analyse von arterielle Blutgase sind richtig?

a) Eine Azidose liegt vor, wenn der pCO_2 über 55 mmHg liegt.
b) Eine Alkalose liegt vor, wenn der pH-Wert über 7,42 liegt.
c) Das wichtigste Puffersystem im Blut ist das Hydrogenphosphat-Dehydrogenphosphat-System.
d) Der Anstieg des pH-Wertes um 0,1 vergrößert die Wasserstoffionenkonzentration um ca. 20%.
e) Der alveoloarterieller Sauerstoffgradient ist nützlich, um eine pulmonale von einer extrapulmonalen Störung zu unterscheiden.

Antworten

a) **Falsch.** Ein erhöhter Partialdruck des Kohlendioxids führt zu einer Azidose, wenn diese nicht metabolisch kompensiert wird. Eine Azidose liegt vor, wenn der pH unter 7,38 liegt. Im vorliegenden Fall handelt es sich um eine Hyperkarbie bzw. Hyperkapnie.
b) **Richtig.** Eine Alkalose liegt vor, wenn der pH-Wert über 7,42 liegt. Generell gilt, dass die Spannbreite der mit dem Leben vereinbaren Abweichungen des pH-Wertes bei 6,9–7,9 liegt.
c) **Falsch.** Das wichtigste Puffersystem ist das Kohlensäure-Hydrogenkarbonat-System. Dieses System kann durch die Lunge (CO_2) und die Niere (HCO_3^-) geregelt werden. Daneben spielen noch Proteinpuffer im Blut eine untergeordnete Rolle.
d) **Falsch.** Ein Anstieg des pH-Wertes vermindert die Wasserstoffionenkonzentration. Bei einem pH-Wert von 7,4 liegen 40 mmol/l H^+-Ionen vor. Einem pH-Wert von 7,5 entsprechen 30 mmol/l, und bei pH 7,6 sind dies 24 mmol/l. Somit spiegelt die Zunahme des pH-Wertes um 0,1 eine Reduktion der Wasserstoffionenkonzentration um ca. 20% wider.
e) **Richtig.** Der alveoloarterielle Sauerstoffgradient ist die Differenz aus dem errechneten Sauerstoffpartialdruck des Alveolargases und dem gemessenen arteriellen pO_2. Er ist erhöht bei einem Ventilations-Perfusions-Missverhältnis der Lunge und zeigt damit eine pulmonale Störung an. Bei einer Lungenembolie oder Aspiration ist der Gradient erhöht, bei einer Hypoventilation hingegen ist er normal.

145 Welche Aussagen zum Säure-Basen-Haushalt sind richtig?

a) Folgende Werte sprechen für eine respiratorische Azidose: pH 7,28, pCO_2 60 mmHg, HCO^-_3 27 mmol/l.
b) Folgende Werte sprechen für eine metabolische Alkalose: pH 7,56, pCO_2 55 mmHg, HCO^-_3 45 mmol/l.
c) Die Korrektur einer metabolischen Azidose ist in der Regel erst unterhalb eines pH-Wertes von 7,2 erforderlich.
d) Bei der Zufuhr von bikarbonathaltigen Pufferlösungen entsteht CO_2.
e) Eine metabolische Alkalose kann mit Argininhydrochlorid gepuffert werden.

Antworten

a) **Richtig.** Hierbei handelt es sich um eine akute respiratorische Azidose, wobei noch keine nennenswerte kompensatorische Erhöhung des Bikarbonats vorhanden ist.
b) **Richtig.** Diese Laborkonstellation spricht für eine rein metabolische Alkalose. Die häufigste Ursache einer metabolischen Alkalose ist eine Diuretikatherapie, wobei die Therapie in der Gabe von NaCl-Lösung besteht. Störungen, die durch Erbrechen oder Verluste über Magensonden entstehen, weisen meistens einen Urinchloridwert unter 15 mmol/l auf und sprechen auf die Gabe von Chlorid gut an.
c) **Richtig.** Im Vordergrund steht, wann immer möglich, die Therapie der auslösenden Ursache. Erst in zweiter Linie wird man bei Unterschreiten der pH-Grenze von 7,2 die verschiedenen Pufferlösungen einsetzen.
d) **Richtig.** Bei der Pufferung einer Azidose mit Natriumbikarbonat entsteht CO_2, das über die Lungen eliminiert werden muss. Besteht eine Erhöhung des pCO_2, kann es daher zu einer paradoxen Verstärkung der Azidose kommen, wenn die Elimination von CO_2 nicht gewährleistet ist. Zudem besteht die Gefahr einer Hypernatriämie. In dieser Situation kann mit Hilfe von Trometamol (Trispuffer, THAM) gepuffert werden.
e) **Richtig.** Argininhydrochlorid oder Salzsäure können zur Therapie verwendet werden.

Endokrine Störungen: Diabetes mellitus

146 Welche Angaben und Messwerte im arteriellen Blut sprechen für die Diagnose eines diabetischen ketoazidotischen Komas?

a) Anamnestisch bekannter Typ-I-Diabetiker.
b) Zeichen einer Peritonitis.
c) Blutglukose 600 mg/dl.
d) Bikarbonat 26 mmol/l.
e) Laktat 1,5 mmol/l.

Antworten

a) **Richtig.** Das ketoazidotische Koma ist typisch für insulinpflichtige Diabetiker. Als Hauptursache finden sich Infektionen, Behandlungsfehler (zu wenig Insulin, Versagen einer Insulinpumpe) oder Alkoholintoxikationen.
b) **Richtig.** Die Pseudoperitonitis diabetica ist von einem akuten Abdomen klinisch nicht abzugrenzen. Die Zeichen der Peritonitis bilden sich unter Normalisierung der Azidose zurück.
c) **Richtig.** Eine Hyperglykämie ist Leitsymptom und Ausdruck eines relativen Insulinmangels und erreicht weniger hohe Werte als bei einem hyperosmolaren diabetischen Koma. Werte zwischen 300 und 600 mg/dl sind typisch.
d) **Falsch.** Eine diabetische Ketoazidose geht mit einem Abfall des Bikarbonats einher. Werte kleiner als 20 mmol/l sind mit der Diagnose kompatibel.
e) **Falsch.** Dies ist ein Normalwert für Laktat. Zwar kann aufgrund der osmotischen Diurese und Dehydratation auch eine Minderperfusion der Organe und ein Anstieg der Laktatkonzentration entstehen, dies ist jedoch uncharakteristisch. Entscheidend ist der Nachweis von Ketonkörpern im Blut, die zu einer Azidose führen: Acetoacetat, β-Hydroxybutyrat und Aceton. Die Therapie besteht aus der Infusionstherapie mit NaCl 0,9%, der Gabe von Altinsulin i.v., der Elektrolytsubstitution (Kalium, Phosphat) und der Gabe von Bikarbonat bei pH-Werten unter 7,1.

147 Welche Angaben und Messwerte im arteriellen Blut sprechen für die Diagnose eines hyperosmolaren diabetischen Komas?

a) Anamnestisch bekannter Typ-I-Diabetiker.
b) Nachweis von Acetoacetat.
c) Blutglukose 1100 mg/dl.
d) Bis dato unbekannter Diabetes mellitus.
e) Serumnatrium über 145 mmol/l.

Antworten

a) **Falsch.** Betroffen sind überwiegend Typ-II-Diabetiker und Patienten, für die das Koma die Erstmanifestation eines Diabetes mellitus darstellt.
b) **Falsch.** Acetoacetat ist ein Ketonkörper, der bei einem ketoazidotischen Koma nachweisbar ist.
c) **Richtig.** Eine schwere Hyperglykämie ist typisch für ein hyperosmolares Koma. Klinisch besteht die sog. Kussmaul-Azidoseatmung. Die Azidose erreicht dabei jedoch nicht pH-Werte von unter 7,3 (Lipolyse durch Restinsulinwirkung noch gehemmt), und die Serumosmolalität liegt bei über 320 mosm/kg.
d) **Richtig.** Ein hyperosmolares diabetisches Koma ist nicht selten eine Erstmanifestation.
e) **Richtig.** Aufgrund der osmotisch induzierten Diurese kommt es zur hypertonen Dehydratation.

148 Welche Aussagen zum hypoglykämischen Schock sind richtig?

a) Ein hypoglykämischer Schock tritt v. a. bei Typ-I-Diabetikern auf.
b) Als Ursache kommt eine Hypophysen-Nebennieren-Insuffizienz in Frage.
c) Eine Hypoglykämie kann durch eine Alkoholintoxikation ausgelöst sein.
d) Als Erstmaßnahme wird die Gabe von 50 ml Glukose 40% i. v. empfohlen.
e) Klinische Zeichen einer Hypoglykämie sind Schwitzen, Palpitationen, Tremor, Sehstörungen, Schwindel, Desorientiertheit und zerebrale Krampfanfälle.

Antworten

a) **Richtig.** Betroffen sind überwiegend Patienten, die mit einer intensivierten Insulintherapie eingestellt sind. Allerdings können auch Hypoglykämien bei Patienten auftreten, die mit einem oralen Antidiabetikum behandelt werden.

b) **Richtig.** Weitere endokrin bedingte Ursachen für eine Hypoglykämie sind ein Inselzelltumor, mesenchymale extrapankreatische Tumore und Karzinoide.

c) **Richtig.** Bei einem alkoholintoxikierten Patienten sollte immer nach einer Hypoglykämie gefahndet werden, da Ethylalkohol die Glukoneogenese hemmt und so bei 6–36 h alkoholinduzierter Nahrungskarenz eine Hypoglykämie verursachen kann.

d) **Richtig.** Danach wird eine kontinuierliche Infusion mit Glukose 10% angeschlossen. Wird das Bewusstsein nicht innerhalb von 15 min wiedererlangt, muss an ein vorhandenes Hirnödem gedacht und zusätzlich eine Hirnödemtherapie mit Dexamethason und Furosemid eingeleitet werden.

e) **Richtig.** Ab einer Hypoglykämie von unter 55 mg/dl treten in der Regel allgemeine hypoglykämische Zeichen und unter 45 mg/dl neurologische Störungen auf.

Endokrine Störungen: Schilddrüse

149 Welche Aussagen zu Schilddrüsenfunktionsstörungen sind richtig?

a) »Euthyroid-sick-Syndrom« und »Low-T_3-Syndrom« sind Synonyme.
b) Eine thyreotoxische Krise wird anhand eines erhöhten freien Thyroxins (fT_4) diagnostiziert.
c) Zur Therapie einer thyreotoxischen Krise werden β-Blocker empfohlen.
d) Bradykardie, Hypothermie und Bewusstlosigkeit sind Zeichen einer Hypothyreose.
e) Zur Behandlung eines Myxödemkomas wird L-Thyroxin intravenös verabreicht.

Antworten

a) **Richtig.** Jede schwere Erkrankung führt regelhaft innerhalb weniger Stunden zunächst zu einer Erniedrigung der T_3-Serumspiegel und in Abhängigkeit von der Schwere der Erkrankung auch zu einer Erniedrigung des basalen TSH (»thyroid stimulating hormone«, Thyreotropin). Im weiteren Verlauf fällt dann auch das T_4 (Thyroxin) ab. Somit wird eine Hypothyreose vorgetäuscht, ohne dass eine tatsächliche Unterfunktion der Schilddrüse vorliegt.
b) **Falsch.** Die Diagnose einer thyreotoxischen Krise erfolgt nur aufgrund der klinischen Symptomatik. Eine spezifische Laborkonstellation gibt es nicht; die Befunde sind nicht von denen einer Hyperthyreose verschieden. Insbesondere Stresssituationen wie Fieber, Unfall, Operation oder Infektion sind Auslöser. Leitsymptome sind Fieber, warme Haut, Tachykardie, hyperdynames Herzversagen, Struma, gesteigerte Darmmotilität, psychomotorische Unruhe, myasthenische Muskelschwäche und Koma.
c) **Richtig.** Zur Hemmung der peripheren Hormonwirkung können alle kardioselektiven β-Blocker eingesetzt werden. Zur Hemmung der Hormonfreisetzung wird Thiamazol intravenös verabreicht, der Effekt setzt allerdings erst sehr langsam ein. Die zusätzliche Gabe von Kaliumjodid blockiert akut die Hormonfreisetzung. Eine additive Glukokortikoidtherapie wird zur Therapie einer meist bestehenden

Nebennierenrindeninsuffizienz empfohlen. Die möglichst frühzeitige Thyreoidektomie wird angestrebt.

d) **Richtig.** Dies sind die klinischen Kardinalsymptome eines Myxödemkomas. Hinzu kommen trockene und rauhe Haut, alveoläre Hypoventilation mit Hyperkapnie und Magen-Darm-Atonie. Ein Myxödemkoma entsteht auf dem Boden einer lange unbehandelten Hypothyreose, Absetzen einer Thyreoidhormonsubstitution oder bei Hashimoto-Thyreoiditis im Rahmen von Stresssituationen.

e) **Richtig.** Die intravenöse Kurzinfusion von 500 μg L-Thyroxin ist kausal wirksam. Zusätzlich sollte mit einem Glukokortikoid behandelt werden.

Endokrine Störungen: Nebenniere

150 Welche Aussagen zur Nebennierenrindenfunktion sind richtig?

a) Unter der Voraussetzung einer normalen Nebennierenrindenfunktion beträgt die täglich produzierte Menge an Kortisol ca. 100 mg.
b) Eine akute Nebennierenrindeninsuffizienz kann durch eine Infektion mit Streptococcus pneumoniae verursacht sein.
c) Die häufigste Ursache einer Nebennierenrindeninsuffizienz ist eine Tuberkulose.
d) Leitsymptom einer Nebennierenrindeninsuffizienz ist die ungeklärte hämodynamische Instabilität bei ungenügendem Erfolg einer Volumen- und Vasopressorengabe.
e) Die Behandlung einer sekundären Nebennierenrindeninsuffizienz besteht in der Gabe von ACTH.

Antworten

a) **Falsch.** Die normale täglich produzierte Menge an Kortisol beträgt ca. 20–30 mg. Bei maximaler Stimulation der Synthese durch Stress wird eine 10fach höhere Menge produziert. Hieraus leitet sich die sog. »Stressdosis« von Hydrokortison mit 300 mg/Tag als kompletter Substitutionsdosis ab.
b) **Richtig.** Das Syndrom einer akuten Nebennierenrindeninsuffizienz im Zusammenhang mit einer schweren Infektion wurde zuerst als Waterhouse-Friderichsen-Syndrom bei Meningokokkensepsis mit Purpura, Nebennierenapoplexie und Verbrauchskoagulopathie beschrieben. Es kann jedoch auch bei Infektionen mit Streptococcus pneumoniae, Pseudomonas species und Haemophilus influenzae Typ B auftreten.
c) **Falsch.** Die häufigste Ursache einer Nebennierenrindeninsuffizienz ist das perioperative Weglassen einer Kortisontherapie bei präoperativer Einnahme von Glukokortikoiden. Hierdurch wird die Hypophysen-Nebennierenrinden-Achse gestört, die Ausschüttung von Kortisol kann nicht gesteigert werden, und es kommt zu einer sekundären Nebennierenrindeninsuffizienz. Die Tuberkulose ist nach der autoimmunbedingten Nebennierenrindeninsuffizienz die zweithäufigste Ursache für eine primäre Nebennierenrindeninsuffizienz.

d) **Richtig.** Dies sind die klinischen Kardinalsymptome einer Nebennierenrindeninsuffizienz. Die Diagnose kann evtl. durch die Laborkonstellation einer Hyponatriämie, Hyperkaliämie, Azidose und Hypoglykämie erhärtet werden. Sie wird durch einen ACTH-Stimulationstest gesichert. Die Nebennierenrindeninsuffizienz ist eine lebensgefährliche Erkrankung, sodass die adäquate Therapie sofort eingeleitet werden sollte.

e) **Falsch.** Die adäquate Therapie besteht in der Zufuhr von 300 mg Hydrokortison intravenös. Die Gabe von ACTH trifft auf ein insuffizientes Effektororgan und ist nutzlos. Die Verabreichung von ACTH wäre sinnvoll bei einer Hypophysenstörung und kann zur Diagnostik der Nebennierenrindeninsuffizienz eingesetzt werden.

Neurologische Störungen

151 Welche Aussagen zum Guillain-Barré-Syndrom sind richtig?

a) Beim Guillain-Barré-Syndrom treten nur milde sensible Ausfälle auf.
b) In vielen Fällen geht dem Guillain-Barré-Syndrom eine Infektion mit Campylobacter jejuni voraus.
c) Die Prognose des Guillain-Barré-Syndroms quoad vitam ist schlecht.
d) Die Gabe von Immunglobulinen ist in der Behandlung des Guillain-Barré-Syndroms abzulehnen.
e) Neben der Verabreichung von Immunglobulinen zählt die Applikation von Glukokortikoiden zur Standardtherapie.

Antworten

a) **Richtig.** Das Guillain-Barré-Syndrom ist gekennzeichnet durch eine progressive Muskelschwäche mit variabler Ausprägung bis hin zur Tetraparese. Hirnnerven sind dabei oft beteiligt (bilaterale Fazialisparese bis zu 50%). Sensible Störungen sind dagegen nur gering ausgeprägt.
b) **Richtig.** Das Guillain-Barré-Syndrom ist der Prototyp einer postinfektiösen Erkrankung. Serologisch und molekularbiologisch lässt sich eine Campylobacter-jejuni-Infektion bei bis zu 60% der Patienten mit Guillain-Barré-Syndrom nachweisen.
c) **Falsch.** In spezialisierten Zentren liegt die Letalität des Guillain-Barré-Syndroms heute bei unter 5%. Neben der vorübergehenden mechanischen Beatmung steht die Behandlung der autonomen Dysfunktion und die Verhinderung von Thromboembolien im Vordergrund.
d) **Falsch.** Die Gabe von Immunglobulinen oder alternativ die Plasmapherese gehören heute zur Standardtherapie des Guillain-Barré-Syndroms.
e) **Falsch.** Glukokortikoide gehören nicht zum therapeutischen Repertoire beim Guillain-Barré-Syndrom. Es gibt bisher keine Daten, die eine Kortisontherapie rechtfertigen würden.

152 Welche Aussagen zum Tetanus sind richtig?

a) Die Erkrankung kommt in Deutschland häufiger vor als in der Dritten Welt.
b) Die intrathekale Gabe von Baclofen hat sich in der Therapie nicht bewährt.
c) Der Erreger ist ein grampositives, anaerobes, sporenbildendes Bakterium, das in der Regel auf Penicillin sensibel ist.
d) Clostridium tetani bildet 2 Toxine.
e) Typische klinische Zeichen sind Opisthotonus und Risus sardonicus.

Antworten

a) **Falsch.** Aufgrund der passiven und aktiven Tetanusimmunisierung ist diese Erkrankung in Deutschland extrem selten geworden.
b) **Falsch.** Durch die repetitive oder kontinuierliche intrathekale Verabreichung des $GABA_B$-Agonisten Baclofen kann sich die Symptomatik bessern.
c) **Richtig.** Der Erreger Clostridium tetani kommt ubiquitär im Erdboden vor und ist auf Penicillin sensibel, das allerdings in hohen Dosen verabreicht werden muss. Da Penicillin ein GABA-Antagonist ist und mit Konvulsionen vergesellschaftet sein kann, wird von manchen Autoren Metronidazol als Antibiotikum favorisiert.
d) **Richtig.** Clostridium tetani bildet Tetanospasmin und Tetanolysin, wobei ersteres als Neurotoxin retrograd zu den Axonen der Vorderhörner wandert.
e) **Richtig.** Tetanus beginnt in der Regel mit Schluckstörungen. Die generalisierte Muskeltonuserhöhung führt zu Trismus, Risus sardonicus und Opisthotonus. Begleitet wird diese Symptomatik von einer autonomen Dysfunktion mit sympathischer Überstimulation.

153 Welche Aussagen zu neurologischen Besonderheiten sind richtig?

a) Eine zentrale pontine Myelinolyse kann nur post mortem durch eine Autopsie nachgewiesen werden.
b) Eine zentrale pontine Myelinolyse kann bei rascher Natriumsubstitution zur Korrektur einer Hyponatriämie auftreten.

c) »Man-in-the-Barrel-Syndrom« bedeutet, dass sich der Patient im Rahmen eines Durchgangssyndroms in einem Fass eingesperrt fühlt.
d) Die »Critical-Illness-Polyneuropathie« entspricht einer akuten reversiblen axonalen Polyneuropathie.
e) Neben der »Critical-Illness-Polyneuropathie« gibt es auch eine »Critical-Illness-Myopathie«.

Antworten

a) **Falsch.** Der Nachweis einer zentralen pontinen Myelinolyse ist mittels Computertomographie oder noch besser durch die Kernspintomographie (MRT) möglich. Sie ist charakterisiert durch symmetrische demyelinisierende Läsionen an der Basis der Pons.
b) **Richtig.** Ein langsames Anheben des Serumnatriumspiegels bei Hyponatriämie führt nicht zur Entwicklung einer zentralen pontinen Myelinolyse. Eine rasche Erhöhung der Serumnatriumkonzentration über einen osmotischen Gradienten kann eine solche Myelinolyse auslösen.
c) **Falsch.** Das Man-in-the-barrel-Syndrom beschreibt eine Diplegie der oberen Extremitäten, wobei die Motorik der Beine erhalten ist. Dieses neurologische Bild wird auf eine Ischämie im Grenzbereich zwischen A. cerebri anterior und media zurückgeführt.
d) **Richtig.** Diese Polyneuropathie, die insbesondere im Rahmen einer schweren Sepsis oder bei Multiorganversagen auftritt, ist selbstlimitierend, da sie sich nach Beendigung der Intensivbehandlung spontan zurückbildet. Durch die axonale Degeneration v.a. motorischer Nerven kann es allerdings Entwöhnungsschwierigkeiten vom Respirator geben.
e) **Richtig.** Bei Patienten mit dieser Myopathie kommt es zu einer abnormen Variation in der Muskelfasergröße, zu Einzelfaseratrophien und -nekrosen sowie zu fettiger Degeneration und Fibrose der Muskelfasern. Daneben gibt es noch eine Myopathie mit selektivem Verlust von Myosinfilamenten und eine nekrotisierende Myopathie mit panfaszikulären Muskelfasernekrosen.

154 Welche Aussagen zu neurologischen Besonderheiten sind richtig?

a) Bei Exazerbation einer Porphyria cutanea tarda können Patienten beatmungspflichtig werden.
b) Nach einer Infektion mit Clostridium botulinum können Patienten beatmungspflichtig werden.
c) Bei einer myasthenen Krise können Patienten beatmungspflichtig werden.
d) Eine Nebenwirkung der Gabe von Clomethiazol ist die bronchiale Hypersekretion.
e) Da der N. phrenicus von C_{3-5} innerviert wird, kann er nach herzchirurgischen Eingriffen mit Herz-Lungen-Maschine nicht geschädigt sein.

Antworten

a) **Falsch.** Nur bei akuten hepatischen Formen der Porphyrie kann es im Rahmen eines akuten Schubes zur Paralyse mit Beatmungspflichtigkeit kommen. Zu den akuten hepatischen Formen zählen die akute intermittierende Porphyrie, die hereditäre Koproporphyrie und die Porphyria variegata.
b) **Richtig.** Bei schweren Botulismusfällen kann es neben Paresen der äußeren Augenmuskeln, neben Schluckstörungen und hochgradigen Extremitätenparesen auch zu einer muskulären Ateminsuffizienz kommen. Gleichzeitig führt das gebildete Neurotoxin auch zu Funktionsstörungen des autonomen Nervensystems.
c) **Richtig.** Bei einer myasthenen Krise kann die muskuläre Schwäche eine Beatmungspflichtigkeit bewirken. Zur Therapie zählt die intravenöse Gabe von Cholinesterasehemmern wie Pyridostigmin und die Verabreichung von Methylprednisolon und hoch dosierten Immunglobulinen (bzw. die Durchführung einer Plasmapherese).
d) **Richtig.** Clomethiazol, das in Europa zur Behandlung des Alkoholentzugssyndroms eingesetzt wird, führt bereits in den zur Prophylaxe üblichen Dosierungen zu einer bronchialen Hypersekretion. Durch die gleichzeitige Atemdepression sind solche Patienten respiratorisch gefährdet.
e) **Falsch.** Der N. phrenicus wird zwar von C_{3-5} innerviert, er kann jedoch nach herzchirurgischen Eingriffen vielfältig in Mitleidenschaft gezo-

gen sein. Bei Operationen von thorakalen Aortenaneurysmen kann der linke N. phrenicus, der um den Aortenbogen verläuft, betroffen sein. Insbesondere durch lokale Hypothermie kann es zu einer beidseitigen Phrenikusparese kommen, dem sog. »frost-bitten phrenic«. Und im Rahmen der postoperativen Intensivtherapie kann bei septischem Zustandsbild und Katecholamingabe eine Critical-Illness-Polyneuropathie auftreten, die auch den N. phrenicus betrifft.

155 Welche Aussagen zum Schlaganfall sind richtig?

a) Die Behandlung eines Patienten mit Schlaganfall sollte auf einer Schlaganfallstation (Stroke Unit) erfolgen.
b) Vor einer Lysetherapie beim Schlaganfall muss eine kranielle Computertomographie durchgeführt werden.
c) Eine Lysetherapie beim Schlaganfall sollte innerhalb von 3 h nach Beginn der Symptome stattfinden.
d) Die meiste Erfahrung für die Thrombolyse beim Schlaganfall liegt national und international mit Streptokinase vor.
e) Eine hoher Blutglukosewert im Rahmen eines Schlaganfalls kann sekundär korrigiert werden.

Antworten

a) **Richtig.** Schlaganfallpatienten sollten auf Schlaganfallstationen behandelt werden, da die Therapie dort effektiver ist, sodass sich die Letalität nachweislich reduziert.
b) **Richtig.** Vor dem Einsatz der Lysetherapie ist mittels Computertomographie sicherzustellen, dass es sich um einen ischämischen Insult handelt. Bei Vorliegen einer Hämorrhagie ist eine Lysetherapie kontraindiziert.
c) **Richtig.** Obwohl einzelne Zentren bis zu 6 h nach Auftreten der Symptome lysieren, ist man sich einig, dass die Lyse eigentlich nur innerhalb eines Zeitfensters von 3 h besonders effektiv ist.
d) **Falsch.** Mittel der Wahl ist nicht Streptokinase, sondern der rekombinante Tissue Plasminogen Activator (rtPA). Die Gesamtdosis von rtPA beträgt 0,9 mg/kg, wobei 90 mg nicht überschritten werden sollen. 10% der Gesamtdosis werden als Bolus und die restlichen 90% über 60 min kontinuierlich verabreicht.

e) **Falsch.** Da es Anhaltspunkte dafür gibt, dass ein hoher Blutglukosewert das neurologische Outcome verschlechtert, muss der Blutzuckerspiegel frühzeitig optimiert werden.

156 Welche Aussagen zur Meningitis sind richtig?

a) Bei Erwachsenen sind gramnegative Stäbchen die häufigsten Erreger der eitrigen Meningitis.
b) Bei Verdacht auf eine bakterielle Meningitis muss eine rasche Liquoruntersuchung durchgeführt werden.
c) Bei Verdacht auf eine bakterielle Meningitis sollte vor der Liquorentnahme ein kraniales Computertomogramm durchgeführt werden.
d) Die Antibiotikatherapie sollte bei bakterieller Meningitis erst nach Vorliegen der Liquorkulturen begonnen werden.
e) Ceftriaxon gehört bei der eitrigen Meningitis zu den Mitteln der Wahl.

Antworten

a) **Falsch.** Bei Erwachsenen ohne Vorerkrankungen sind Meningokokken (gramnegativ) und Pneumokokken (grampositiv) die häufigsten Erreger.
b) **Richtig.** Zur Diagnosesicherung und zur mikrobiologischen Austestung muss eine Liquorpunktion durchgeführt werden.
c) **Richtig.** Da bei einem Hirnödem oder Hydrocephalus die Möglichkeit einer Herniation im Rahmen der Liquorpunktion besteht, sollte vor der Liquorpunktion ein entsprechendes CT durchgeführt werden.
d) **Falsch.** Die kalkulierte Antibiotikatherapie beginnt sofort nach der Liquorpunktion. Oft ergeben sich auch aus dem Grampräparat des Liquors Hinweise auf den Erreger.
e) **Richtig.** Ceftriaxon erreicht im Liquor relativ hohe und lang anhaltende Konzentrationen, sodass Ceftriaxon ein Mittel der Wahl ist. Die Dosierung beträgt beim Erwachsenen 2-mal 2 g i.v. pro Tag.

157 Welche Aussagen zur neurologischen/neurochirurgischen Intensivmedizin sind richtig?

a) Es gibt bisher keine Serummarker, die zur Bestätigung einer Schädigung des Zentralnervensystems herangezogen werden könnten.

b) Eine Alternative zum Clipping eines Aneurysmas nach Subarachnoidalblutung ist das Coiling.
c) Ein epileptischer Zustand, der als Status epilepticus definiert wird, muss mindestens 30 min lang anhalten.
d) Beim Status epilepticus mit generalisiert-tonisch-klonischen Anfällen ist Phenobarbital Mittel der ersten Wahl.
e) Die Hyperthermie gehört zu den Hauptsymptomen des malignen neuroleptischen Syndroms.

Antworten

a) **Falsch.** Die neuronenspezifische Enolase (NSE) und das Protein S-100B im Serum haben in den letzten Jahren Bedeutung als spezifische neurobiochemische Marker für eine Hirnschädigung gewonnen.
b) **Richtig.** Die etablierte operative Therapie zur Aneurysmaausschaltung besteht aus einer Eröffnung des Schädels, der Freipräparation des aneurysmatragenden Gefäßes und dem Einsetzen eines Clips, um das Aneurysma aus der Blutzirkulation auszuschalten (Clipping). Die Alternative besteht aus einer Embolisation des Aneurysmas mit Platinspiralen. Hierbei wird das Aneurysma von innen her auf dem Gefäßweg mit einem Mikrokatheter aufgesucht, mit feinen Platinspiralen ausgefüllt und so aus der Blutzirkulation ausgeschaltet. Man spricht vom endovaskulären Coiling.
c) **Falsch.** Nach den Leitlinien der Deutschen Gesellschaft für Neurologie ist ein Status epilepticus (a) ein epileptischer Anfall, dessen Dauer die Grenze von 5 min bei generalisiert-tonisch-klonischen Anfällen und von 20–30 min bei fokalen Anfällen oder Absencen überschreitet, oder (b) eine Sequenz mit gleicher Mindestdauer von einzelnen epileptischen Anfällen in kurzen Abständen, zwischen denen klinisch oder elektroenzephalographisch keine vollständige Restitution erfolgt.
d) **Falsch.** Mittel der ersten Wahl sind nach den Leitlinien der Deutschen Gesellschaft für Neurologie die Benzodiazepine Lorazepam, Diazepam oder Clonazepam gefolgt von Phenytoin. Nach einem Therapieversagen der Benzodiazepin- und Phenytoingabe kommt Phenobarbital zum Einsatz. Bei Versagen von Phenobarbital gehören Thiopental oder Propofol zu den nächsten einsetzbaren Pharmaka.

e) **Richtig.** Das maligne neuroleptische Syndrom ist eine schwerwiegende Nebenwirkung der Therapie mit Neuroleptika. Typisch ist die Hyperthermie zusammen mit Rigidität und einem Anstieg der Serumkreatinkinase (CK). Neben der Bewusstseinsveränderung treten eine Tachykardie, eine Leukozytose und erhöhte Leberenzymwerte auf.

Erhöhung des Hirndrucks

158 Welche Aussagen zur neurochirurgischen Intensivmedizin sind richtig?

a) Zur Messung des intrakraniellen Druckes (ICP) kommen heute Ventrikelkatheter zum Einsatz.
b) Der normale intrakranielle Druck beträgt weniger als 15 mmHg.
c) Die Messung der jugularvenösen Sauerstoffsättigung ist eine nichtinvasive Methode.
d) Der zerebrale Perfusionsdruck wird anhand einer Untersuchung des Augenhintergrundes quantifiziert.
e) Es gibt neuere Behandlungsansätze beim Schädel-Hirn-Trauma, die versuchen, den zerebralen Perfusionsdruck (CPP) auf übernormale Werte anzuheben.

Antworten

a) **Richtig.** Die Messung des ICP über Ventrikelkatheter erlaubt die direkte Messung im Ventrikelsystem. Weiterhin lässt sich der ICP durch Liquordrainage akut senken.
b) **Richtig.** Der intrakranielle Druck ist derjenige Druck, den der Inhalt des Schädels auf die Dura ausübt. Er beträgt in horizontaler Körperlage weniger als 15 mmHg.
c) **Falsch.** Ein retrograd im Bulbus venae jugularis platzierter fiberoptischer Katheter ermöglicht eine repräsentative Aussage über die jugularvenöse Sauerstoffsättigung ($S_{jv}O_2$), die indirekt den Grad der gesamten zerebralen Oxygenierung widerspiegelt. Episoden mit einer Desaturierung ($S_{jv}O_2$ <50%) über Zeiträume von mehr als 15 min sind mit einem schlechten Outcome vergesellschaftet.
d) **Falsch.** Der zerebrale Perfusionsdruck (CPP) ist die Differenz zwischen mittlerem arteriellem Druck (MAP) und intrakraniellem Druck (ICP).
e) **Richtig.** Beim CPP-orientierten Behandlungsprinzip des erhöhten Hirndrucks wird unter der Annahme, dass die Autoregulationskurve der zerebralen Durchblutung nach oben verschoben ist, der Perfusionsdruck über normale Werte angehoben. Zielbereich sind Werte für den CPP von >70–80 mmHg.

159 Welche Aussagen zur neurochirurgischen Intensivmedizin sind richtig?

a) Das Lund-Konzept für den Patienten mit Schädel-Hirn-Trauma beinhaltet die Gabe von Humanalbumin, Metoprolol, Clonidin, Thiopental und Dihydroergotamin.
b) Eine prolongierte und forcierte Hyperventilation verschlechtert das Outcome nach Schädel-Hirn-Trauma.
c) Die Oberkörperhochlagerung zur Senkung des intrakraniellen Druckes (ICP) ist obsolet.
d) Die Gabe von Mannit hat beim erhöhten Hirndruck heute keine Bedeutung mehr.
e) Bei therapierefraktärer intrakranieller Hypertonie kann der Einsatz von Trometamol hilfreich sein.

Antworten

a) **Richtig.** Das Lund-Konzept ist ein weiterer neuer Ansatz zur Therapie des Schädel-Hirn-Trauma-Patienten. Mit Hilfe von Humanalbumin versucht man, einen normalen kolloidosmotischen Druck zu schaffen, mit Metoprolol und Clonidin will man den kapillären hydrostatischen Druck reduzieren, und Thiopental in niedriger Dosierung und Dihydroergotamin sollen die präkapillaren Widerstandsgefäße konstringieren.
b) **Richtig.** Während man in früheren Zeiten eine prolongierte forcierte Hyperventilation durchführte, weiß man heute, dass dies eher mit negativen Effekten verbunden ist. Eine Hyperventilation ist nur noch kurzzeitig bei passageren Hirndruckanstiegen üblich.
c) **Falsch.** Die Oberkörperhochlagerung um max. 30° verbessert den venösen Rückstrom und senkt dadurch den ICP. Allerdings darf der Kopf nicht zur Seite rotiert werden, da dies den venösen Abfluss verschlechtert. Gleichzeitig sollte auch der arterielle Blutdruck stabil bleiben, damit der Effekt der ICP-Senkung nicht zunichte gemacht wird.
d) **Falsch.** Eine Osmotherapie mit Mannit kann innerhalb von Minuten einen erhöhten Hirndruck senken. Die Substanz kann in repetitiven Boli oder kontinuierlich verabreicht werden, wobei der hirndrucksenkende Effekt 16–48 h anhält.
e) **Richtig.** Trometamol (Trispuffer, THAM) kann bei therapierefraktärem ICP-Anstieg bis zu einem maximalen systemischen pH-Wert

von 7,6 gegeben werden. Eine weitere Alternative ist die Gabe von Thiopental, wobei eine ausgeprägte Kreislaufdepression zu berücksichtigen ist.

160 Welche Aussagen zur neurochirurgischen Intensivmedizin sind richtig?

a) Eine einseitig dilatierte Pupille bei epiduraler Blutung entsteht durch Druckschädigung des N. ophthalmicus.
b) Eine Kortisongabe bei Hirnödem bzw. erhöhtem Hirndruck nach Schädel-Hirn-Trauma ist nicht sinnvoll.
c) Eine induzierte Hypothermie von 33 °C nach schwerem Schädel-Hirn-Trauma verbessert die Überlebensrate und das neurologische Outcome.
d) Die Gabe des Kalziumantagonisten Nimodipin im Rahmen einer Subarachnoidalblutung verbessert das Outcome.
e) Eine Kortisongabe ist bei akuter Rückenmarkverletzung sinnvoll.

Antworten

a) **Falsch.** Pupillenzeichen spielen in der Primärdiagnostik des Schädel-Hirn-Traumas eine große Rolle. Die ipsilaterale Mydriasis bei epiduraler Blutung entsteht durch eine Druckschädigung des N. oculomotorius, wenn der mediale Anteil des Temporallappens in den Tentoriumschlitz prolabiert.
b) **Richtig.** Eine Kortisongabe bei Hirnödem ist nur dann sinnvoll, wenn das Ödem durch einen Hirntumor verursacht wurde.
c) **Falsch.** Obwohl erste Phase-II-Studien günstige Effekte einer therapeutisch induzierten Hypothermie nach schwerem Schädel-Hirn-Trauma ergaben, konnten diese Ergebnisse in einer großen multizentrischen Studie nicht reproduziert werden. Somit erscheint die Hypothermiebehandlung bei Schädel-Hirn-Trauma derzeit nicht sinnvoll. Allerdings bleibt die Frage offen, wie mit Schädel-Hirn-Trauma-Patienten, die hypotherm in die Klinik aufgenommen werden, verfahren werden soll; möglicherweise würde man bei diesen Patienten auf ein Aufwärmen verzichten.
d) **Richtig.** Nimodipin wirkt günstig bei zerebralen Vasospasmen, die nach einer Subarachnoidalblutung auftreten.

e) **Richtig.** Kortison in hoher Dosierung hat, wenn es frühzeitig nach dem Trauma gegeben wird, einen günstigen Effekt auf den Verlauf. Methylprednisolon wird hierzu nach dem NASCI-Schema in einem Bolus von 30 mg/kg verabreicht, gefolgt von einer kontinuierlichen Infusion von 5,4 mg/kg/h.

Hirntoddiagnostik

161 Welche Aussagen zur Hirntoddiagnostik sind richtig?

a) Die Hirntodfeststellung in der Bundesrepublik Deutschland erfolgt nach den Richtlinien der Bundesärztekammer in einem 3-Stufen-Schema, wobei die 1. Stufe eine primäre oder eine sekundäre Hirnschädigung voraussetzt.
b) Die 2. Stufe der Hirntoddiagnostik besteht aus EEG und evozierten Potenzialen.
c) Die Testung des Kornealreflexes gehört nicht zu den Tests für die Hirnstammareflexie.
d) Beim Test zum Ausfall der Spontanatmung (Apnoetest) wird der Patient vom Beatmungsgerät diskonnektiert und 1 min lang gewartet, ob spontane Atembewegungen auftreten.
e) Die klinischen Untersuchungen zur Hirntoddiagnostik müssen von einem Facharzt durchgeführt werden.

Antworten

a) **Richtig.** Die Hirntoddiagnostik erfolgt nach einem 3-Stufen-Schema. Die 1. Stufe ist die Voraussetzung einer Hirnschädigung. Bei einer primären, direkten Hirnschädigung betrifft das schädigende Ereignis das Gehirn direkt und unmittelbar. Eine sekundäre, indirekte Hirnschädigung entsteht aufgrund eines Sauerstoffmangels des Gehirns als Folge von z. B. Herz- oder Lungenerkrankungen, Ertrinken oder Ersticken. Eine weitere Prämisse ist der Ausschluss einer primären Hypothermie oder auch der Wirkung von Medikamenten wie Barbituraten oder Muskelrelaxanzien.
b) **Falsch.** Die 2. Stufe ist die Feststellung klinischer Hirntodsymptome. Dies umfasst den gleichzeitigen Nachweis 1. einer tiefen Bewusstlosigkeit, 2. den Ausfall aller Hirnstammreflexe und 3. den Ausfall der Atmung.
c) **Falsch.** Zum Nachweis der Hirnstammareflexie werden 5 Reflexmuster geprüft: der Kornealreflex, die Pupillenreaktion, der okulozephale Reflex, Schmerzreaktionen im Gesicht und der Würgereflex.
d) **Falsch.** Der Apnoetest erfolgt nach vorheriger Beatmung mit 100% Sauerstoff und unter Einlage einer Sauerstoffsonde in den Endotrachealtubus zur apnoischen Oxygenierung. Nach Diskonnektion vom

Beatmungsgerät muss ein p_aCO_2-Wert ≥60 mmHg vorliegen, ohne dass ein spontaner Atemzug des Patienten erkennbar ist. Erst dann ist von einem Ausfall des Atemzentrums auszugehen.

e) **Falsch.** Die klinischen Untersuchungen müssen von 2 Ärzten durchgeführt werden, die über eine mehrjährige Erfahrung in der Intensivbehandlung von Patienten mit schweren Hirnschädigungen verfügen. Die Befunde müssen unabhängig voneinander erhoben werden, und die Untersucher dürfen nicht an der Organentnahme oder Transplantation beteiligt sein.

? 162 Welche Aussagen zur Hirntoddiagnostik sind richtig?

a) Die 3. Stufe der Hirntoddiagnostik bestätigt den endgültigen Hirnausfall.
b) Das klinische Beobachtungsintervall zum Nachweis der Irreversibilität liegt bei einer sekundären Hirnschädigung beim Erwachsenen bei 24 h.
c) Alternativ zu dieser zweiten Untersuchung nach einem definierten Beobachtungsintervall kann die Irreversibilität mittels Ableitung von evozierten Potenzialen nachgewiesen werden.
d) Ein zerebraler Zirkulationsstillstand kann nur angiographisch nachgewiesen werden.
e) Intravenös verabreichtes Atropin bewirkt beim Hirntoten eine Beschleunigung der Herzfrequenz.

Antworten

a) **Richtig.** In der 3. Stufe wird die Irreversibilität der Hirnschädigung nachgewiesen. Dies ist möglich durch Einhaltung einer Beobachtungszeit oder durch ergänzende apparative Untersuchungen.
b) **Falsch.** Bei Erwachsenen und Kindern ab dem 3. Lebensjahr beträgt die Beobachtungszeit bis zur zweiten klinischen Untersuchung bei einer sekundären Hirnschädigung 3 Tage, bei einer primären supratentoriellen Hirnschädigung 12 h. In dieser zweiten klinischen Untersuchung wird dann die Irreversibilität bestätigt.
c) **Richtig.** Eine Alternative zur Verlaufsbeobachtung ist die Ableitung eines Nulllinien-EEG, das Erlöschen der frühen akustisch oder somatosensorisch evozierten Potenziale oder der Nachweis eines zerebralen Kreislaufstillstandes.

d) **Falsch.** Außer der Angiographie gibt es die transkranielle Dopplersonographie und die Hirnperfusionsszintigraphie, mit deren Hilfe man einen zerebralen Zirkulationsstillstand nachweisen kann.
e) **Falsch.** Atropin in einer Testdosis von 0,5 mg i. v. gefolgt von 2 mg i. v. bewirkt beim Hirntoten keinen Anstieg der Herzfrequenz. Dieser Atropintest ist nicht in den offiziellen Richtlinien der Bundesärztekammer zur Hirntoddiagnostik enthalten.

Organtransplantation

163 Welche Aussagen zur Organspenderkonditionierung sind richtig?

a) Ein hirntoter Organspender ist poikilotherm.
b) Beim hirntoten Organspender bleibt die Kreislaufregulation erhalten.
c) Die Therapie der arteriellen Hypotonie beim hirntoten Organspender besteht primär aus der Gabe von Katecholaminen wie Adrenalin.
d) Ein Diabetes insipidus kommt bei einem hirntoten Organspender selten vor.
e) Bei Auftreten eines Diabetes insipidus beim hirntoten Organspender ist die Gabe von Desmopressin sinnvoll.

Antworten

a) **Richtig.** Ein hirntoter Organspender kann seine Körpertemperatur nicht mehr aktiv regulieren, d. h. die Temperaturregulation im Hypothalamus funktioniert nicht mehr. Die Folge ist ein Absinken der Körpertemperatur. Bei Abfall in einen kritischen Bereich können Herzrhythmusstörungen bis hin zu Kammerflimmern auftreten.
b) **Falsch.** Nach Eintritt des Hirntodes kommt es zu einem Verlust des zentralen Sympathikotonus und der kardiovaskulären Regelkreise. Es entsteht ein Pooling in den venösen Kapazitätsgefäßen, sodass ein relativer Volumenmangel vorliegt.
c) **Falsch.** Im Vordergrund der Therapie der Hypotonie steht die aggressive Volumentherapie. Inwieweit die Gabe von Hydroxyethylstärke bei Nierenspendern die Transplantatfunktion beim Empfänger verschlechtert, muss noch näher geklärt werden. Katecholamine sollten erst in zweiter Linie eingesetzt werden.
d) **Falsch.** Ein zentraler Diabetes insipidus durch Ausfall des antidiuretischen Hormons ist ein sehr häufiges Phänomen. Die Folge sind Polyurie, Hypovolämie und schwere Elektrolytstörungen.
e) **Richtig.** Desmopressin ist ein synthetisches Analogon des antidiuretischen Hormons. Es ist Mittel der Wahl, wobei sich die Dosierung am klinischen Effekt orientiert.

164 Welche Aussagen zur Intensivtherapie nach Organtransplantation sind richtig?

a) Sie wollen bei einem Patienten nach Herztransplantation die Herzfrequenz erhöhen. Als Mittel der ersten Wahl injizieren Sie hierzu Atropin i. v. in einer Dosis von bis zu 2 mg.
b) In der ersten Phase nach einer Lungentransplantation ist eine Bronchoskopie kontraindiziert.
c) In der unmittelbar postoperativen Phase nach Lungentransplantation muss dem Patienten großzügig Volumen intravenös zugeführt werden.
d) Nach einer Ein-Lungen-Transplantation kann eine seitengetrennte Beatmung erforderlich werden.
e) Patienten nach Lebertransplantation sollten in der unmittelbar postoperativen Phase mit hohem PEEP beatmet werden.

Antworten

a) **Falsch.** Die Gabe von Atropin führt bei einem transplantierten Herzen wegen der Denervierung nicht zu einer Frequenzsteigerung. Daher ist die Gabe von Atropin zu diesem Zweck nicht sinnvoll.
b) **Falsch.** Bronchoskopien werden nach Lungentransplantation nicht nur zum gezielten Absaugen des Sekretes, sondern auch routinemäßig durchgeführt, um die Heilung der trachealen und bronchialen Anastomosen zu kontrollieren. Weiterhin wird in der postoperativen Phase routinemäßig transbronchial biopsiert.
c) **Falsch.** Die transplantierte Lunge neigt aufgrund des Reperfusionsschadens und der Durchtrennung pulmonaler Lymphbahnen und auch anderer Faktoren zur Ödembildung. Somit muss – abhängig von der Kreislaufsituation – die Flüssigkeitszufuhr in der unmittelbar postoperativen Phase eingeschränkt werden.
d) **Richtig.** Nach Ein-Lungen-Transplantation liegt eine unterschiedliche Atemmechanik der beiden Lungen vor. Es kann zu einseitigen Überblähungs- bzw. Kompressionsphänomenen kommen, sodass dann eine seitengetrennte Ventilation von Vorteil ist. Auch Bronchodilatatoren können hierbei selektiv einer Lunge zugeführt werden.
e) **Falsch.** Bereits die maschinelle Beatmung reduziert die Leberperfusion. Ein hoher PEEP vermindert die Leberdurchblutung durch Reduktion des Herzzeitvolumens und beeinträchtigt den lebervenösen Abfluss

erheblich. Somit sollten Patienten nach Lebertransplantation so früh wie möglich extubiert werden; der PEEP sollte unter Beatmung so niedrig wie möglich gehalten werden.

Intensivmedizin: Verschiedenes

165 Welche Aussagen zu den folgenden klinischen Fällen sind richtig?

a) Bei einer beatmeten Patientin (158 cm, 98 kg) ist der orale Tubus so fixiert, dass sich die Tubusmarkierung »24 cm« im Bereich der Zahnreihe befindet. Bei einem plötzlichen Anstieg des Beatmungsdrucks ordnen Sie zuerst ein Röntgenbild des Thorax an.

b) Wenn ein beatmeter Intensivpatient plötzlich einen Blutdruckabfall und eine Tachykardie aufweist, dann legt man zuerst einen Swan-Ganz-Katheter, um die Verdachtsdiagnose eines septischen Schocks zu erhärten.

c) Ein junger Patient wird nach der Versorgung multipler Extremitätenfrakturen aus dem OP auf die Intensivstation verlegt. Er weist unter Beatmung mit 100% Sauerstoff eine schlechte Oxygenierung auf, obwohl er kein Thoraxtrauma erlitten hatte und die Lunge von der Auskultation her unauffällig ist. Zur Erhärtung der Diagnose »Fettembolie« suchen Sie nach Petechien.

d) Werden bei einem Patienten über eine in der A. radialis liegende Kanüle versehentlich intravenös zu verabreichende Pharmaka appliziert, so ist die arterielle Kanüle schnellstmöglich zu entfernen.

e) Wird ein Patient mit mechanischem Aortenklappenersatz in der Anamnese, bei dem ein Sinusrhythmus vorliegt, nichtkardiochirurgisch operiert, so ist auch in den ersten postoperativen Stunden eine Antikoagulation unbedingt erforderlich.

Antworten

a) **Falsch.** Da eine große Wahrscheinlichkeit besteht, dass der Tubus tief liegt (möglicherweise der Carina aufsitzt), würde man zuerst unter Vertiefung der Sedierung den Tubus um wenige Zentimeter (z. B. 4 cm) zurückziehen. Erst danach sollte man andere Möglichkeiten ausschließen.

b) **Falsch.** Im Vordergrund bei plötzlichen hämodynamischen Veränderungen steht die physikalische Untersuchung, die auch die Auskultation einschließt. Damit lässt sich eine wahrscheinliche Ursache dieser Kreislaufproblematik, z. B. der Spannungspneumothorax, in aller Regel verifizieren oder ausschließen.

c) **Richtig.** Zu den Hauptkriterien der Fettembolie gehört neben der respiratorischen Insuffizienz und der zerebralen Symptomatik insbesondere auch das Auftreten von petechialen Blutungen in bis zu 60% der Fälle. Auch am Augenhintergrund lassen sich Veränderungen nachweisen.
d) **Falsch.** Die fälschliche intraarterielle Injektion verläuft in der Regel zwar blande, sie kann im Einzelfall jedoch zu einem ausgeprägten Vasospasmus führen, der eine lokale Ischämie und schließlich Nekrosenbildung nach sich zieht. Die arterielle Kanüle sollte belassen werden, um hierüber Lokalanästhetika und Heparin zu verabreichen. Auch Thrombolytika können lokal gegeben werden, um die Thrombosierung günstig zu beeinflussen. Alternativ können Verfahren der Leitungsanästhesie zur Sympathikolyse eingesetzt werden.
e) **Falsch.** Patienten mit mechanischen Herzklappenprothesen können eine Klappenthrombose entwickeln, wenn sie perioperativ nicht antikoaguliert werden. Dieses Risiko ist sehr groß nach Mitralklappenersatz oder auch nach Doppelklappenersatz. Bei Patienten nach Aortenklappenersatz, die einen Sinusrhythmus aufweisen, ist dieses Risiko geringer, da die Aortenklappe in einem Gebiet mit hohem Fluss positioniert ist. Somit kann bei letzteren Patienten die Heparinisierung verzögert begonnen werden, um das Ausmaß einer postoperativen Nachblutung zu reduzieren.

? 166 Welche Aussagen sind richtig?

a) Ein »Lazarus-Syndrom« liegt vor, wenn bei einem Patienten mit Herz-Kreislauf-Stillstand die kardiopulmonale Reanimation erfolglos abgebrochen wird und sich daraufhin die Kreislauffunktion spontan erholt.
b) Das »McGinn-White-Syndrom« wird gehäuft nach exzessivem Alkoholgenuss beobachtet.
c) Das »Ritter-von-Rittershain-Syndrom« wird durch Streptokokken verursacht.
d) Mit Hilfe der »Stewart-Hamilton-Gleichung« wird der Kalorienverbrauch des Intensivpatienten berechnet.
e) Der »Horovitz-Quotient« spielt bei der Definition des ARDS eine Rolle.

Antworten

a) **Richtig.** Es gibt inzwischen mehr als 25 Fallberichte zu diesem Lazarus-Syndrom bzw. -Phänomen, wobei mindestens 9 dieser Patienten neurologisch unauffällig waren. In der Literatur existiert auch der Ausdruck »Lazarus-Zeichen«; er bezieht sich auf motorische Automatismen beim hirntoten Organspender, die z. B. im Rahmen der Organentnahme auftreten können.

b) **Falsch.** Das McGinn-White-Syndrom beschreibt eine rechtsventrikulär betonte Ischämie in Verbindung mit einer Rotation des Herzens um seine Längsachse ($S_I Q_{III}$-Typ und ST-Hebung in III). Das McGinn-White-Syndrom gehört zu den EKG-Veränderungen bei Lungenembolie.

c) **Falsch.** Die Dermatitis exfoliativa neonatorum Ritter v. Rittershain (engl. »Ritter's disease« oder »staphylococcal scalded skin syndrome«) ist eine Epidermolyse, die vorwiegend bei Neugeborenen und Säuglingen auftritt und durch Staphylokokkenexotoxin bedingt ist.

d) **Falsch.** Die Stewart-Hamilton-Gleichung dient der Berechnung des Herzzeitvolumens nach der Thermodilutionsmethode. Mit Hilfe der Gleichung berechnet der Computer die Fläche unter der Kurve der Temperaturänderung und ermittelt daraus das Herzzeitvolumen. Das Herzzeitvolumen ist dabei umgekehrt proportional zur Fläche unter der Thermodilutionskurve.

e) **Richtig.** Das Verhältnis p_aO_2/F_IO_2, das zur Definition des ARDS herangezogen wird, wurde 1974 von J. H. Horovitz in den *Archives of Surgery* beschrieben.

167 Welche Aussagen sind richtig?

a) Der Begriff der Massivtransfusion ist eindeutig definiert.

b) Die Gabe von rekombinantem Erythropoietin beim Langzeitintensivpatienten reduziert die Häufigkeit der Transfusion von Erythrozytenkonzentraten.

c) Bei der Small-Volume-Resuscitation wird zur Therapie einer intravasalen Hypovolämie beim Erwachsenen ein hochkonzentriertes Präparat in einer Menge von 100 ml appliziert.

d) Wenn ein Patient nach einer Intensivtherapie wochenlang über Pruritus klagt, dann kann dies mit der Infusion von Hydroxyethylstärke während des Intensivaufenthaltes zusammenhängen.

e) Der normale kolloidosmotische Druck (KOD) des Blutplasmas liegt bei 16-18 mmHg.

Antworten

a) **Falsch.** Der Begriff der Massivtransfusion ist nicht einheitlich definiert. Folgende alternative Definitionen werden herangezogen: Massivtransfusion ist die Transfusion von mehr als einem Sollblutvolumen innerhalb von 24 h, die Transfusion von mehr als einem Sollblutvolumen innerhalb von wenigen Stunden, die Transfusion von mehr als 10 Konserven innerhalb von 24 h oder die Transfusion von mehr als der Hälfte des Sollblutvolumens mit einer Geschwindigkeit von mehr als 1,5 ml/kg/min. Neben dem Terminus »Massivtransfusion« existieren in der deutschsprachigen Literatur auch Begriffe wie Massentransfusion, Multitransfusion oder Polytransfusion.

b) **Richtig.** Es liegen inzwischen Daten zur Gabe von Erythropoietin beim Intensivpatienten vor. Die wöchentliche subkutane Gabe der Substanz in einer Dosis von z. B. 40.000 Einheiten erhöht den Hämoglobinwert und reduziert signifikant die Transfusionshäufigkeit. Inwieweit diese relativ teure Therapieoption in die klinische Routine Eingang finden wird, bleibt offen.

c) **Falsch.** Bei der Small-Volume-Resuscitation wird eine hypertone Kochsalzlösung mit isoonkotischem Kolloidanteil (7,2% NaCl mit 6% Hydroxyethylstärke 200.000/0,5 oder 7,5% NaCl mit 6% Dextran 70.000) in einer Dosis von 4 ml/kg verabreicht, um aufgrund des osmotischen Gradienten innerhalb kürzester Zeit interstitielle und intrazelluläre Flüssigkeit zu mobilisieren, deren Volumen das der applizierten Lösung um ein Vielfaches übersteigt.

d) **Richtig.** Juckreiz ist eine bekannte Nebenwirkung der Infusion von Hydroxyethylstärke. Es gibt Berichte, nach denen bereits die Gabe von 2 Litern der Substanz einen schweren persistierenden Pruritus auslösen kann. Der Juckreiz beruht auf einer Speicherung von Hydroxyethylstärke in der Haut.

e) **Falsch.** Der normale kolloidosmotische Druck beträgt 25–28 mmHg. Er wird zum größten Teil durch Albuminmoleküle bestimmt.

168 Welche Aussagen sind richtig?

a) Wird bei einem Patienten mit Latexallergie ein Swan-Ganz-Katheter gelegt, sind keinerlei Probleme hinsichtlich der Allergie zu erwarten.
b) Die Sonographie ist bei der Punktion der V. jugularis interna vorteilhaft.
c) Der Einsatz eines steifen Führungssystems (z. B. Tubuswechselkatheter, »airway exchange catheter«, »Cook-Führungsstab«) beim Wechsel eines Endotrachealtubus kann zum Spannungspneumothorax führen.
d) Bei der kardiopulmonalen Reanimation hat der endexspiratorische CO_2-Wert prädiktive Bedeutung hinsichtlich des Outcome.
e) Die Braden-, Waterlow- und Norton-Skalen werden zur Einschätzung der Pneumonieinzidenz von beatmeten Intensivpatienten eingesetzt.

Antworten

a) **Falsch.** Eine ganze Reihe von Swan-Ganz-Kathetern sind latexhaltig, sodass in dieser Hinsicht Probleme auftreten können. Weiterhin ist zu berücksichtigen, dass auch Einführungsschleusen für den Swan-Ganz-Katheter latexhaltig sein können.
b) **Richtig.** Die Visualisierung der V. jugularis interna und der A. carotis mittels Ultraschall bietet die Möglichkeit der exakten Lokalisierung der Gefäße im Vergleich zur Blindpunktion. Man erkennt z. B., ob die Vene direkt über der Arterie liegt, ob sie teilthrombosiert oder im Einzelfall überhaupt nicht darstellbar ist.
c) **Richtig.** Ein tiefes Einführen und Manipulieren eines steifen Führungsstabes zum Tubuswechsel kann zur Perforation des Tracheobronchialbaumes führen. Die Konsequenz kann das Auftreten eines Spannungspneumothorax sein.
d) **Richtig.** Der endexspiratorische CO_2-Wert spiegelt das Herzzeitvolumen während der Reanimation wider. Wird nach 20-minütiger kardiopulmonaler Reanimation ein Wert von höchstens 10 mmHg erreicht, so ist die Prognose quoad vitam extrem ungünstig.
e) **Falsch.** Die genannten Skalen (nach Barbara Braden, Judy Waterlow und Doreen Norton) werden zur Risikoeinschätzung der Dekubitusgefährdung herangezogen.

169 Welche Aussagen sind richtig?

a) Der Cuffdruck des Beatmungstubus sollte zwischen 40 und 50 cm H_2O liegen.
b) Die permanente Präsenz eines Intensivmediziners auf der Intensivstation senkt die Morbidität und Mortalität der Patienten.
c) Beim Intrahospitaltransport von Intensivpatienten treten nur selten Komplikationen auf.
d) Wird ein ARDS-Patient innerklinisch zur thorakalen Computertomographiediagnostik transportiert, sollte er während der Transportphasen manuell mittels Beatmungsbeutel beatmet werden.
e) Die Lagerungsdrainage, bei der das Sekret unter Ausnutzung der Schwerkraft mobilisiert wird, hat in der heutigen Intensivmedizin keine Bedeutung mehr, da modernere Techniken verfügbar sind.

Antworten

a) **Falsch.** Der Cuffdruck sollte 20 cm H_2O wegen einer ansonsten erhöhten Aspirationsgefahr nicht unterschreiten, jedoch auch nicht höher als 30 cm H_2O sein, da die kapilläre Trachealwandperfusion in diesem Fall beeinträchtigt wird.
b) **Richtig.** Eine ganze Reihe von Studien konnte inzwischen aufzeigen, dass die permanente Anwesenheit eines Intensivmediziners über 24 h pro Tag sowohl Morbidität und Intensivstationsliegedauer als auch die Mortalität deutlich senkt.
c) **Falsch.** Der innerklinische Transport von Intensivpatienten ist mit einem relativ hohen Risiko für das Auftreten von medizinischen oder technischen Komplikationen behaftet. Einzelne Autoren berichten sogar von Komplikationsraten >60%. Somit ist eine Standardisierung des Monitoring und der sonstigen Geräteausstattung für den Transport erforderlich; auch muss eine ausreichende Qualifikation des begleitenden Arztes bzw. des Pflegepersonals vorhanden sein.
d) **Falsch.** ARDS-Patienten werden für den innerklinischen Transport nicht manuell beatmet. Idealerweise kommt für diesen Zweck ein mobiles Intensivbeatmungsgerät zum Einsatz. Insbesondere die manuelle Beatmung in diesen Phasen kann zu ausgeprägten Veränderungen der Blutgase und des Säure-Basen-Haushaltes führen.

e) **Falsch.** Auch heute gehört die Lagerungsdrainage zu den Basismaßnahmen der Intensivtherapie. Unterstützt wird die Sekretmobilisation dabei durch manuelle Techniken wie Perkussion oder Vibration.

170 Welche Aussagen sind richtig?

a) Die r-Zeit und die k-Zeit sind Charakteristika der aktivierten partiellen Thromboplastinzeit (aPTT).
b) Dexmedetomidin ist ein a_2-Agonist, der in der Sedierung von Intensivpatienten bisher keine Rolle spielt.
c) Das Propofolinfusionssyndrom (»propofol infusion syndrome«) wurde primär an Kindern beschrieben.
d) Patienten nach medianer Thorakotomie geben in der unmittelbar postoperativen Phase stärkere Schmerzen an als Patienten nach lateraler Thorakotomie.
e) Die akalkulöse Cholezystitis ist kein intensivmedizinisches Krankheitsbild.

Antworten

a) **Falsch.** Die r-Zeit und die k-Zeit sind Charakteristika des Thrombelastogramms (TEG). Das TEG ist ein Globaltest, der Aussagen über Thrombozytenfunktion, endogene Gerinnung und Fibrinolyse erlaubt. Eine moderne Variante des TEG ist die Rotationsthrombelastometrie mittels ROTEM-System, das mit aktivierten Tests schnelle Ergebnisse liefert.
b) **Falsch.** Dexmedetomidin wurde bereits im Jahre 1999 von der Food and Drug Administration der USA zur Kurzzeitsedierung (<24 h) von Intensivpatienten zugelassen.
c) **Richtig.** Anfang der 1990er Jahre erschienen Einzelberichte über Todesfälle von Kindern nach kontinuierlicher Propofolgabe über 3–5 Tage. Bei diesen Kindern lag ein Herzversagen vor, dem jeweils eine metabolische Azidose, lipämisches Plasma und Zeichen der Muskelschädigung vorausgingen. Die Ätiopathogenese ist bisher unklar. Inzwischen wurde dieses Syndrom auch bei Erwachsenen in Einzelfällen berichtet. Da in diesen Fällen die Propofoldosierung höher als 5 mg/kg/h lag, wird eine Höchstdosis von 4 mg/kg/h für eine Anwendungsdauer von maximal 7 Tagen empfohlen.

d) **Falsch.** Die Schmerzintensität nach lateraler Thorakotomie ist deutlich ausgeprägter als nach medianer Thorakotomie. Besonders nach lateraler Thorakotomie ist deshalb eine konsequente Schmerztherapie sinnvoll, auch um Sekundärproblemen wie vermehrter Atelektasenbildung vorzubeugen.

e) **Falsch.** Es handelt sich hierbei um eine Entzündung der Gallenblase, der kein Steinleiden zugrunde liegt. Die akalkulöse Cholezystitis wird im Rahmen der Intensivtherapie gehäuft beobachtet. Ursächlich hierfür ist wahrscheinlich eine passagere Durchblutungsstörung oder Ischämie.

171 Welche Aussagen sind richtig?

a) Die Gabe von Kortisol steigert den Blutzuckerspiegel.

b) Teicoplanin ist ein Aminoglykosid mit einer relativ kurzen Halbwertszeit.

c) Die Child-Pugh-Klassifikation dient der Einschätzung der Prognose bei Kindern nach Verbrennungen.

d) Bei Patienten mit akutem Leberversagen tritt sehr häufig ein Hirnödem auf, das in bis zu 20% der Fälle zu einer Hirnstammeinklemmung führt.

e) Als hepatorenales Syndrom bezeichnet man jegliches Nierenversagen, das im Rahmen einer Lebererkrankung auftritt.

Antworten

a) **Richtig.** Glukokortikoide stimulieren die Glukoneogenese. Hierzu werden glukoplastische Aminosäuren extrahepatisch mobilisiert und in der Leber in Glukose metabolisiert.

b) **Falsch.** Teicoplanin gehört – wie auch Vancomycin – zur Gruppe der Glykopeptide. Die Eliminationshalbwertszeit von Teicoplanin ist wesentlich länger als diejenige von Vancomycin. Die Elimination erfolgt zum größten Teil renal.

c) **Falsch.** Die Child-Pugh-Klassifikation wird zur Einteilung der Leberfunktion bei Leberzirrhose herangezogen. Unter Einbeziehung von Aszites, Enzephalopathie, Bilirubin- und Albuminwert und der Prothrombinzeit (Quickwert) werden Punktwerte vergeben, die eine Einteilung in Child A, B oder C erlauben.

d) **Richtig.** Bei 80% der Patienten mit akutem Leberversagen kommt es zu einem Hirnödem, das dann wiederum bei 20% dieser Patienten zum Tode führt. Die Hirnstammeinklemmung ist die häufigste Todesursache des akuten Leberversagens.
e) **Falsch.** Die Definition des hepatorenalen Syndroms orientiert sich an Hauptkriterien, die der International Ascites Club festgelegt hat. Hierzu gehört die ausgeprägte hepatische Insuffizienz mit portaler Hypertension und eine verminderte glomeruläre Filtrationsrate bei Fehlen einer höhergradigen Proteinurie. Zu den Hauptkriterien zählen der Ausschluss einer Kreislaufdepression, eines aktuellen bakteriellen Infektes und einer Applikation nephrotoxischer Medikamente sowie das Ausbleiben einer Verbesserung der Nierenfunktion nach Expansion des Plasmavolumens. Zu den Nebenkriterien gehört eine Oligurie <500 ml/Tag.

Anhang
Wichtige klinische Studien

Die folgende Zusammenstellung beinhaltet eine Auswahl intensivmedizinisch relevanter *prospektiver Studien mit einer Patientenzahl >100*. Zusätzlich sind einige wichtige *retrospektive Studien* aufgeführt.

Frühe zielgrößenorientierte Therapie bei schwerer Sepsis und septischem Schock

(n = 263 Patienten, prospektive und randomisierte Studie)

Early goal-directed therapy in the treatment of severe sepsis and septic shock

Rivers E, Nguyen B, Havstad S, Ressler J, Muzzin A, Knoblich B, Peterson E, Tomlanovich M; Early Goal-Directed Therapy Collaborative Group
Department of Emergency Medicine, Henry Ford Health Systems, Case Western Reserve University, Detroit, MI 48202, USA
N Engl J Med 2001; 345: 1368–1377

Background: Goal-directed therapy has been used for severe sepsis and septic shock in the intensive care unit. This approach involves adjustments of cardiac preload, afterload, and contractility to balance oxygen delivery with oxygen demand. The purpose of this study was to evaluate the efficacy of early goal-directed therapy before admission to the intensive care unit.

Methods: We randomly assigned patients who arrived at an urban emergency department with severe sepsis or septic shock to receive either six hours of early goal-directed therapy or standard therapy (as a control) before admission to the intensive care unit. Clinicians who subsequently assumed the care of the patients were blinded to the treatment assignment. In-hospital mortality (the primary efficacy outcome), end points with respect to resuscitation, and Acute Physiology and Chronic Health Evaluation (APACHE II) scores were obtained serially for 72 hours and compared between the study groups.

Results: Of the 263 enrolled patients, 130 were randomly assigned to early goal-directed therapy and 133 to standard therapy; there were no significant differences between the groups with respect to base-line characteristics. In-hospital mortality was 30.5 percent in the group assigned to early goal-directed therapy, as compared with 46.5 percent in the group assigned to standard therapy (P = 0.009). During the interval from 7 to 72 hours, the patients assigned to early goal-directed therapy had a significantly higher mean (± SD) central venous oxygen saturation (70.4 ± 10.7 percent vs. 65.3 ± 11.4 percent), a lower lactate concentration (3.0 ± 4.4 vs. 3.9 ± 4.4 mmol per liter), a lower base deficit (2.0 ± 6.6 vs. 5.1 ± 6.7 mmol per liter), and a higher pH (7.40 ± 0.12 vs. 7.36 ± 0.12) than the patients assigned to standard therapy ($P \leq 0.02$ for all comparisons). During the same period, mean APACHE II scores were significantly lower, indicating less severe organ dysfunction, in the patients assigned to early goal-directed therapy than in those assigned to standard therapy (13.0 ± 6.3 vs. 15.9 ± 6.4, $P<0.001$).

Conclusions: Early goal-directed therapy provides significant benefits with respect to outcome in patients with severe sepsis and septic shock.

Fazit

Die frühzeitige, 6-stündige Optimierung gewählter Zielgrößen wie zentralvenöser Sauerstoffsättigung (≥ 70%), zentralem Venendruck (≥ 8–12 mmHg), mittlerem arteriellem Druck (≥ 65 mmHg) und Urinausscheidung (≥ 0,5 ml/kg/h) führte zur Reduktion der Krankenhaussterblichkeit septischer Patienten.

Auswirkung einer Therapie mit niedrig dosiertem Hydrocortison und Fludrocortison auf die Sterblichkeit von Patienten mit septischem Schock

(n = 300 Patienten, prospektive und randomisierte Studie)

Effect of treatment with low doses of hydrocortisone and fludrocortisone on mortality in patients with septic shock

Annane D, Sébille V, Charpentier C, Bollaert PE, François B, Korach JM, Capellier G, Cohen Y, Azoulay E, Troché G, Chaumet-Riffaut P, Bellissant E

Service de Réanimation Medicale, Hôpital Raymond Poincaré, 104 Blvd Raymond Poincaré, 92380 Garches, France

JAMA 2002; 288: 862–871

Context: Septic shock may be associated with relative adrenal insufficiency. Thus, a replacement therapy of low doses of corticosteroids has been proposed to treat septic shock.

Objective: To assess whether low doses of corticosteroids improve 28-day survival in patients with septic shock and relative adrenal insufficiency.

Design and Setting: Placebo-controlled, randomized, double-blind, parallel-group trial performed in 19 intensive care units in France from October 9, 1995, to February 23, 1999.

Patients: 300 adult patients who fulfilled usual criteria for septic shock were enrolled after undergoing a short corticotropin test.

Intervention: Patients were randomly assigned to receive either hydrocortisone (50-mg intravenous bolus every 6 hours) and fludrocortisone (50-µg-tablet once daily) (n = 151) or matching placebos (n = 149) for 7 days.

Main Outcome Measure: 28-day survival distribution in patients with relative adrenal insufficiency (nonresponders to the corticotropin test).

Results: One patient from the corticosteroid group was excluded from analyses because of consent withdrawal. There were 229 nonresponders to the corticotropin test (placebo, 115; corticosteroids, 114) and 70 responders to the corticotropin test (placebo, 34; corticosteroids, 36). In nonresponders, there were 73 deaths (63%) in the placebo group and 60 deaths (53%) in the corticosteroid group (hazard ratio, 0.67; 95% confidence interval, 0.47–0.95; P = 0.02). Vasopressor therapy was withdrawn within 28 days in 46 patients (40%) in the placebo group and in 65 patients (57%) in the corticosteroid group (hazard ratio, 1.91; 95% confidence interval, 1.29–2.84; P = .001). There was no significant difference between groups in responders. Adverse events rates were similar in the 2 groups.

Conclusion: In our trial, a 7-day treatment with low doses of hydrocortisone and fludrocortisone significantly reduced the risk of death in patients with septic shock and relative adrenal insufficiency without increasing adverse events.

Fazit

Bei Patienten mit septischem Schock und relativer Nebennierenrindeninsuffizienz senkte die 7-tägige Gabe von niedrig dosiertem Hydrocortison und Fludrocortison die Sterblichkeit.

Wirksamkeit und Sicherheit von rekombinantem, humanem, aktiviertem Protein C bei schwerer Sepsis (PROWESS-Studie)

(n = 1690 Patienten, prospektive und randomisierte Studie)

Efficacy and safety of recombinant human activated protein C for severe sepsis

Bernard GR, Vincent JL, Laterre PF, LaRosa SP, Dhainaut JF, Lopez-Rodriguez A, Steingrub JS, Garber GE, Helterbrand JD, Ely EW, Fisher CJ Jr; Recombinant human protein C Worldwide Evaluation in Severe Sepsis (PROWESS) study group
Division of Allergy, Pulmonary and Critical Care Medicine, Vanderbilt University School of Medicine, Nashville, TN 37232, USA
N Engl J Med 2001; 344: 699–709

Background: Drotrecogin alfa (activated), or recombinant human activated protein C, has antithrombotic, antiinflammatory, and profibrinolytic properties. In a previous study, drotrecogin alfa activated produced dose dependent reductions in the levels of markers of coagulation and inflammation in patients with severe sepsis. In this phase 3 trial, we assessed whether treatment with drotrecogin alfa activated reduced the rate of death from any cause among patients with severe sepsis.

Methods: We conducted a randomized, double-blind, placebo-controlled, multicenter trial. Patients with systemic inflammation and organ failure due to acute infection were enrolled and assigned to receive an intravenous infusion of either placebo or drotrecogin alfa activated (24 µg per kilogram of body weight per hour) for a total duration of 96 hours. The prospectively defined primary end point was death from any cause and was assessed 28 days after the start of the infusion. Patients were monitored for adverse events; changes in vital signs, laboratory variables, and the results of microbiologic cultures; and the development of neutralizing antibodies against activated protein C.

Results: A total of 1690 randomized patients were treated (840 in the placebo group and 850 in the drotrecogin alfa activated group). The mortality rate was 30.8 percent in the placebo group and 24.7 percent in the drotrecogin alfa activated group. On the basis of the prospectively defined primary analysis, treatment with drotrecogin alfa activated was associated with a reduction in the relative risk of death of 19.4 percent (95 percent confidence interval, 6.6 to 30.5) and an absolute reduction in the risk of death of 6.1 percent ($P = 0.005$). The incidence of serious bleeding was higher in the drotrecogin alfa activated group than in the placebo group (3.5 percent vs. 2.0 percent, $P = 0.06$).

Conclusions: Treatment with drotrecogin alfa activated significantly reduces mortality in patients with severe sepsis and may be associated with an increased risk of bleeding.

Fazit

Die Therapie mit aktiviertem Protein C reduzierte die Sterblichkeit von Patienten mit schwerer Sepsis. Gleichzeitig war in der Therapiegruppe das Blutungsrisiko erhöht.

Aktiviertes Protein C bei Erwachsenen mit schwerer Sepsis und niedrigem Sterblichkeitsrisiko (ADDRESS-Studie)

(n = 2613 Patienten, prospektive und randomisierte Studie)

Drotrecogin alfa (activated) for adults with severe sepsis and a low risk of death

Abraham E, Laterre PF, Garg R, Levy H, Talwar D, Trzaskoma BL, François B, Guy JS, Brückmann M, Rea-Neto Á, Rossaint R, Perrotin D, Sablotzki A, Arkins N, Utterback BG, Macias WL; Administration of Drotrecogin Alfa (Activated) in Early Stage Severe Sepsis (ADDRESS) Study Group

Division of Pulmonary Sciences and Critical Care Medicine, University of Colorado Health Sciences Center, Denver 80262, USA

N Engl J Med 2005; 353: 1332–41

Background: In November 2001, the Food and Drug Administration (FDA) approved drotrecogin alfa (activated) (DrotAA) for adults who had severe sepsis and a high risk of death. The FDA required a study to evaluate the efficacy of DrotAA for adults who had severe sepsis and a low risk of death.

Methods: We randomly assigned adult patients with severe sepsis and a low risk of death (defined by an Acute Physiology and Chronic Health Evaluation [APACHE II] score < 25 or single-organ failure) to receive an intravenous infusion of placebo or DrotAA (24 μg per kilogram of body weight per hour) for 96 hours in a double-blind, placebo-controlled, multicenter trial. The prospectively defined primary end point was death from any cause and was assessed 28 days after the start of the infusion. In-hospital mortality within 90 days after the start of the infusion was measured, and safety information was collected.

Results: Enrollment in the trial was terminated early because of a low likelihood of meeting the prospectively defined objective of demonstrating a significant reduction in the 28-day-mortality rate with the use of DrotAA. The study enrolled 2640 patients and collected data on 2613 (1297 in the placebo group and 1316 in the DrotAA group) at the 28-day follow-up. There were no statistically significant differences between the placebo group and the DrotAA group in 28-day mortality (17.0 percent in the placebo group vs. 18.5 percent in the DrotAA group; $P = 0.34$; relative risk, 1.08; 95 percent confidence interval, 0.92 to 1.28) or in in-hospital mortality (20.5 percent vs. 20.6 percent; $P = 0.98$; relative risk, 1.00; 95 percent confidence interval, 0.86 to 1.16). The rate of serious bleeding was greater in the DrotAA group than in the placebo group during both the infusion (2.4 percent vs. 1.2 percent, $P = 0.02$) and the 28-day study period (3.9 percent vs. 2.2 percent, $P = 0.01$).

Conclusions: The absence of a beneficial treatment effect, coupled with an increased incidence of serious bleeding complications, indicates that DrotAA should not be used in patients with severe sepsis who are at low risk for death, such as those with single-organ failure or an APACHE II score less than 25.

Fazit
Die Gabe von aktiviertem Protein C bei Patienten mit schwerer Sepsis und niedrigem Sterblichkeitsrisiko (APACHE II < 25) erbrachte keine Reduktion der Letalität gegenüber der Plazebogruppe. Das Blutungsrisiko in der Therapiegruppe war erhöht.

Hoch dosierte Antithrombingabe bei schwerer Sepsis (KyberSept-Studie)

(n = 2314 Patienten, prospektive und randomisierte Studie)

High-dose antithrombin III in severe sepsis: a randomized controlled trial

Warren BL, Eid A, Singer P, Pillay SS, Carl P, Novak I, Chalupa P, Atherstone A, Pénzes I, Kübler A, Knaub S, Keinecke HO, Heinrichs H, Schindel F, Juers M, Bone RC, Opal SM; KyberSept Trial Study Group
Brown University School of Medicine, Infectious Disease Division, Memorial Hospital of Rhode Island, 111 Brewster St, Pawtucket, RI 02860, USA
JAMA 2001; 286: 1869–1878

Context: Activation of the coagulation system and depletion of endogenous anticoagulants are frequently found in patients with severe sepsis and septic shock. Diffuse microthrombus formation may induce organ dysfunction and lead to excess mortality in septic shock. Antithrombin III may provide protection from multiorgan failure and improve survival in severely ill patients.

Objective: To determine if high-dose antithrombin III (administered within 6 hours of onset) would provide a survival advantage in patients with severe sepsis and septic shock.

Design and Setting: Double-blind, placebo-controlled, multicenter phase 3 clinical trial in patients with severe sepsis (the KyberSept Trial) was conducted from March 1997 through January 2000.

Patients: A total of 2314 adult patients were randomized into 2 equal groups of 1157 to receive either intravenous antithrombin III (30.000 IU in total over 4 days) or a placebo (1% human albumin).

Main Outcome Measure: All-cause mortality 28 days after initiation of study medication.

Results: Overall mortality at 28 days in the antithrombin III treatment group was 38.9% vs. 38.7% in the placebo group (P = 0.94). Secondary end points, including mortality at 56 and 90 days and survival time in the intensive care unit, did not differ between the antithrombin III and placebo groups. In the subgroup of patients who did not receive concomitant heparin during the 4-day treatment phase (n = 698), the 28-day mortality was nonsignificantly lower in the antithrombin III group (37.8%) than in the placebo group (43.6%) (P = 0.08). This trend became significant after 90 days (n = 686; 44.9% for antithrombin III group vs. 52.5% for placebo group; P = 0.03). In patients receiving antithrombin III and concomitant heparin, a significantly increased bleeding incidence was observed (23.8% for antithrombin III group vs. 13.5% for placebo group; P<0.001).

Conclusions: High-dose antithrombin III therapy had no effect on 28-day all-cause mortality in adult patients with severe sepsis and septic shock when administered within 6 hours after the onset. High-dose antithrombin III was associated with an increased risk of hemorrhage when administered with heparin. There was some evidence to suggest a treatment benefit of antithrombin III in the subgroup of patients not receiving concomitant heparin.

Fazit

Die hoch dosierte Antithrombingabe hatte keinen Einfluss auf die 28-Tage-Letalität von Patienten mit schwerer Sepsis und septischem Schock.

Hoch dosierte Antithrombingabe bei Patienten mit schwerer Sepsis und hohem Sterblichkeitsrisiko: Wirksamkeit und Sicherheit (Subgruppenanalyse KyberSept-Studie)

(n = 1008 Patienten, prospektive und randomisierte Studie, Subgruppenanalyse)

High-dose antithrombin III in the treatment of severe sepsis in patients with a high risk of death: efficacy and safety

Wiedermann CJ, Hoffmann JN, Juers M, Ostermann H, Kienast J, Briegel J, Strauss R, Keinecke HO, Warren BL, Opal SM; KyberSept Investigators
Department of Medicine, Central Hospital of the Province of Bolzano, Bolzano, Italy
Crit Care Med 2006; 34: 285–92

Objective: To explore if patients with severe sepsis and with a predicted high risk of death (according to the Simplified Acute Physiology Score II) might have a treatment benefit from high-dose antithrombin III.

Design: Subgroup analysis of a randomized, placebo-controlled, double-blind, prospective phase III study.

Setting: Unifactorial and multifactorial reanalysis of prospectively defined populations from the KyberSept trial.

Patients: We studied 1,008 patients (43.6% of the overall intention-to-treat population, n = 2,314) with a predicted mortality rate of 30–60% at study entry as defined by the Simplified Acute Physiology Score II.

Interventions: Patients were randomized in a 1:1 fashion to receive either high-dose antithrombin III (30,000 IU intravenously over the period of 4 days) or placebo.

Measurements and Main Results: In a Kaplan-Meier analysis of patients with a predicted mortality of 30–60%, the survival time when followed up for 90 days after admission was increased in the high-dose antithrombin III group compared with placebo ($p = 0.04$). If heparin was avoided during the 4-day treatment phase with high-dose antithrombin III (n = 140) or placebo (n = 162), the treatment effect appeared to be even more pronounced: 28-day mortality rate, 35.7% vs. 44.4% (risk ratio, 0.804; 95% confidence interval, 0.607–1.064); 56-day mortality rate, 39.9% vs. 52.2% (risk ratio, 0.764; 95% confidence interval, 0.593–0.984); 90-day mortality rate, 42.8% vs. 55.1% (risk ratio, 0.776; 95% confidence interval, 0.614–0.986). Like in the overall population, the percentage with any bleeding was increased in patients receiving high-dose antithrombin III compared with placebo. Survival rates were in favor of high-dose antithrombin III in patients both with and without bleeding complications.

Conclusions: Treatment with high-dose antithrombin III may increase survival time up to 90 days in patients with severe sepsis and high risk of death. This benefit may even be stronger when concomitant heparin is avoided.

Fazit

Nachdem die KyberSept-Studie keine Beeinflussung der Letalität durch hochdosierte Antithrombingabe ergeben hatte, wurde aus der Patientenpopulation der KyberSept-Studie die Subgruppe mit SAPS II Stratum II (mit einem Letalitätsrisiko 30–60%) herausgenommen und analysiert. In dieser Subgruppe ergab sich eine Verbesserung der Letalität.

Wirksamkeit und Sicherheit von Tifacogin (rekombinantem Tissue Factor Pathway Inhibitor) bei schwerer Sepsis (OPTIMIST-Studie)

(n = 1754 Patienten, prospektive und randomisierte Studie)

Efficacy and safety of tifacogin (recombinant tissue factor pathway inhibitor) in severe sepsis: a randomized controlled trial

Abraham E, Reinhart K, Opal S, Demeyer I, Doig C, López Rodriguez A, Beale R, Svoboda P, Laterre PF, Simon S, Light B, Spapen H, Stone J, Seibert A, Peckelsen C, De Deyne C, Postier R, Pettilä V, Artigas A, Percell SR, Shu V, Zwingelstein C, Tobias J, Poole L, Stolzenbach JC, Creasey AA, for the OPTIMIST Trial Study Group
JAMA 2003; 290: 238–247

Context: The expression and release of tissue factor is a major trigger for the activation of coagulation in patients with sepsis. Tissue factor pathway inhibitor (TFPI) forms a complex with tissue factor and blood protease factors leading to inhibition of thrombin generation and fibrin formation.

Objectives: To determine if administration of tifacogin (recombinant TFPI) provides mortality benefit in patients with severe sepsis and elevated international normalized ratio (INR) and to assess tifacogin safety in severe sepsis, including patients with low INR.

Design and Setting: A randomized, double-blind, placebo-controlled, multicenter, phase 3 clinical trial conducted from March 21, 2000, through September 27, 2001, in 245 hospitals in 17 countries in North America, Europe, and Israel.

Patients: The primary efficacy population consisted of 1754 patients (≥ 18 years) with severe sepsis and a high INR (≥ 1.2) randomly assigned to intravenous infusion of either tifacogin (0.025 mg/kg per hour for 96 hours, n = 880) or placebo (arginine citrate buffer, n = 874), and 201 patients with a low INR (<1.2) randomly assigned to receive the same dose of either tifacogin or placebo.

Main Outcome Measure: All-cause 28-day mortality.

Results: Overall mortality at 28 days in the tifacogin-treated group (n = 880) vs. the placebo group (n = 874) for high INR was 34.2% vs. 33.9%, respectively (P = 0.88, Pearson X^2 test; P = 0.75, logistic regression model). None of the protocol-specified secondary end points differed between the tifacogin vs. placebo groups. An analysis on the first 722 patients demonstrated a mortality rate of 38.9% for placebo vs. 29.1% for tifacogin (P = 0.006, Pearson X^2 test). Tifacogin significantly attenuated prothrombin fragment 1.2 and thrombin: antithrombin complex levels (P <0.001, 2-sample *t* test) in patients with high and low INR. Overall mortality was lower in the tifacogin response in patients with low INR (12%; n = 83) vs. placebo (22.9%; n = 118) (P = 0.051, Pearson X^2 test; P = 0.03, logistic regression model). There was an increase in serious adverse events with bleeding in the tifacogin group in both cohorts (6.5% tifacogin and 4.8% placebo for high INR; 6.0% tifacogin and 3.3% placebo for low INR).

Conclusions: Treatment with tifacogin had no effect on all-cause mortality in patients with severe sepsis and high INR. Tifacogin administration was associated with an increase in risk of bleeding, irrespective of baseline INR.

Fazit

Die Gabe von rekombinantem TFPI bei schwerer Sepsis hatte keinen Einfluss auf die Letalität. Das Blutungsrisiko war durch die Gabe von TFPI erhöht.

Randomisierte, Plazebo-kontrollierte Untersuchung zum Einsatz des anti-TNF-Antikörperfragments Afelimomab bei Patienten mit schwerer Sepsis (RAMSES-Studie)

(n = 944 Patienten [davon 446 in eigentlicher Studie], prospektive und randomisierte Studie)

Randomized, placebo-controlled trial of the anti-tumor necrosis factor antibody fragment afelimomab in hyperinflammatory response during severe sepsis: The RAMSES Study

Reinhart K, Menges T, Gardlund B, Harm Zwaveling J, Smithes M, Vincent JL, Tellado JM, Salgado-Remigio A, Zimlichman R, Withington S, Tschaikosky K, Brase R, Damas P, Kupper H, Kempeni J, Eiselstein J, Kaul M

Department of Anesthesia and Operative Intensive Care, Friedrich-Schiller University, Jena, Germany

Crit Care Med 2001; 29: 765–9

Objective: This study investigated whether treatment with the anti-tumor necrosis factor-alpha monoclonal antibody afelimomab would improve survival in septic patients with serum interleukin (IL)-6 concentrations of >1000 pg/ml.

Design: Multicenter, double-blind, randomized, placebo-controlled study.

Setting: 84 intensive care units in academic medical centers in Europe and Israel.

Patients: A total of 944 septic patients were screened and stratified by the results of a rapid qualitative immunostrip test for serum IL-6 concentrations. Patients with a positive test kit result indicating IL-6 concentrations of >1000 pg/mL were randomized to receive either afelimomab (n = 224) or placebo (n = 222). Patients with a negative IL-6 test (n = 498) were not randomized and were followed up for 28 days.

Interventions: Treatment consisted of 15-min infusions of 1 mg/kg afelimomab or matching placebo every 8 hrs for 3 days. Standard surgical and intensive care therapy was otherwise delivered.

Measurements and Main Results: The study was terminated prematurely after an interim analysis estimated that the primary efficacy end points would not be met. The 28-day mortality rate in the nonrandomized patients (39.6%, 197 of 498) was significantly lower (P <0.001) than that found in the randomized patients (55.8%, 249 of 446). The mortality rates in the IL-6 test kit positive patients randomized to afelimomab and placebo were similar, 54.0% (121 of 224) vs. 57.7% (128 of 222), respectively. Treatment with afelimomab was not associated with any particular adverse events.

Conclusions: The IL-6 immunostrip test identified two distinct sepsis populations with significantly different mortality rates. A small (3.7%) absolute reduction in mortality rate was found in the afelimomab-treated patients. The treatment difference did not reach statistical significance.

Fazit

Nachdem in den Neunziger Jahren mehrere randomisierte, Plazebo-kontrollierte Multizenterstudien keine Reduktion der Sepsis-Letalität durch die Gabe von monoklonalen Antikörpern gegen Tumor-Nekrose-Faktor (TNFα) gezeigt hatten, blieb auch die hier angeführte europäische RAMSES-Studie bei septischen Patienten mit erhöhten Interleukin-6-Spiegeln ohne Nachweis einer signifikanten Senkung der Sterblichkeit.

Wirksamkeit und Sicherheit des monoklonalen anti-TNF-Antikörperfragments Afelimomab bei Patienten mit schwerer Sepsis und erhöhten Interleukin-6-Spiegeln (MONARCS-Studie)

(n = 2634 Patienten [davon 998 in eigentlicher Studie], prospektive und randomisierte Studie)

Efficacy and safety of the monoclonal anti-tumor necrosis factor antibody F(ab')2 fragment afelimomab in patients with severe sepsis and elevated interleukin-6 levels

Panacek EA, Marshall JC, Albertson TE, Johnson DH, Johnson S, MacArthur RD, Miller M, Barchuk WT, Fischkoff S, Kaul M, Teoh L, Van Meter L, Daum L, Lemeshow S, Hicklin G, Doig C; Monoclonal Anti-TNF: a Randomized Controlled Sepsis Study Investigators

Department of Medicine, University of California-Davis Medical Center, Sacramento, CA, USA

Crit Care Med 2004; 32: 2173–82

Objective: To evaluate whether administration of afelimomab, an anti-tumor necrosis factor F(ab')2 monoclonal antibody fragment, would reduce 28-day all-cause mortality in patients with severe sepsis and elevated serum levels of IL-6.

Design: Prospective, randomized, double-blind, placebo-controlled, multiple-center, phase III clinical trial.

Setting: One hundred fifty-seven intensive care units in the United States and Canada.

Patients: Subjects were 2,634 patients with severe sepsis secondary to documented infection, of whom 998 had elevated interleukin-6 levels.

Interventions: Patients were stratified into two groups by means of a rapid qualitative interleukin-6 test kit designed to identify patients with serum interleukin-6 levels above (test positive) or below (test negative) approximately 1000 pg/mL. Of the 2,634 patients, 998 were stratified into the test-positive group, 1,636 into the test-negative group. They were then randomly assigned 1:1 to receive afelimomab 1 mg/kg or placebo for 3 days and were followed for 28 days. The a priori population for efficacy analysis was the group of patients with elevated baseline interleukin-6 levels as defined by a positive rapid interleukin-6 test result.

Measurements and Main Results: In the group of patients with elevated interleukin-6 levels, the mortality rate was 243 of 510 (47.6%) in the placebo group and 213 of 488 (43.6%) in the afelimomab group. Using a logistic regression analysis, treatment with afelimomab was associated with an adjusted reduction in the risk of death of 5.8% (P = 0.041) and a corresponding reduction of relative risk of death of 11.9%. Mortality rates for the placebo and afelimomab groups in the interleukin-6 test negative population were 234 of 819 (28.6%) and 208 of 817 (25.5%), respectively. In the overall population of interleukin-6 test positive and negative patients, the placebo and afelimomab mortality rates were 477 of 1,329 (35.9%) and 421 of 1,305 (32.2%), respectively. Afelimomab resulted in a significant reduction in tumor necrosis factor and interleukin-6 levels and a more rapid improvement in organ failure scores compared with placebo. The safety profile of afelimomab was similar to that of placebo.

Conclusions: Afelimomab is safe, biologically active, and well tolerated in patients with severe sepsis, reduces 28-day all-cause mortality, and attenuates the severity of organ dysfunction in patients with elevated interleukin-6 levels.

Fazit

In der nordamerikanischen MONARCS-Studie bewirkte die Gabe des monoklonalen anti-TNF-Antikörperfragments Afelimomab eine leicht signifikante (p = 0,041) Senkung der Sterblichkeit bei septischen Patienten mit erhöhten Interleukin-6-Spiegeln.

Therapie des septischen Schocks mit TNF-Rezeptor:Fc-Fusions-Protein

(n = 141 Patienten, prospektive und randomisierte Studie)

Treatment of septic shock with the tumor necrosis factor receptor:Fc fusion protein. The Soluble TNF Receptor Sepsis Study Group

Fisher CJ Jr, Agosti JM, Opal SM, Lowry SF, Balk RA, Sadoff JC, Abraham E, Schein RM, Benjamin E Department of Pulmonary and Critical Care Medicine, Cleveland Clinic Foundation, OH 44195, USA

N Engl J Med 1996; 334: 1697–702

Background: A recombinant, soluble fusion protein that is a dimer of an extracellular portion of the human tumor necrosis factor (TNF) receptor and the Fc portion of IgG1 (TNFR:Fc) binds and neutralizes TNF-alpha and prevents death in animal models of bacteremia and endotoxemia.

Methods: To evaluate the safety and efficacy of TNFR:Fc in the treatment of septic shock, we conducted a randomized, double-blind, placebo-controlled, multicenter trial. A total of 141 patients were randomly assigned to receive either placebo or a single intravenous infusion of one of three doses of TNFR:Fc (0.15, 0.45, or 1.5 mg per kilogram of body weight). The primary end point was mortality from all causes at 28 days.

Results: There were 10 deaths among the 33 patients in the placebo group (30 percent mortality), 9 deaths among the 30 patients receiving the low dose of TNFR:Fc (30 percent mortality), 14 deaths among the 29 receiving the middle dose (48 percent mortality), and 26 deaths among the 49 receiving the high dose (53 percent mortality) ($P = 0.02$ for the dose-response relation). Baseline differences in the severity of illness did not account for the increased mortality in the groups receiving the higher doses of TNFR:Fc.

Conclusions: In patients with septic shock, treatment with the TNFR:Fc fusion protein does not reduce mortality, and higher doses appear to be associated with increased mortality.

Fazit

Diese Studie zur Therapie des septischen Schocks mit TNF-Rezeptor:Fc-Fusions-Protein ergab keine reduzierte Letalität durch das eingesetzte Medikament. Es trat vielmehr das Gegenteil auf: In der Subgruppe mit hoher Dosierung kam es zu einer erhöhten Sterblichkeit der Patienten!

Effekt des NO-Synthase-Inhibitors 546C88 auf das Überleben von Patienten mit septischem Schock: multizentrische, randomisierte, Plazebo-kontrollierte Doppelblindstudie

(n = 797 Patienten, prospektive und randomisierte Studie)

Multiple-center, randomized, placebo-controlled, double-blind study of the nitric oxide synthase inhibitor 546C88: effect on survival in patients with septic shock

López A, Lorente JA, Steingrub J, Bakker J, McLuckie A, Willatts S, Brockway M, Anzueto A, Holzapfel L, Breen D, Silverman MS, Takala J, Donaldson J, Arneson C, Grove G, Grossman S, Grover R
Hospital Infanta Cristinam, Badajoz, Spain
Crit Care Med 2004; 32: 21–30

Objective: To assess the safety and efficacy of the nitric oxide synthase inhibitor 546C88 in patients with septic shock. The predefined primary efficacy objective was survival at day 28.

Design: Multiple-center, randomized, two-stage, double-blind, placebo-controlled, safety and efficacy study.

Setting: A total of 124 intensive care units in Europe, North America, South America, South Africa, and Australasia.

Patients: A total of 797 patients with septic shock diagnosed for <24 hrs.

Interventions: Patients with septic shock were allocated to receive 546C88 or placebo (5% dextrose) for up to 7 days (stage 1) or 14 days (stage 2) in addition to conventional therapy. Study drug was initiated at 0.05 mL/kg·hr (2.5 mg/kg·hr 546C88) and titrated up to a maximum rate of 0.4 mL/kg·hr to maintain mean arterial pressure between 70 and 90 mm Hg while attempting to withdraw concurrent vasopressors.

Measurements and Main Results: Hemodynamic variables, organ function data, microbiological data, concomitant therapy, and adverse event data were recorded at baseline, throughout treatment, and at follow-up. The primary end point was day-28 survival. The trial was stopped early after review by the independent data safety monitoring board. Day-28 mortality was 59%

(259/439) in the 546C88 group and 49% (174/358) in the placebo group (P <0.001). The overall incidence of adverse events was similar in both groups, although a higher proportion of the events was considered possibly attributable to study drug in the 546C88 group. Most of the events accounting for the disparity between the groups were associated with the cardiovascular system (e.g., decreased cardiac output, pulmonary hypertension, systemic arterial hypertension, heart failure). The causes of death in the study were consistent with those expected in patients with septic shock, although there was a higher proportion of cardiovascular deaths and a lower incidence of deaths caused by multiple organ failure in the 546C88 group.

Conclusions: In this study, the nonselective nitric oxide synthase inhibitor 546C88 increased mortality in patients with septic shock.

Fazit
Diese Studie zur Therapie des septischen Schocks mit einem NO-Synthase-Inhibitor wies in der Therapiegruppe eine erhöhte Letalität auf.

Epidemiologie der Sepsis in den USA von 1979 bis 2000

(n>10 Mio Sepsisfälle, retrospektive Studie)

The epidemiology of sepsis in the United States from 1979 through 2000

Martin GS, Mannino DM, Eaton S, Moss M
Division of Pulmonary, Allergy, and Critical Care, Department of Medicine, Emory University School of Medicine, Atlanta, USA
N Engl J Med 2003; 348: 1546–1554

Background: Sepsis represents a substantial health care burden, and there is limited epidemiologic information about the demography of sepsis or about the temporal changes in its incidence and outcome. We investigated the epidemiology of sepsis in the United States, with specific examination of race and sex, causative organisms, the disposition of patients, and the incidence and outcome.

Methods: We analyzed the occurrence of sepsis from 1979 through 2000 using a nationally representative sample of all nonfederal acute care hospitals in the United States. Data on new cases were obtained from hospital discharge records coded according to the International Classification of Diseases, Ninth Revision, Clinical Modification.

Results: Review of discharge data on approximately 750 million hospitalizations in the United States over the 22-year period identified 10.319.418 cases of sepsis. Sepsis was more common among men than among women (mean annual relative risk, 1.28 [95 percent confidence interval, 1.24 to 1.32]) and among nonwhite persons than among white persons (mean annual relative risk, 1.90 [95 percent confidence interval, 1.81 to 2.00]). Between 1979 and 2000, there was an annualized increase in the incidence of sepsis of 8.7 percent, from about 164.000 cases (82.7 per 100,000 population) to nearly 660.000 cases (240.4 per 100,000 population). The rate of sepsis due to fungal organisms increased by 207 percent, with gram-positive bacteria becoming the predominant pathogens after 1987. The total in-hospital mortality rate fell from 27.8 percent during the period from 1979 through 1984 to 17.9 percent during the period from 1995 through 2000, yet the total number of deaths continued to increase. Mortality was highest among black men. Organ failure contributed cumulatively to mortality, with temporal improvements in survival among patients with fewer than three failing organs. The average length of the hospital stay decreased, and the rate of discharge to nonacute care medical facilities increased.

Conclusions: The incidence of sepsis and the number of sepsis-related deaths are increasing, although the overall mortality rate among patients with sepsis is declining. There are also disparities among races and between men and women in the incidence of sepsis. Gram-positive bacteria and fungal organisms are increasingly common causes of sepsis.

Fazit

Im 22-jährigen Erfassungszeitraum nahm die jährliche Zahl an Sepsisfällen zu (durchschnittlich 8,7% Zunahme pro Jahr). Die Sterblichkeit bei Sepsis sank zwar im Erfassungszeitraum, jedoch stieg die Zahl der jährlichen Sepsistodesfälle aufgrund der generellen Fallzunahme an. Grampositive Bakterien lösten im Jahre 1987 die gramnegativen Bakterien als häufigste Sepsiserreger ab. Die Zahl der pilzbedingten Sepsisfälle erhöhte sich im Erfassungszeitraum um 207%.

Beatmung mit niedrigen Atemzugvolumina im Vergleich zu konventionellen Atemzugvolumina bei akutem Lungenversagen und ARDS

(n = 861 Patienten, prospektive und randomisierte Studie)

Ventilation with lower tidal volumes as compared with traditional tidal volumes for acute lung injury and the acute respiratory distress syndrome

The Acute Respiratory Distress Syndrome Network
N Engl J Med 2000; 342: 1301–1308

Background: Traditional approaches to mechanical ventilation use tidal volumes of 10 to 15 ml per kilogram of body weight and may cause stretch induced lung injury in patients with acute lung injury and the acute respiratory distress syndrome. We therefore conducted a trial to determine whether ventilation with lower tidal volumes would improve the clinical outcomes in these patients.

Methods: Patients with acute lung injury and the acute respiratory distress syndrome were enrolled in a multicenter, randomized trial. The trial compared traditional ventilation treatment, which involved an initial tidal volume of 12 ml per kilogram of predicted body weight and an airway pressure measured after a 0.5-second pause at the end of inspiration (plateau pressure) of 50 cm of water or less, with ventilation with a lower tidal volume, which involved an initial tidal volume of 6 ml per kilogram of predicted body weight and a plateau pressure of 30 cm of water or less. The primary outcomes were death before a patient was discharged home and was breathing without assistance and the number of days without ventilator use from day 1 to day 28.

Results: The trial was stopped after the enrollment of 861 patients because mortality was lower in the group treated with lower tidal volumes than in the group treated with traditional tidal volumes (31.0% vs. 39.8%, $P = 0.007$), and the number of days without ventilator use during the first 28 days after randomization was greater in this group (mean [± SD], 12 ± 11 vs. 10 ± 11; $P = 0.007$). The mean tidal volumes on days 1 to 3 were 6.2 ± 0.8 and 11.8 ± 0.8 ml per kilogram of predicted body weight ($P<0.001$), respectively, and the mean plateau pressures were 25 ± 6 and 33 ± 8 cm of water ($P<0.001$), respectively.

Conclusions: In patients with acute lung injury and the acute respiratory distress syndrome, mechanical ventilation with a lower tidal volume than is traditionally used results in decreased mortality and increases the number of days without ventilator use.

Fazit

Bei Patienten mit akutem Lungenversagen und ARDS senkte die Beatmung mit niedrigen Atemzugvolumina im Vergleich zu konventionellen Zugvolumina die Sterblichkeit. Gleichzeitig reduzierte sich die Zahl der Beatmungstage.

Höhere versus niedrigere PEEP-Werte bei Patienten mit ARDS

(n = 549 Patienten, prospektive und randomisierte Studie)

Higher versus lower positive end-expiratory pressures in patients with the acute respiratory distress syndrome

The National Heart, Lung, and Blood Institute ARDS Clinical Trials Network
Johns Hopkins University, Baltimore, USA
N Engl J Med 2004; 351: 327–36

Background: Most patients requiring mechanical ventilation for acute lung injury and the acute respiratory distress syndrome (ARDS) receive positive end-expiratory pressure (PEEP) of 5 to 12 cm of water. Higher PEEP levels may improve oxygenation and reduce ventilator-induced lung injury but may also cause circulatory depression and lung injury from overdistention. We conducted this trial to compare the effects of higher and lower PEEP levels on clinical outcomes in these patients.

Methods: We randomly assigned 549 patients with acute lung injury and ARDS to receive mechanical ventilation with either lower or higher PEEP levels, which were set according to different tables of predetermined combinations of PEEP and fraction of inspired oxygen.

Results: Mean (± SD) PEEP values on days 1 through 4 were 8.3 ± 3.2 cm of water in the lower-PEEP group and 13.2 ± 3.5 cm of water in the higher-PEEP group ($P<0.001$). The rates of death before hospital discharge were 24.9 percent and 27.5 percent, respectively ($P = 0.48$; 95 percent confidence interval for the difference between groups, −10.0 to 4.7 percent). From day 1 to day 28, breathing was unassisted for a mean of 14.5 ± 10.4 days in the lower-PEEP group and 13.8 ± 10.6 days in the higher-PEEP group ($P = 0.50$).

Conclusions: These results suggest that in patients with acute lung injury and ARDS who receive mechanical ventilation with a tidal-volume goal of 6 mL per kilogram of predicted body weight and an end-inspiratory plateau-pressure limit of 30 cm of water, clinical outcomes are similar whether lower or higher PEEP levels are used.

Fazit

Ein niedriges PEEP-Niveau (PEEP 5–12 cmH_2O bei F_IO_2 0,3–0,7) bei der lungenprotektiven Beatmung von Patienten mit ARDS war genauso effektiv wie die Anwendung von hohen PEEP-Werten.

Rekombinanter Surfactant-Protein-C-basierter Surfactant bei ARDS

(n = 448 Patienten, zwei prospektive und randomisierte Studien)

Effect of recombinant surfactant protein C-based surfactant on the acute respiratory distress syndrome

Spragg RG, Lewis JF, Walmrath HD, Johannigman J, Bellingan G, Laterre PF, Witte MC, Richards GA, Rippin G, Rathgeb F, Häfner D, Taut FJ, Seeger W
University of California at San Diego, Veterans Affairs Medical Center, San Diego 92014, USA
N Engl J Med 2004; 351: 884–92

Background: Preclinical studies suggest that exogenous surfactant may be of value in the treatment of the acute respiratory distress syndrome (ARDS), and two phase 2 clinical trials have shown a trend toward benefit. We conducted two phase 3 studies of a protein-containing surfactant in adults with ARDS.

Methods: In two multicenter, randomized, double-blind trials involving 448 patients with ARDS from various causes, we compared standard therapy alone with standard therapy plus up to four intratracheal doses of a recombinant surfactant protein C-based surfactant given within a period of 24 hours.

Results: The overall survival rate was 66 percent 28 days after treatment, and the median number of ventilator-free days was 0 (68 percent range, 0 to 26); there was no significant difference between the groups in terms of mortality or the need for mechanical ventilation. Patients receiving surfactant had a significantly greater improvement in blood oxygenation during the initial 24 hours of treatment than patients receiving standard therapy, according to both univariate and multivariate analyses.

Conclusions: The use of exogenous surfactant in a heterogeneous population of patients with ARDS did not improve survival. Patients who received surfactant had a greater improvement in gas exchange during the 24-hour treatment period than patients who received standard therapy alone, suggesting the potential benefit of a longer treatment course.

Fazit
Die Gabe von exogenem Surfactant bei Patienten mit ARDS ergab zwar eine Verbesserung der Oxygenierung, jedoch keine Verbesserung der Letalität.

Wirksamkeit und Sicherheit von Kortikosteroiden bei persistierendem ARDS

(n = 180, prospektive und randomisierte Studie)

Efficacy and Safety of Corticosteroids for Persistent Acute Respiratory Distress Syndrome

The National Heart, Lung, and Blood Institute Acute Respiratory Distress Syndrome (ARDS) Clinical Trials Network
N Engl J Med 2006; 354: 1671–84

Background: Persistent acute respiratory distress syndrome (ARDS) is characterized by excessive fibroproliferation, ongoing inflammation, prolonged mechanical ventilation, and a substantial risk of death. Because previous reports suggested that corticosteroids may improve survival, we performed a multicenter, randomized controlled trial of corticosteroids in patients with persistent ARDS.

Methods: We randomly assigned 180 patients with ARDS of at least seven days' duration to receive either methylprednisolone or placebo in a double-blind fashion. The primary end point was mortality at 60 days. Secondary end points included the number of ventilator-free days and organ-failure–free days, biochemical markers of inflammation and fibroproliferation, and infectious complications.

Results: At 60 days, the hospital mortality rate was 28.6 percent in the placebo group (95 percent confidence interval, 20.3 to 38.6 percent) and 29.2 percent in the methylprednisolone group (95 percent confidence interval, 20.8 to 39.4 percent; P = 1.0); at 180 days, the rates were 31.9 percent (95 percent confidence interval, 23.2 to 42.0 percent) and 31.5 percent (95 percent confidence interval, 22.8 to 41.7 percent; P = 1.0), respectively. Methylprednisolone was associated with significantly increased 60-and 180-day mortality rates among patients enrolled at least 14 days after the onset of ARDS. Methylprednisolone increased the number of ventilator-free and shockfree days during the first 28 days in association with an improvement in oxygenation, respiratory-system compliance, and blood pressure with fewer days of vasopressor therapy. As compared with placebo, methylprednisolone did not increase the rate of infectious complications but was associated with a higher rate of neuromuscular weakness.

Conclusions: These results do not support the routine use of methylprednisolone for persistent ARDS despite the improvement in cardiopulmonary physiology. In addition, starting methylprednisolone therapy more than two weeks after the onset of ARDS may increase the risk of death.

Fazit
Diese Studie ergab keine Vorteile einer Methylprednisolongabe bei persistierendem ARDS. Bei Kortikosteroidgabe später als zwei Wochen nach ARDS-Beginn kam es zu einer erhöhten Todesrate in der Therapiegruppe.

Auswirkung der Bauchlagerung auf die Überlebensrate von Patienten mit akutem Lungenversagen

(n = 304 Patienten, prospektive und randomisierte Studie)

Effect of prone positioning on the survival of patients with acute respiratory failure

Gattinoni L, Tognoni G, Pesenti A, Taccone P, Mascheroni D, Labarta V, Malacrida R, Di Giulio P, Fumagalli R, Pelosi P, Brazzi L, Latini R; Prone-Supine Study Group
Istituto di Anestesia e Rianimazione, Universita di Milano, Ospedale Maggiore di Milano, Milan, Italy
N Engl J Med 2001; 345: 568–573

Background: Although placing patients with acute respiratory failure in a prone (face down) position improves their oxygenation 60 to 70 percent of the time, the effect on survival is not known.

Methods: In a multicenter, randomized trial, we compared conventional treatment (in the supine position) of patients with acute lung injury or the acute respiratory distress syndrome with a predefined strategy of placing patients in a prone position for six or more hours daily for 10 days. We enrolled 304 patients, 152 in each group.

Results: The mortality rate was 23.0 percent during the 10-day study period, 49.3 percent at the time of discharge from the intensive care unit, and 60.5 percent at 6 months. The relative risk of death in the prone group as compared with the supine group was 0.84 at the end of the study period (95 percent confidence interval, 0.56 to 1.27), 1.05 at the time of discharge from the intensive care unit (95 percent confidence interval, 0.84 to 1.32), and 1.06 at six months (95 percent confidence interval, 0.88 to 1.28). During the study period the mean (± SD) increase in the ratio of the partial pressure of arterial oxygen to the fraction of inspired oxygen, measured each morning while patients were supine, was greater in the prone than the supine group (63.0 ± 66.8 vs. 44.6 ± 68.2, P = 0.02). The incidence of complications related to positioning (such as pressure sores and accidental extubation) was similar in the two groups.

Conclusions: Although placing patients with acute respiratory failure in a prone position improves their oxygenation, it does not improve survival.

Fazit

Obwohl die Bauchlagerung bei Patienten mit akutem Lungenversagen die Oxygenierung verbesserte, ergab sich kein Überlebensvorteil.

Effekte einer systematischen Bauchlagerung bei akutem hypoxämischem Lungenversagen

(n = 791 Patienten, prospektive und randomisierte Studie)

Effects of systematic prone positioning in hypoxemic acute respiratory failure: a randomized controlled trial

Guerin C, Gaillard S, Lemasson S, Ayzac L, Girard R, Beuret P, Palmier B, Le QV, Sirodot M, Rosselli S, Cadiergue V, Sainty JM, Barbe P, Combourieu E, Debatty D, Rouffineau J, Ezingeard E, Millet O, Guelon D, Rodriguez L, Martin O, Renault A, Sibille JP, Kaidomar M

Service de Réanimation Médicale, Hôpital De La Croix-Rousse, Lyon, France
JAMA 2004; 292: 2379-87

Context: A recent trial showed that placing patients with acute lung injury in the prone position did not increase survival; however, whether those results hold true for patients with hypoxemic acute respiratory failure (ARF) is unclear.

Objective: To determine whether prone positioning improves mortality in ARF patients.

Design, Setting, and Patients: Prospective, unblinded, multicenter controlled trial of 791 ARF patients in 21 general intensive care units in France using concealed randomization conducted from December 14, 1998, through December 31, 2002. To be included, patients had to be at least 18 years, hemodynamically stable, receiving mechanical ventilation, and intubated and had to have a partial pressure of arterial oxygen (P_aO_2) to fraction of inspired oxygen (F_IO_2) ratio of 300 or less and no contraindications to lying prone.

Interventions: Patients were randomly assigned to prone position placement (n = 413), applied as early as possible for at least 8 hours per day on standard beds, or to supine position placement (n = 378).

Main Outcome Measures: The primary end point was 28-day mortality; secondary end points were 90-day mortality, duration of mechanical ventilation, incidence of ventilator-associated pneumonia (VAP), and oxygenation.

Results: The 2 groups were comparable at randomization. The 28-day mortality rate was 32.4% for the prone group and 31.5% for the supine group (relative risk [RR], 0.97; 95% confidence interval [CI], 0.79–1.19; $P = 0.77$). 90-day mortality for the prone group was 43.3% vs 42.2% for the supine group (RR, 0.98; 95% CI, 0.84–1.13; $P = 0.74$). The mean (SD) duration of mechanical ventilation was 13.7 (7.8) days for the prone group vs 14.1 (8.6) days for the supine group ($P = 0.93$) and the VAP incidence was 1.66 vs 2.14 episodes per 100-patients days of intubation, respectively ($P = 0.045$). The P_aO_2/F_IO_2 ratio was significantly higher in the prone group during the 28-day follow-up. However, pressure sores, selective intubation, and endotracheal tube obstruction incidences were higher in the prone group.

Conclusions: This trial demonstrated no beneficial outcomes and some safety concerns associated with prone positioning. For patients with hypoxemic ARF, prone position placement may lower the incidence of VAP.

Fazit

Die systematische Bauchlagerung bei akutem hypoxämischem Lungenversagen verbesserte zwar die Oxygenierung, erbrachte jedoch keine Reduktion der Beatmungsdauer und der Letalität. In der Bauchlagerungsgruppe war die Decubitusrate und die Anzahl der Tubusprobleme erhöht.

Tägliche Unterbrechung der kontinuierlichen Sedativagabe bei beatmeten Intensivpatienten

(n = 128 Patienten, prospektive und randomisierte Studie)

Daily interruption of sedative infusions in critically ill patients undergoing mechanical ventilation

Kress JP, Pohlman AS, O'Connor MF, Hall JB
Department of Medicine, University of Chicago, IL, USA
N Engl J Med 2000; 342: 1471-1477

Background: Continuous infusions of sedative drugs in the intensive care unit may prolong the duration of mechanical ventilation, prolong the length of stay in the intensive care unit and the hospital, impede efforts to perform daily neurologic examinations, and increase the need for tests to assess alterations in mental status. Whether regular interruption of such infusions might accelerate recovery is not known.

Methods: We conducted a randomized, controlled trial involving 128 adult patients who were receiving mechanical ventilation and continuous infusions of sedative drugs in a medical intensive care unit. In the intervention group, the sedative infusions were interrupted until the patients were awake, on a daily basis; in the control group, the infusions were interrupted only at the discretion of the clinicians in the intensive care unit.

Results: The median duration of mechanical ventilation was 4.9 days in the intervention group, as compared with 7.3 days in the control group (P = 0.004), and the median length of stay in the intensive care unit was 6.4 days as compared with 9.9 days, respectively (P = 0.02). Six of the patients in the intervention group (9%) underwent diagnostic testing to assess changes in mental status, as compared with 16 of the patients in the control group (27 percent, P = 0.02). Complications (e.g., removal of the endotracheal tube by the patient) occurred in three of the patients in the intervention group (4%) and four of the patients in the control group (7%, P = 0.88).

Conclusions: In patients who are receiving mechanical ventilation, daily interruption of sedative-drug infusions decreases the duration of mechanical ventilation and the length of stay in the intensive care unit.

Fazit
Die tägliche Unterbrechung einer kontinuierlichen Sedativagabe bei Beatmungspatienten reduzierte die Dauer der Beatmung und des Intensivstationsaufenthaltes.

Auswirkung der Erfassung von Patienten, die spontan atmen können, auf deren Beatmungsdauer

(n = 300 Patienten, prospektive und randomisierte Studie)

Effect on the duration of mechanical ventilation of identifying patients capable of breathing spontaneously

Ely EW, Baker AM, Dunagan DP, Burke HL, Smith AC, Kelly PT, Johnson MM, Browder RW, Bowton DL, Haponik EF
Department of Internal Medicine, the Bowman Gray School of Medicine of Wake Forest University, Winston-Salem, NC 27157, USA
N Engl J Med 1996; 335: 1864–9

Background: Prompt recognition of the reversal of respiratory failure may permit earlier discontinuation of mechanical ventilation, without harm to the patient.

Methods: We conducted a randomized, controlled trial in 300 adult patients receiving mechanical ventilation in medical and coronary intensive care units. In the intervention group, patients underwent daily screening of respiratory function by physicians, respiratory therapists, and nurses to identify those possibly capable of breathing spontaneously; successful tests were followed by two-hour trials of spontaneous breathing in those who met the criteria. Physicians were notified when their patients successfully completed the trials of spontaneous breathing. The control subjects had daily screening but no other interventions. In both groups, all clinical decisions, including the decision to discontinue mechanical ventilation, were made by the attending physicians.

Results: Although the 149 patients randomly assigned to the intervention group had more severe disease, they received mechanical ventilation for a median of 4.5 days, as compared with 6 days in the 151 patients in the control group ($P = 0.003$). The median interval between the time a patient met the screening criteria and the discontinuation of mechanical ventilation was one day in the intervention group and three days in the control group ($P < 0.001$). Complications – removal of the breathing tube by the patient, reintubation, tracheostomy, and mechanical ventilation for more than 21 days – occurred in 20 percent of the intervention group and 41 percent of the control group ($P = 0.001$). The number of days of intensive care and hospital care was similar in the two groups. Total costs for the intensive care unit were lower in the intervention group (median, $15,740, vs. $20,890 in the controls, $P = 0.03$); hospital costs were lower, though not significantly so (median, $26,229 and $29,048, respectively; $P = 0.3$).

Conclusions: Daily screening of the respiratory function of adults receiving mechanical ventilation, followed by trials of spontaneous breathing in appropriate patients and notification of their physicians when the trials were successful, can reduce the duration of mechanical ventilation and the cost of intensive care and is associated with fewer complications than usual care.

Fazit

Ein Vorgehen nach Protokoll, mit dessen Hilfe Patienten täglich auf ihre Spontanatmungsfähigkeit überprüft wurden, reduzierte die Beatmungsdauer, die Kosten und die Anzahl der Komplikationen.

Prospektive kontrollierte Studie zur Protokoll-basierten Entwöhnung vom Respirator

(n = 299 Patienten, prospektive und randomisierte Studie)

A prospective, controlled trial of a protocol-based strategy to discontinue mechanical ventilation

Krishnan JA, Moore D, Robeson C, Rand CS, Fessler HE
Department of Medicine, Division of Pulmonary and Critical Care Medicine, Johns Hopkins Medical Institutions, Baltimore, MD 21287, USA
Am J Respir Crit Care Med 2004;169: 673–8

Weaning protocols can improve outcomes, but their efficacy may vary with patient and staff characteristics. In this prospective, controlled trial, we compared protocol-based weaning to usual, physician-directed weaning in a closed medical intensive care unit (ICU) with high physician staffing levels and structured, system-based rounds. Adult patients requiring mechanical ventilation for more than 24 hours were assigned to usual care (UC) or protocol weaning based on their hospital identification number. Patients assigned to UC (n = 145) were managed at their physicians' discretion. Patients assigned to protocol (n = 154) underwent daily screening and a spontaneous breathing trial by respiratory and nursing staff without physician intervention. There were no significant baseline differences in patient characteristics between groups. The proportion of patients (protocol vs. UC) who successfully discontinued mechanical ventilation (74.7% vs. 75.2%, P = 0.92), duration of mechanical ventilation (median [interquartile range]: 60.4 hours [28.6–167.0 hours] vs. 68.0 hours [27.1–169.3 hours], P = 0.61), ICU (25.3% vs. 28.3%) and hospital mortality (36.4% vs. 33.1%), ICU length of stay (115 vs. 146 hours), and rates of reinstituting mechanical ventilation (10.3% vs. 9.0%) was similar. We conclude that protocol-directed weaning may be unnecessary in a closed ICU with generous physician staffing and structured rounds.

Fazit

Auf einer geschlossenen Intensivstation mit guter ärztlicher Besetzung und strukturierten Patientenvisiten erbrachte die Protokoll-gesteuerte Entwöhnung von der Beatmung keine Vorteile.

Nichtinvasive Beatmung bei respiratorischer Insuffizienz nach Extubation

(n = 221 Patienten, prospektive und randomisierte Studie)

Noninvasive positive-pressure ventilation for respiratory failure after extubation

Esteban A, Frutos-Vivar F, Ferguson ND, Arabi Y, Apezteguía C, González M, Epstein SK, Hill NS, Nava S, Soares MA, D'Empaire G, Alía I, Anzueto A
Unidad de Cuidados Intensivos, Hospital Universitario de Getafe, Madrid, Spain
N Engl J Med 2004; 350: 2452–60

Background: The need for reintubation after extubation and discontinuation of mechanical ventilation is not uncommon and is associated with increased mortality. Noninvasive positivepressure ventilation has been suggested as a promising therapy for patients with respiratory failure after extubation, but a single-center, randomized trial recently found no benefit. We conducted a multicenter, randomized trial to evaluate the effect of noninvasive positive-pressure ventilation on mortality in this clinical setting.

Methods: Patients in 37 centers in eight countries who were electively extubated after at least 48 hours of mechanical ventilation and who had respiratory failure within the subsequent 48 hours were randomly assigned to either noninvasive positive-pressure ventilation by face mask or standard medical therapy.

Results: A total of 221 patients with similar baseline characteristics had been randomly assigned to either noninvasive ventilation (114 patients) or standard medical therapy (107 patients) when the trial was stopped early, after an interim analysis. There was no difference between the noninvasive-ventilation group and the standard-therapy group in the need for reintubation (rate of reintubation, 48 percent in both groups; relative risk in the noninvasive-ventilation group, 0.99; 95 percent confidence interval, 0.76 to 1.30). The rate of death in the intensive care unit was higher in the noninvasive-ventilation group than in the standard-therapy group (25 percent vs. 14 percent; relative risk, 1.78; 95 percent confidence interval, 1.03 to 3.20; $P = 0.048$), and the median time from respiratory failure to reintubation was longer in the noninvasive-ventilation group (12 hours vs. 2 hours 30 minutes, $P = 0.02$).

Conclusions: Noninvasive positive-pressure ventilation does not prevent the need for reintubation or reduce mortality in unselected patients who have respiratory failure after extubation.

Fazit
Die nichtinvasive Beatmung verhinderte nicht die Erfordernis zur Reintubation und reduzierte nicht die Letalität bei Patienten mit respiratorischer Insuffizienz nach Extubation.

Humanalbumingabe bei Intensivpatienten

(n = 1419 Patienten, Metaanalyse randomisierter Studien)

Human albumin administration in critically ill patients: systematic review of randomised controlled trials

Cochrane Injuries Group Albumin Reviewers
Br Med J 1998; 317: 235 240

Objective: To quantify effect on mortality of administering human albumin or plasma protein fraction during management of critically ill patients.

Design: Systematic review of randomised controlled trials comparing administration of albumin or plasma protein fraction with no administration or with administration of crystalloid solution in critically ill patients with hypovolaemia, burns, or hypoalbuminaemia.

Subjects: 30 randomised controlled trials including 1419 randomised patients.

Main Outcome Measure: Mortality from all causes at end of follow up for each trial.

Results: For each patient category the risk of death in the albumin treated group was higher than in the comparison group. For hypovolaemia the relative risk of death after albumin administration was 1.46 (95% confidence interval 0.97 to 2.22), for burns the relative risk was 2.40 (1.11 to 5.19), and for hypoalbuminaemia it was 1.69 (1.07 to 2.67). Pooled relative risk of death with albumin administration was 1.68 (1.26 to 2.23). Pooled difference in the risk of death with albumin was 6% (95% confidence interval 3% to 9%) with a fixed effects model. These data suggest that for every 17 critically ill patients treated with albumin there is one additional death.

Conclusions: There is no evidence that albumin administration reduces mortality in critically ill patients with hypovolaemia, burns, or hypoalbuminaemia and a strong suggestion that it may increase mortality. These data suggest that use of human albumin in critically ill patients should be urgently reviewed and that it should not be used outside the context of rigorously conducted, randomised controlled trials.

Fazit

Die Aussage dieser Cochrane-Analyse ergab, dass eine Albumingabe die Letalität bei Intensivpatienten mit Hypovolämie, Verbrennungen oder Hypalbuminämie nicht reduzierte, sondern sogar erhöhte. Man empfahl, Humanalbumin bei Intensivpatienten nur noch im Rahmen streng kontrollierter, randomisierter Studien einzusetzen.

Vergleich von Albumin und Kochsalzlösung zur Flüssigkeitssubstitution bei Intensivpatienten (SAFE-Studie)

(n = 6997 Patienten, prospektive und randomisierte Studie)

A comparison of albumin and saline for fluid resuscitation in the intensive care unit

The SAFE Study Investigators
ANZICS CTG, Level 3, 10 Ievers St., Carlton, VIC 3053, Australia
N Engl J Med 2004; 350: 2247–56

Background: It remains uncertain whether the choice of resuscitation fluid for patients in intensive care units (ICUs) affects survival. We conducted a multicenter, randomized, double-blind trial to compare the effect of fluid resuscitation with albumin or saline on mortality in a heterogeneous population of patients in the ICU.

Methods: We randomly assigned patients who had been admitted to the ICU to receive either 4 percent albumin or normal saline for intravascular-fluid resuscitation during the next 28 days. The primary outcome measure was death from any cause during the 28-day period after randomization.

Results: Of the 6997 patients who underwent randomization, 3497 were assigned to receive albumin and 3500 to receive saline; the two groups had similar baseline characteristics. There were 726 deaths in the albumin group, as compared with 729 deaths in the saline group (relative risk of death, 0.99; 95 percent confidence interval, 0.91 to 1.09; P = 0.87). The proportion of patients with new single-organ and multiple-organ failure was similar in the two groups (P = 0.85). There were no significant differences between the groups in the mean (± SD) numbers of days spent in the ICU (6.5 ± 6.6 in the albumin group and 6.2 ± 6.2 in the saline group, P = 0.44), days spent in the hospital (15.3 ± 9.6 and 15.6 ± 9.6, respectively; P = 0.30), days of mechanical ventilation (4.5 ± 6.1 and 4.3 ± 5.7, respectively; P = 0.74), or days of renal-replacement therapy (0.5 ± 2.3 and 0.4 ± 2.0, respectively; P = 0.41).

Conclusions: In patients in the ICU, use of either 4 percent albumin or normal saline for fluid resuscitation results in similar outcomes at 28 days.

Fazit

Diese prospektive und randomisierte australisch-neuseeländische Studie an fast 7000 Patienten ergab keine Reduktion der Letalität von Intensivpatienten unter Humanalbumingabe: die Patientensterblichkeit in der Humanalbumingruppe entsprach derjenigen der Gruppe mit Kochsalzlösung.

Auswirkungen von Hydroxyethylstärke und Gelatine auf die Nierenfunktion bei schwerer Sepsis

(n = 129 Patienten, prospektive und randomisierte Studie)

Effects of hydroxyethylstarch and gelatin on renal function in severe sepsis: a multicentre randomised study

Schortgen F, Lacherade JC, Bruneel F, Cattaneo I, Hemery F, Lemaire F, Brochard L
Medical Intensive-care Unit, Henri Mondor Hospital, Assistance Publique-Hôpitaux de Paris, University Paris 12, Créteil, France
Lancet 2001; 357: 911-916

Background: Hydroxyethylstarch used for volume restoration in brain-dead kidney donors has been associated with impaired kidney function in the transplant recipients. We undertook a multicentre randomised study to assess the frequency of acute renal failure (ARF) in patients with severe sepsis or septic shock treated with hydroxyethylstarch or gelatin.

Methods: Adults with severe sepsis or septic shock were enrolled prospectively in three intensive-care units in France. They were randomly assigned 6% hydroxyethylstarch (200 kDa, 0.60-0.66 substitution) or 3% fluid-modified gelatin. The primary endpoint was ARF (a two-fold increase in serum creatinine from baseline or need for renal replacement therapy). Analyses were by intention to treat.

Findings: 129 patients were enrolled over 18 months. Severity of illness and serum creatinine (median 143 [IQR 88-203] vs. 114 [91-175] micromol/L) were similar at baseline in the hydroxyethylstarch and gelatin groups. The frequencies of ARF (27/65 [42%] vs. 15/64 [23%], $p = 0.028$) and oliguria (35/62 [56%] vs. 23/63 [37%], $p = 0.25$) and the peak serum creatinine concentration (225 [130-339] vs. 169 [106-273] micromol/L, $p = 0.04$) were significantly higher in the hydroxyethylstarch group than in the gelatin group. In a multivariate analysis, risk factors for acute renal failure included mechanical ventilation (odds ratio 4.02 [95% CI 1.37-11.8], $p = 0.013$) and use of hydroxyethylstarch (2.57 [1.13-5.83], $p = 0.026$).

Interpretations: The use of this preparation of hydroxyethylstarch as a plasma-volume expander is an independent risk factor for ARF in patients with severe sepsis or septic shock.

Fazit
Die Verwendung der in der Studie als Volumenersatzmittel eingesetzten Hydroxyethylstärkelösung erwies sich als unabhängiger Risikofaktor für ein akutes Nierenversagen bei schwerer Sepsis oder septischem Schock.

Niedrig dosiertes Dopamin bei Patienten mit beginnender renaler Dysfunktion

(n = 328 Patienten, prospektive und randomisierte Studie)

Low-dose dopamine in patients with early renal dysfunction: a placebo-controlled randomised trial

Australian and New Zealand Intensive Care Society (ANZICS) Clinical Trials Group
Lancet 2000; 356: 2139-2143

Background: Low-dose dopamine is commonly administered to critically ill patients in the belief that it reduces the risk of renal failure by increasing renal blood flow. However, these effects have not been established in a large randomised controlled trial, and use of dopamine remains controversial. We have done a multicentre, randomised, double-blind, placebocontrolled study of low-dose dopamine in patients with at least two criteria for the systemic inflammatory response syndrome and clinical evidence of early renal dysfunction (oliguria or increase in serum creatinine concentration).

Methods: 328 patients admitted to 23 participating intensive-care units (ICUs) were randomly assigned a continuous intravenous infusion of lowdose dopamine (2 $\mu g\ kg^{-1}\ min^{-1}$) or placebo administered through a central venous catheter while in the ICU. The primary endpoint was the peak serum creatinine concentration during the infusion. Analyses excluded four patients with major protocol violations.

Findings: The groups assigned dopamine (n = 161) and placebo (n = 163) were similar in terms of baseline characteristics, renal function, and duration of trial infusion. There was no difference between the dopamine and placebo groups in peak serum creatinine concentration during treatment (245 [SD

144] vs. 249 [147] micromol/L; $p = 0.93$), in the increase from baseline to highest value during treatment (62 [107] vs. 66 [108] micromol/L; $p = 0.82$), or in the numbers of patients whose serum creatinine concentration exceeded 300 micromol/L (56 vs. 56; $p = 0.92$) or who required renal replacement therapy (35 vs. 40; $p = 0.55$). Durations of ICU stay (13 [14] vs. 14 [15] days; $p = 0.67$) and of hospital stay (29 [27] vs. 33 [39] days; $p = 0.29$) were also similar. There were 69 deaths in the dopamine group and 66 in the placebo group.

Interpretation: Administration of low-dose dopamine by continuous intravenous infusion to critically ill patients at risk of renal failure does not confer clinically significant protection from renal dysfunction.

Fazit
Die kontinuierliche Gabe von niedrig dosiertem Dopamin bei Intensivpatienten mit erhöhtem Risiko für ein Nierenversagen ergab keine Protektion hinsichtlich der Nierenfunktion.

Auswirkungen unterschiedlicher Filtrationsvolumina bei kontinuierlicher venovenöser Hämofiltration auf die Prognose des akuten Nierenversagens

(n = 425 Patienten, prospektive und randomisierte Studie)

Effects of different doses in continuous veno-venous haemofiltration on outcomes of acute renal failure: a prospective randomised trial

Ronco C, Bellomo R, Homel P, Brendolan A, Dan M, Piccinni P, La Greca G
Department of Nephrology, St Bortolo Hospital, Vicenza, Italy
Lancet 2000; 356: 26-30

Background: Continuous veno-venous haemofiltration is increasingly used to treat acute renal failure in critically ill patients, but a clear definition of an adequate treatment dose has not been established. We undertook a prospective randomised study of the impact different ultrafiltration doses in continuous renal replacement therapy on survival.

Methods: We enrolled 425 patients, with a mean age of 61 years, in intensive care who had acute renal failure. Patients were randomly assigned ultrafiltration at 20 mL h^{-1} kg^{-1} (group 1, n = 146), 35 mL h^{-1} kg^{-1} (group 2, n = 139), or 45 mL h^{-1} kg^{-1} (group 3, n = 140). The primary endpoint was survival at 15 days after stopping haemofiltration. We also assessed recovery of renal function and frequency of complications during treatment. Analysis was by intention to treat.

Results: Survival in group 1 was significantly lower than in groups 2 ($p = 0.0007$) and 3 ($p = 0.0013$). Survival in groups 2 and 3 did not differ significantly ($p = 0.87$). Adjustment for possible confounding factors did not change the pattern of differences among the groups. Survivors in all groups had lower concentrations of blood urea nitrogen before continuous haemofiltration was started than non-survivors. 95%, 92%, and 90% of survivors in groups 1, 2, and 3, respectively, had full recovery of renal function. The frequency of complications was similarly low in all groups.

Interpretation: Mortality among these critically ill patients was high, but increase in the rate of ultrafiltration improved survival significantly. We recommend that ultrafiltration should be prescribed according to patient's bodyweight and should reach at least 35 mL h^{-1} kg^{-1}.

Fazit

Bei generell hoher Sterblichkeit in diesem Patientengut führte die Erhöhung des Filtrationsvolumens zu einer Verbesserung der Überlebensquote. Die Autoren empfehlen ein Filtrationsvolumen von mindestens 35 ml h^{-1} kg^{-1}.

Intensivierte Insulintherapie bei Intensivpatienten

(n = 1548 Patienten, prospektive und randomisierte Studie)

Intensive insulin therapy in critically ill patients

Van den Berghe G, Wouters P, Weekers F, Verwaest C, Bruyninckx F, Schetz M, Vlasselaers D, Ferdinande P, Lauwers P, Bouillon R

Department of Intensive Care Medicine, Catholic University of Leuven, Belgium

N Engl J Med 2001; 345: 1359-1367

Background: Hyperglycemia and insulin resistance are common in critically ill patients, even if they have not previously had diabetes. Whether the normalization of blood glucose levels with insulin therapy improves the prognosis for such patients is not known.

Methods: We performed a prospective, randomized, controlled study involving adults admitted to our surgical intensive care unit who were receiving mechanical ventilation. On admission, patients were randomly assigned to receive intensive insulin therapy (maintenance of blood glucose at a level between 80 and 110 mg per deciliter [4.4 and 6.1 mmol per liter]) or conventional treatment (infusion of insulin only if the blood glucose level exceeded 215 mg per deciliter [11.9 mmol per liter] and maintenance of glucose at a level between 180 and 200 mg per deciliter [10.0 and 11.1 mmol per liter]).

Results: At 12 months, with a total of 1548 patients enrolled, intensive insulin therapy reduced mortality during intensive care from 8.0 percent with conventional treatment to 4.6 percent ($P<0.04$, with adjustment for sequential analyses). The benefit of intensive insulin therapy was attributable to its effect on mortality among patients who remained in the intensive care unit for more than five days (20.2 percent with conventional treatment, as compared with 10.6 percent with intensive insulin therapy, $P = 0.005$). The greatest reduction in mortality involved deaths due to multiple-organ failure with a proven septic focus. Intensive insulin therapy also reduced overall in-hospital mortality by 34 percent, bloodstream infections by 46 percent, acute renal failure requiring dialysis or hemofiltration by 41 percent, the median number of red-cell transfusions by 50 percent, and critical-illness polyneuropathy by 44 percent, and patients receiving intensive therapy were less likely to require prolonged mechanical ventilation and intensive care.

Conclusions: Intensive insulin therapy to maintain blood glucose at or below 110 mg per deciliter reduces morbidity and mortality among critically ill patients in the surgical intensive care unit.

Fazit

Eine intensivierte Insulintherapie mit einem angestrebten Blutzuckerwert ≤110 mg/dl reduzierte die Morbidität und Mortalität bei operativen Intensivpatienten.

Intensivierte Insulintherapie bei internistischen Intensivpatienten

(n = 1200 Patienten, prospektive und randomisierte Studie)

Intensive insulin therapy in the medical ICU

Van den Berghe G, Wilmer A, Hermans G, Meersseman W, Wouters PJ, Milants I, Van Wijngaerden E, Bobbaers H, Bouillon R
Department of Intensive Care Medicine, Catholic University of Leuven, Leuven, Belgium
N Engl J Med 2006; 354: 449–61

Background: Intensive insulin therapy reduces morbidity and mortality in patients in surgical intensive care units (ICUs), but its role in patients in medical ICUs is unknown.

Methods: In a prospective, randomized, controlled study of adult patients admitted to our medical ICU, we studied patients who were considered to need intensive care for at least three days. On admission, patients were randomly assigned to strict normalization of blood glucose levels (80 to 110 mg/dL [4.4 to 6.1 mmol/L]) with the use of insulin infusion or to conventional therapy (insulin administered when the blood glucose level exceeded 215 mg/dL [12 mmol/L], with the infusion tapered when the level fell below 180 mg/dL [10 mmol/L]). There was a history of diabetes in 16.9 percent of the patients.

Results: In the intention-to-treat analysis of 1200 patients, intensive insulin therapy reduced blood glucose levels but did not significantly reduce in-hospital mortality (40.0 percent in the conventional-treatment group vs. 37.3 percent in the intensive-treatment group, P = 0.33). However, morbidity was significantly reduced by the prevention of newly acquired kidney injury, accelerated weaning from mechanical ventilation, and accelerated discharge from the ICU and the hospital. Although length of stay in the ICU could not be predicted on admission, among 433 patients who stayed in the ICU for less than three days, mortality was greater among those receiving intensive insulin therapy. In contrast, among 767 patients who stayed in the ICU for three or more days, in-hospital mortality in the 386 who received intensive insulin therapy was reduced from 52.5 to 43.0 percent (P = 0.009) and morbidity was also reduced.

Conclusions: Intensive insulin therapy significantly reduced morbidity but not mortality among all patients in the medical ICU. Although the risk of subsequent death and disease was reduced in patients treated for three or more days, these patients could not be identified before therapy. Further studies are needed to confirm these preliminary data.

Fazit

Bei internistischen Intensivpatienten bewirkte die intensivierte Insulintherapie keine Reduktion der Letalität. Lediglich bei Patienten, deren Intensivstationsaufenthalt ≥ 3 Tage betrug, war eine Senkung der Sterblichkeit in der Therapiegruppe zu erkennen.

Effekte der selektiven Darmdekontamination auf die Sterblichkeit und das Auftreten resistenter Keime auf der Intensivstation

(n = 934 Patienten, prospektive und randomisierte Studie)

Effects of selective decontamination of digestive tract on mortality and acquisition of resistant bacteria in intensive care: a randomised controlled trial

De Jonge E, Schultz MJ, Spanjaard L, Bossuyt PM, Vroom MB, Dankert J, Kesecioglu J
Department of Intensive Care, Academic Medical Centre, University of Amsterdam, Amsterdam, Netherlands
Lancet 2003; 362: 1011-1016

Background: Selective decontamination of the digestive tract (SDD) is an infection-prevention regimen used in critically ill patients. We assessed the effects of SDD on intensive-care-unit (ICU) and hospital mortality, and on the acquisition of resistant bacteria in adult patients admitted to intensive care.

Methods: We did a prospective, controlled, randomised, unblinded clinical trial. 934 patients admitted to a surgical and medical ICU were randomly assigned oral and enteral polymyxin E, tobramycin, and amphotericin B combined with an initial 4-day course of intravenous cefotaxime (SDD group n = 466), or standard treatment (controls n = 468). Primary endpoints were ICU and hospital mortality and the acquisition of resistant bacteria.

Findings: In the SDD group 69 (15%) patients died in the ICU compared with 107 (23%) in the control group (p = 0.002). Hospital mortality was lower in the SDD groups than in the control group (113 [24%] vs. 146 [31%], p = 0.02). During their stay in intensive care, colonisation with gram-negative bacteria resistant to ceftazidime, ciprofloxacin, imipenem, polymyxin E, or tobramycin occurred in 61 (16%) of 378 SDD patients and in 104 (26%) of 395 patients in the control group (p = 0.001). Colonisation with vancomycin-resistant enterococcus occurred in five (1%) SDD patients and in four (1%) controls (p = 1.0). No patient in either group was colonised with meticillin-resistant Staphylococcus aureus.

Interpretation: In a setting with low prevalence of vancomycin-resistant enterococcus and meticillin-resistant S. aureus, SDD can decrease ICU and hospital mortality and colonisation with resistant gram-negative aerobic bacteria.

Fazit

Die selektive Darmdekontamination (SDD) reduzierte sowohl die Intensivstations- als auch die Krankenhausletalität. Auch die Kolonisation mit resistenten gramnegativen Aerobiern war signifikant vermindert. Allerdings wurde die Untersuchung in einem Intensivbereich mit niedriger Prävalenz von resistenten Enterokokken und Staphylokokken durchgeführt.

Zunahme der Sterblichkeit nach Gabe von Wachstumshormon bei Intensivpatienten

(n = 247 und 285 Patienten, prospektive und randomisierte Studien)

Increased mortality associated with growth hormone treatment in critically ill adults

Takala J, Ruokonen E, Webster NR, Nielsen MS, Zandstra DF, Vundelinckx G, Hinds CJ
Critical Care Research Program, Department of Anesthesiology and Intensive Care, Kuopio University Hospital, Finland

N Engl J Med 1999; 341: 785-792

Background: The administration of growth hormone can attenuate the catabolic response to injury, surgery, and sepsis. However, the effect of high doses of growth hormone on the length of stay in intensive care and in the hospital, the duration of mechanical ventilation, and the outcome in critically ill adults who are hospitalized for long periods is not known.

Methods: We carried out two prospective, multicenter, double-blind, randomized, placebo-controlled trials in parallel involving 247 Finnish patients and 285 patients in other European countries who had been in an intensive care unit for 5 to 7 days and who were expected to require intensive care for at least 10 days. The patients had had cardiac surgery, abdominal surgery, multiple trauma, or acute respiratory failure. The patients received either growth hormone (mean [± SD] daily dose, 0.10 ± 0.02 mg per kilogram of body weight) or placebo until discharge from intensive care or for a maximum of 21 days.

Results: The in-hospital mortality rate was higher in the patients who received growth hormone than in those who did not ($P<0.001$ for both studies). In the Finnish study, the mortality rate was 39 percent in the growth hormone group, as compared with 20 percent in the placebo group. The respective rates in the multinational study were 44 percent and 18 percent. The relative risk of death for patients receiving growth hormone was 1.9 (95 percent confidence interval, 1.3 to 2.9) in the Finnish study and 2.4 (95 percent confidence interval, 1.6 to 3.5) in the multinational study. Among the survivors, the length of stay in intensive care and in the hospital and the duration of mechanical ventilation were prolonged in the growth hormone group.

Conclusions: In patients with prolonged critical illness, high doses of growth hormone are associated with increased morbidity and mortality.

Fazit

Bei Intensivpatienten mit längerem Intensivstationsaufenthalt führten hohe Dosen von Wachstumshormon zu einer erhöhten Morbidität und Mortalität.

Multizentrische, randomisierte, kontrollierte klinische Studie zur Evaluierung des Transfusionsbedarfes bei Intensivpatienten

(n = 838 Patienten, prospektive und randomisierte Studie)

A multicenter, randomized, controlled clinical trial of transfusion requirements in critical care

Hébert PC, Wells G, Blajchman MA, Marshall J, Martin C, Pagliarello G, Tweeddale M, Schweitzer I, Yetisir E, and the Transfusion Requirements in Critical Care Investigators for the Canadian Critical Care Trials Group
Critical Care Program, University of Ottawa, ON, Canada
N Engl J Med 1999; 340: 409-417

Background: To determine whether a restrictive strategy of red-cell transfusion and a liberal strategy produced equivalent results in critically ill patients, we compared the rates of death from all causes at 30 days and the severity of organ dysfunction.

Methods: We enrolled 838 critically ill patients with euvolemia after initial treatment who had hemoglobin concentrations of less than 9.0 g per deciliter within 72 hours after admission to the intensive care unit and randomly assigned 418 patients to a restrictive strategy of transfusion, in which red cells were transfused if the hemoglobin concentration dropped below 7.0 g per deciliter and hemoglobin concentrations were maintained at 7.0 to 9.0 g per deciliter, and 420 patients to a liberal strategy, in which transfusions were given when the hemoglobin concentration fell below 10.0 g per deciliter and hemoglobin concentrations were maintained at 10.0 to 12.0 g per deciliter.

Results: Overall, 30-day mortality was similar in the two groups (18.7 percent vs. 23.3 percent, $P = 0.11$). However, the rates were significantly lower with the restrictive transfusion strategy among patients who were less acutely ill – those with an Acute Physiology and Chronic Health Evaluation II score of ≤ 20 (8.7 percent in the restrictive-strategy group and 16.1 percent in the liberal-strategy group; $P = 0.03$) – and among patients who were less than 55 years of age (5.7 percent and 13.0 percent, respectively; $P = 0.02$), but not among patients with clinically significant cardiac disease (20.5 percent and 22.9 percent, respectively; $P = 0.69$). The mortality rate during hospitalization was significantly lower in the restrictive strategy group (22.3 percent vs. 28.1 percent, $P = 0.05$).

Conclusions: A restrictive strategy of red-cell transfusion is at least as effective as and possibly superior to a liberal transfusion strategy in critically ill patients, with the possible exception of patients with acute myocardial infarction and unstable angina.

Fazit
Eine restriktive Transfusionsstrategie bei Intensivpatienten war mindestens ebenso effektiv, wenn nicht besser im Vergleich zu einer großzügigen Verfahrensweise. Mögliche Ausnahmen hiervon waren Patienten mit akutem Myokardinfarkt und instabiler Angina pectoris.

Bluttransfusion bei älteren Patienten mit akutem Myokardinfarkt

(n = 78 974 Patienten, retrospektive Studie)

Blood transfusion in elderly patients with acute myocardial infarction

Wu WC, Rathore SS, Wang Y, Radford MJ, Krumholz HM
Division of Cardiovascular Diseases, Brown University Medical School, Providence, RI, USA
N Engl J Med 2001; 345: 1230-1236

Background: Anemia may have adverse effects in patients with coronary artery disease. However, the benefit of blood transfusion in elderly patients with acute myocardial infarction and various degrees of anemia is uncertain.

Methods: We conducted a retrospective study of data on 78 974 Medicare beneficiaries 65 years old or older who were hospitalized with acute myocardial infarction. Patients were categorized according to the hematocrit on admission (5.0 to 24.0 percent, 24.1 to 27.0 percent, 27.1 to 30.0 percent, 30.1 to 33.0 percent, 33.1 to 36.0 percent, 36.1 to 39.0 percent, or 39.1 to 48.0 percent), and data were evaluated to determine whether there was an association between the use of transfusion and 30-day mortality.

Results: Patients with lower hematocrit values on admission had higher 30-day mortality rates. Blood transfusion was associated with a reduction in 30-day mortality among patients whose hematocrit on admission fell into the categories ranging from 5.0 to 24.0 percent (adjusted odds ratio, 0.22; 95 percent confidence intervai, 0.11 to 0.45) to 30.1 to 33.0 percent (adjusted odds ratio, 0.69; 95 percent confidence interval, 0.53 to 0.89). It was not associated with a reduction in 30-day mortality among those whose hematocrit values fell in the higher ranges. In one of seven subgroup analyses (among patients who survived at least two days), transfusion was not associated with a reduction in mortality for patients with hematocrit values of 30.1 percent or higher.

Conclusions: Blood transfusion is associated with a lower short-term mortality rate among elderly patients with acute myocardial infarction if the hematocrit on admission is 30.0 percent or lower and may be effective in patients with a hematocrit as high as 33.0 percent on admission.

Fazit
Eine Bluttransfusion war mit einer niedrigeren 30-Tage-Sterblichkeit bei älteren Patienten mit akutem Myokardinfarkt vergesellschaftet, wenn der Ausgangshämatokrit 30% oder niedriger war. Auch im Bereich bis zu einem Hämatokrit von 33% waren noch positive Auswirkungen einer Transfusion zu registrieren.

Ergebnisse nach Einführung der Leukozytendepletion bei Transfusion von Erythrozytenkonzentraten in Kanada

(n = 14 786 Patienten, retrospektive Studie)

Clinical outcomes following institution of the Canadian universal leukoreduction program for red blood cell transfusions

Hébert PC, Fergusson D, Blajchman MA, Wells GA, Kmetic A, Coyle D, Heddle N, Germain M, Goldman M, Toye B, Schweitzer I, van Walraven C, Devine D, Sher GD; Leukoreduction Study Investigators
University of Ottawa Centre for Transfusion Research, and Clinical Epidemiology Program of the Ottawa Health Research Institute, Ottawa, Ontario, Canada
JAMA 2003; 289: 1941-1949

Context: A number of countries have implemented a policy of universal leukoreduction of their blood supply, but the potential role of leukoreduction in decreasing postoperative mortality and infection is unclear.

Objective: To evaluate clinical outcomes following adoption of a national universal prestorage leukoreduction program for blood transfusions.

Design, Setting, and Population: Retrospective before-and-after cohort study conducted from August 1998 to August 2000 in 23 academic and community hospitals throughout Canada, enrolling 14,786 patients who received red blood cell transfusions following cardiac surgery or repair of hip fracture, or who required intensive care following a surgical intervention or multiple trauma.

Intervention: Universal prestorage leukoreduction program introduced by 2 Canadian blood agencies. A total of 6982 patients were enrolled during the control period and 7804 patients were enrolled following prestorage leukoreduction.

Main Outcome Measures: All-cause in-hospital mortality and serious nosocomial infections (pneumonia, bacteremia, septic shock, all surgical site infections) occurring after first transfusion and at least 2 days after index procedure or intensive care unit admission. Secondary outcomes included rates of posttransfusion fever and antibiotic use.

Results: Unadjusted in-hospital mortality rates were significantly lower following the introduction of leukoreduction compared with the control period (6.19% vs. 7.03%, respectively; P = 0.04). Compared with the control period, the adjusted odds of death following leukoreduction were reduced (odds ratio [OR], 0.87; 95% confidence interval [CI], 0.75-0.99), but serious nosocomial infections did not decrease (adjusted OR, 0.97; 95% CI, 0.87-1.09). The frequency of posttransfusion fevers decreased significantly following leukoreduction (adjusted OR, 0.86; 95% CI, 0.79-0.94), as did antibiotic use (adjusted OR, 0.90; 95% CI, 0.82-0.99).

Conclusion: A national universal leukoreduction program is potentially associated with decreased mortality as well as decreased fever episodes and antibiotic use after red blood cell transfusion in high-risk patients.

Fazit
Nach Einführung der Leukozytendepletion reduzierte sich möglicherweise die Sterblichkeit der Patienten nach Transfusion. Weiterhin war die Zahl der Fieberschübe und die Häufigkeit einer Antibiotikagabe nach Transfusion verringert.

Wirksamkeit von rekombinantem humanem Erythropoietin bei Intensivpatienten

(n = 1302 Patienten, prospektive und randomisierte Studie)

Efficacy of recombinant human erythropoietin in critically ill Patients: a randomized controlled trial

Corwin HL, Gettinger A, Pearl RG, Fink MP, Levy MM, Shapiro MJ, Corwin MJ, Colton T; EPO Critical Care Trials Group
Critical Care Medicine, Dartmouth-Hitchcock Medical Center, One Medical Center Drive, Lebanon, NH 03756, USA
JAMA 2002; 288: 2827–35

Context: Anemia is common in critically ill patients and results in a large number of red blood cell (RBC) transfusions. Recent data have raised the concern that RBC transfusions may be associated with worse clinical outcomes in some patients.

Objective: To assess the efficacy in critically ill patients of a weekly dosing schedule of recombinant human erythropoietin (rHuEPO) to decrease the occurrence of RBC transfusion.

Design: A prospective, randomized, double-blind, placebo-controlled, multicenter trial conducted between December 1998 and June 2001.

Setting: A medical, surgical, or a medical/surgical intensive care unit (ICU) in each of 65 participating institutions in the United States.

Patients: A total of 1302 patients who had been in the ICU for 2 days and were expected to be in the ICU at least 2 more days and who met eligibility criteria were enrolled in the study; 650 patients were randomized to rHuEPO and 652 to placebo.

Intervention: Study drug (40 000 units of rHuEPO) or placebo was administered by subcutaneous injection on ICU day 3 and continued weekly for patients who remained in the hospital, for a total of 3 doses. Patients in the ICU on study day 21 received a fourth dose.

Main Outcome Measures: The primary efficacy end point was transfusion independence, assessed by comparing the percentage of patients in each treatment group who received any RBC transfusion between study days 1 and 28. Secondary efficacy end points identified prospectively included cumulative RBC units transfused per patient through study day 28; cumulative mortality through study day 28; change in hemoglobin from baseline; and time to first transfusion or death.

Results: Patients receiving rHuEPO were less likely to undergo transfusion (60.4% placebo vs 50.5% rHuEPO; P<.001; odds ratio, 0.67; 95% confidence interval [CI], 0.54–0.83). There was a 19% reduction in the total units of RBCs transfused in the rHuEPO group (1963 units for placebo vs 1590 units for rHuEPO) and reduction in RBC units transfused per day alive (ratio of transfusion rates, 0.81; 95% CI, 0.79-0.83; P = 0.04). Increase in hemoglobin from baseline to study end was greater in the rHuEPO group (mean [SD], 1.32 [2] g/dL vs 0.94 [1.9] g/dL; P<0.001). Mortality (14% for rHuEPO and 15% for placebo) and adverse clinical events were not significantly different.

Conclusions: In critically ill patients, weekly administration of 40 000 units of rHuEPO reduces allogeneic RBC transfusion and increases hemoglobin. Further study is needed to determine whether this reduction in RBC transfusion results in improved clinical outcomes.

Fazit

Die Gabe von Erythropoietin beim Intensivpatienten erhöhte den Hämoglobinwert und reduzierte die Häufigkeit einer Bluttransfusion.

Effektivität der Rechtsherzkatheterisierung in der initialen Therapie von Intensivpatienten (SUPPORT-Studie)

(n = 5735 Patienten, retrospektive Studie)

The effectiveness of right heart catheterization in the initial care of critically ill patients

Connors AF Jr, Speroff T, Dawson NV, Thomas C, Harrell FE Jr, Wagner D, Desbiens N, Goldman L, Wu AW, Califf RM, Fulkerson WJ Jr, Vidaillet H, Broste S, Bellamy P, Lynn J, Knaus WA, for the SUPPORT Investigators

Department of Medicine, Case Westem Reserve University at MetroHealth Medical Center, Cleveland, Ohio, USA

JAMA 1996; 276: 889-897

Objective: To examine the association between the use of right heart catheterization (RHC) during the first 24 hours of care in the intensive care unit (ICU) and subsequent survival, length of stay, intensity of care, and cost of care.

Design: Prospective cohort study.

Setting: Five US teaching hospitals between 1989 and 1994.

Subjects: A total of 5735 critically ill adult patients receiving care in an ICU for 1 of 9 prespecified disease categories.

Main Outcome Measures: Survival time, cost of care, intensity of care, and length of stay in the ICU and hospital, determined from the clinical record and from the National Death Index. A propensity score for RHC was constructed using multivariable logistic regression. Case-matching and multivariable regression modeling techniques were used to estimate the association of RHC with specific outcomes after adjusting for treatment selection using the propensity score. Sensitivity analysis was used to estimate the potential effect of an unidentified or missing covariate on the results.

Results: By case-matching analysis, patients with RHC had an increased 30-day mortality (odds ratio, 1.24; 95% confidence interval, 1.03–1.49). The mean cost (25th, 50th, 75th percentiles) per hospital stay was $ 49.300 ($ 17.000, $ 30.500, $ 56.600) with RHC and $ 35.700 ($ 11.300, $ 20.600, $ 39.200) without RHC. Mean length of stay in the ICU was 14.8 (5, 9, 17) days with RHC and 13.0 (4, 7, 14) days without RHC. These findings were all confirmed by multivariable modeling techniques. Subgroup analysis did not reveal any patient group or site for which RHC was associated with improved outcomes. Patients with higher baseline probability of surviving 2 months had the highest relative risk of death following RHC. Sensitivity analysis suggested that a missing covariate would have to increase the risk of death 6-fold and the risk of RHC 6-fold for a true beneficial effect of RHC to be misrepresented as harmful.

Conclusion: In this observational study of critically ill patients, after adjustment for treatment selection bias, RHC was associated with increased mortality and increased utilization of resources. The cause of this apparent lack of benefit is unclear. The results of this analysis should be confirmed in other observational studies. These findings justify reconsideration of a randomized controlled trial of RHC and may guide patient selection for such a study.

Fazit

Diese retrospektive Studie ergab eine erhöhte Sterblichkeit und Kostenbelastung im Rahmen der Swan-Ganz-Katheterisierung. Sie war Ursache einer heftigen Diskussion über den Sinn und Unsinn des Swan-Ganz-Katheters.

Beurteilung der klinischen Wirksamkeit von pulmonalarteriellen Kathetern bei der Behandlung von Intensivpatienten (PAC-Man-Studie)

(n = 1041 Patienten, prospektive und randomisierte Studie)

Assessment of the clinical effectiveness of pulmonary artery catheters in management of patients in intensive care (PAC-Man): a randomised controlled trial

Harvey S, Harrison DA, Singer M, Ashcroft J, Jones CM, Elbourne D, Brampton W, Williams D, Young D, Rowan K; PAC-Man study collaboration
Intensive Care National Audit and Research Centre, London, UK
Lancet 2005; 366: 472–7

Background: Over the past 30 years the pulmonary artery catheter (PAC) has become a widely used haemodynamic monitoring device in the management of critically ill patients, though doubts exist about its safety. Our aim was, therefore, to ascertain whether hospital mortality is reduced in critically ill patients when they are managed with a PAC.

Methods: We did a randomised controlled trial to which we enrolled 1041 patients from 65 UK intensive care units. We assigned individuals to management with (n = 519) or without (n = 522) a PAC. The timing of insertion and subsequent clinical management were at the discretion of the treating clinician. Intensive care units decided a priori to have the option of using an alternative cardiac output-monitoring device in control patients.

Findings: 1014 patients were eligible for analysis. We noted no difference in hospital mortality between patients managed with or without a PAC (68% [346 of 506] vs 66% [333 of 507], P = 0,39; adjusted hazard ratio 1,09, 95% CI 0,94–1,27). We noted complications associated with insertion of a PAC in 46 of 486 individuals in whom the device was placed, none of which was fatal.

Interpretation: Our findings indicate no clear evidence of benefit or harm by managing critically ill patients with a PAC. Efficacy studies are needed to ascertain whether management protocols involving PAC use can result in improved outcomes in specific groups if these devices are not to become a redundant technology.

Fazit

In dieser prospektiven Studie kam es zu keiner Reduktion der Krankenhaussterblichkeit von Intensivpatienten, wenn ein Swan-Ganz-Katheter gelegt wurde. Die durch die Swan-Ganz-Katheterisierung bedingte Komplikationsrate lag bei 10%.

Früher Einsatz des pulmonalarteriellen Katheters und Prognose von Patienten mit Schock und ARDS

(n = 676 Patienten, prospektive und randomisierte Studie)

Early use of the pulmonary artery catheter and outcomes in patients with shock and acute respiratory distress syndrome. A randomized controlled trial

Richard C, Warszawski J, Anguel N, Deye N, Combes A, Barnoud D, Boulain T, Lefort Y, Fartoukh M, Baud F, Boyer A, Brochard L, Teboul JL; for the French Pulmonary Artery Catheter Study Group
JAMA 2003; 290: 2713–2720

Context: Many physicians believe that the pulmonary artery catheter (PAC) is useful for the diagnosis and treatment of cardiopulmonary disturbances; however, observational studies suggest that its use may be harmful.

Objective: To determine the effects on outcome of the early use of a PAC in patients with shock mainly of septic origin, acute respiratory distress syndrome (ARDS), or both.

Design, Setting, and Patients: A multicenter randomized controlled study of 676 patients aged 18 years or older who fulfilled the standard criteria for shock, ARDS, or both conducted in 36 intensive care units in France from January 30, 1999, to June 29, 2001.

Intervention: Patients were randomly assigned to either receive a PAC (n = 335) or not (n = 341). The treatment was left to the discretion of each individual physician.

Main Outcome Measures: The primary end point was mortality at 28 days. The principal secondary end points were day 14 and 90 mortality; day 14 organ system, renal support, and vasoactive agents-free days; hospital, intensive care unit, and mechanical ventilation-free days at day 28.

Results: The 2 groups were similar at baseline. There were no significant differences in mortality with or without the PAC at day 14: 49.9% vs 51.3% (mortality relative risk [RR], 0.97; 95% confidence interval [CI], 0.84–1.13;

P = 0.70); day 28: 59.4% vs 61.0% (RR, 0.97; 95% CI, 0.86–1.10; P = 0.67); or day 90: 70.7% vs 72.0% (RR, 0.98; 95% CI, 0.89–1.08; P = 0.71). At day 14, the mean (SD) number of days free of organ system failures with or without the PAC (2.3 [3.6] vs 2.4 [3.5]), renal support (7.4 [6.0] vs 7.5 [5.9]), and vasoactive agents (3.8 [4.8] vs 3.9 [4.9]) did not differ. At day 28, mean (SD) days in hospital with or without the PAC (0.9 [3.6] vs 0.9 [3.3]), in the intensive care unit (3.4 [6.8] vs 3.3 [6.9]), or mechanical ventilation use (5.2 [8.5] vs 5.0 [8.5]) did not differ.

Conclusion: Clinical management involving the early use of a PAC in patients with shock, ARDS, or both did not significantly affect mortality and morbidity.

Fazit
Diese prospektive Studie an Patienten mit Schock und/oder ARDS ergab keine Veränderung von Morbidität und Mortalität, wenn ein Swan-Ganz-Katheter frühzeitig eingesetzt wurde.

Amiodaron vs. Lidocain bei defibrillationsresistentem Kammerflimmern

(n = 347 Patienten, prospektive und randomisierte Studie)

Amiodarone as compared with lidocaine for shock-resistant ventricular fibrillation

Dorian P, Cass D, Schwartz B, Cooper R, Gelaznikas R, Barr A
Departments of Medicine and Emergency Medicine, St. Michael's Hospital, Toronto
N Engl J Med 2002; 346: 884–890

Background: Lidocaine has been the initial antiarrhythmic drug treatment recommended for patients with ventricular fibrillation that is resistant to conversion by defibrillator shocks. We performed a randomized trial comparing intravenous lidocaine with intravenous amiodarone as an adjunct to defibrillation in victims of out-of-hospital cardiac arrest.

Methods: Patients were enrolled if they had out-of-hospital ventricular fibrillation resistant to three shocks, intravenous epinephrine, and a further shock; or if they had recurrent ventricular fibrillation after initially successful defibrillation. They were randomly assigned in a double-blind manner to receive intravenous amiodarone plus lidocaine placebo or intravenous lidocaine plus amiodarone placebo. The primary end point was the proportion of patients who survived to be admitted to the hospital.

Results: In total, 347 patients (mean [± SD] age, 67 ± 14 years) were enrolled. The mean interval between the time at which paramedics were dispatched to the scene of the cardiac arrest and the time of their arrival was 7 ± 3 minutes, and the mean interval from dispatch to drug administration was 25 ± 8 minutes. After treatment with amiodarone, 22.8 percent of 180 patients survived to hospital admission, as compared with 12.0 percent of 167 patients treated with lidocaine ($P = 0.009$; odds ratio, 2.17; 95 percent confidence interval, 1.21 to 3.83). Among patients for whom the time from dispatch to the administration of the drug was equal to or less than the median time (24 minutes), 27.7 percent of those given amiodarone and 15.3 percent of those given lidocaine survived to hospital admission ($P = 0.05$).

Conclusions: As compared with lidocaine, amiodarone leads to substantially higher rates of survival to hospital admission in patients with shockresistant out-of-hospital ventricular fibrillation.

Fazit

Die Gabe von Amiodaron bei defibrillationsresistentem Kammerflimmern führte im Vergleich zu Lidocain zu einer deutlich höheren prähospitalen Überlebensrate.

Schlussergebnisse einer randomisierten, Plazebo-kontrollierten Studie zur intravenösen Kortikoidgabe bei Erwachsenen mit Schädel-Hirn-Trauma (CRASH-Studie)

(n = 10008, prospektive und randomisierte Studie)

Final results of MRC CRASH, a randomised placebo-controlled trial of intravenous corticosteroid in adults with head injury-outcomes at 6 months

CRASH Trial Collaborators
Lancet 2005; 365:1957–9

MRC CRASH is a randomised controlled trial (ISRCTN74459797) of the effect of corticosteroids on death and disability after head injury. We randomly allocated 10,008 adults with head injury and a Glasgow Coma Scale score of 14 or less, within 8 h of injury, to a 48-h infusion of corticosteroid (methylprednisolone) or placebo. Data at 6 months were obtained for 9673 (96.7%) patients. The risk of death was higher in the corticosteroid group than in the placebo group (1248 [25.7%] vs 1075 [22.3%] deaths; relative risk 1.15, 95% CI 1.07-1.24; p = 0.0001), as was the risk of death or severe disability (1828 [38.1%] vs 1728 [36.3%] dead or severely disabled; 1.05, 0.99-1.10; p =0.079). There was no evidence that the effect of corticosteroids differed by injury severity or time since injury. These results lend support to our earlier conclusion that corticosteroids should not be used routinely in the treatment of head injury.

Fazit

Die CRASH-Studie ergab eine erhöhte Todesrate in der Steroidgruppe, sodass eine Steroidgabe nach Schädel-Hirn-Trauma nicht empfohlen wird.

Kein Vorteil einer induzierten Hypothermie nach schwerem Schädel-Hirn-Trauma

(n = 392 Patienten, prospektive und randomisierte Studie)

Lack of effect of induction of hypothermia after acute brain injury

Clifton GL, Miller ER, Choi SC, Levin HS, McCauley S, Smith KR Jr, Muizelaar JP, Wagner FC Jr, Marion DW, Luerssen TG, Chesnut RM, Schwartz M

Vivian L Smith Center for Neurologic Research, Department of Neurosurgery, University of Texas-Houston Medical School, 77030, USA
N Engl J Med 2001; 344: 556–563

Background: Induction of hypothermia in patients with brain injury was shown to improve outcomes in small clinical studies, but the results were not definitive. To study this issue, we conducted a multicenter trial comparing the effects of hypothermia with those of normothermia in patients with acute brain injury.

Methods: The study subjects were 392 patients 16 to 65 years of age with coma after sustaining closed head injuries who were randomly assigned to be treated with hypothermia (body temperature, 33 °C), which was initiated within 6 hours after injury and maintained for 48 hours by means of surface cooling, or normothermia. All patients otherwise received standard treatment. The primary outcome measure was functional status six months after the injury.

Results: The mean age of the patients and the type and severity of injury in the two treatment groups were similar. The mean (± SD) time from injury to randomization was 4.3 ± 1.1 hours in the hypothermia group and 4.1 ± 1.2 hours in the normothermia group, and the mean time from injury to the achievement of the target temperature of 33 °C in the hypothermia group was 8.4 ± 3.0 hours. The outcome was poor (defined as severe disability, a vegetative state, or death) in 57 percent of the patients in both groups. Mortality was 28 percent in the hypothermia group and 27 percent in the normothermia group ($P = 0.79$). The patients in the hypothermia group had more hospital days with complications than the patients in the normothermia group. Fewer patients in the hypothermia group had high intracranial pressure than in the normothermia group.

Conclusions: Treatment with hypothermia, with the body temperature reaching 33 °C within eight hours after injury, is not effective in improving outcomes in patients with severe brain injury.

Fazit
Eine therapeutische Hypothermie von 33 °C nach schwerem Schädel-Hirn-Trauma führte nicht zu einer Verbesserung der Prognose.

Moderate therapeutische Hypothermie zur Verbesserung der neurologischen Prognose nach Herzstillstand

(n = 273 Patienten, prospektive und randomisierte Studie)

Mild therapeutic hypothermia to improve the neurologic outcome after cardiac arrest

Hypothermia after Cardiac Arrest Study Group
N Engl J Med 2002; 346: 549–556

Background: Cardiac arrest with widespread cerebral ischemia frequently leads to severe neurologic impairment. We studied whether mild systemic hypothermia increases the rate of neurologic recovery after resuscitation from cardiac arrest due to ventricular fibrillation.

Methods: In this multicenter trial with blinded assessment of the outcome, patients who had been resuscitated after cardiac arrest due to ventricular fibrillation were randomly assigned to undergo therapeutic hypothermia (target temperature, 32 °C to 34 °C, measured in the bladder) over a period of 24 hours or to receive standard treatment with normothermia. The primary end point was a favorable neurologic outcome within six months after cardiac arrest; secondary end points were mortality within six months and the rate of complications within seven days.

Results: Seventy-five of the 136 patients in the hypothermia group for whom data were available (55 percent) had a favorable neurologic outcome (cerebral-performance category, 1 [good recovery] or 2 [moderate disability]), as compared with 54 of 137 (39 percent) in the normothermia group (risk ratio, 1.40; 95 percent confidence interval, 1.08 to 1.81). Mortality at six months was 41 percent in the hypothermia group (56 of 137 patients died), as compared with 55 percent in the normothermia group (76 of 138 patients; risk ratio,

0.74; 95 percent confidence interval, 0.58 to 0.95). The complication rate did not differ significantly between the two groups.

Conclusions: In patients who have been successfully resuscitated after cardiac arrest due to ventricular fibrillation, therapeutic mild hypothermia increased the rate of a favorable neurologic outcome and reduced mortality.

Fazit

Eine moderate therapeutische Hypothermie (32–34 °C) nach erfolgreicher Reanimation bei Kammerflimmern führte zu einer verbesserten neurologischen Prognose und reduzierte die Sterblichkeit.

Stichwortverzeichnis

A

B

C

D

I

J

K

N

O

P

Q

R

S

T

V

W

X

Y

Z